TRAITÉ

D'HYGIÈNE.

TRAITÉ

ÉLÉMENTAIRE

D'HYGIÈNE

RÉDIGÉ D'APRÈS LES PROGRAMMES OFFICIELS

Par Hector GEORGE

DOCTEUR EN MÉDECINE
LICENCIÉ ÈS SCIENCES NATURELLES
MEMBRE DE LA SOCIÉTÉ D'ANTHROPOLOGIE DE FRANCE.

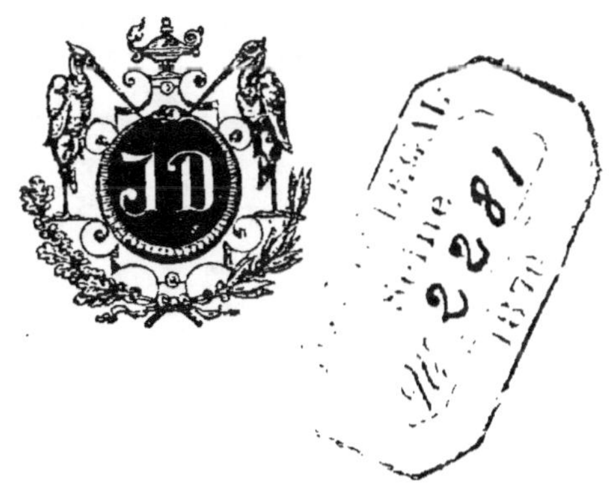

PARIS.

IMPRIMERIE ET LIBRAIRIE CLASSIQUES

De JULES DELALAIN et FILS

RUE DES ÉCOLES, VIS-A-VIS DE LA SORBONNE.

M DCCC LXX.

Les contrefacteurs ou débitants de contrefaçons seront
poursuivis conformément aux lois; tous les exemplaires
sont revêtus de notre griffe.

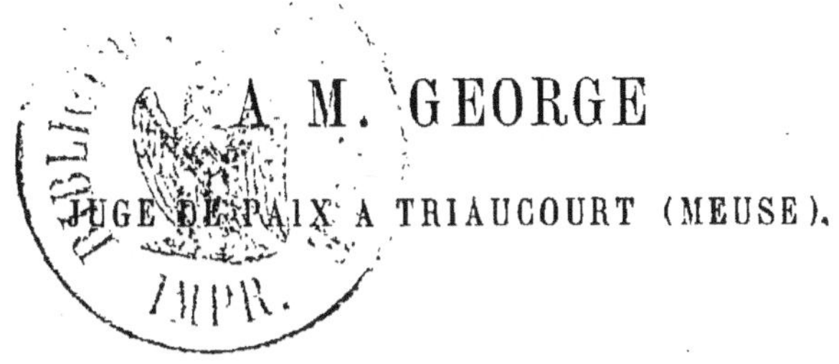

A M. GEORGE

JUGE DE PAIX A TRIAUCOURT (MEUSE),

Mon cher père,

Voici un livre inspiré par les programmes d'enseignement que M. Duruy publiait en 1866, et dont il disait : « J'espère qu'ils donneront bientôt naissance à beaucoup de bons livres, substantiels et courts, qui commenceront enfin la vraie littérature du peuple. » J'ai cherché à faire un traité d'hygiène presque aussi complet que les gros ouvrages dont j'ai extrait la substance, et pourtant aussi clair que les livres élémentaires répandus dans les écoles. J'ai voulu d'ailleurs que cet ouvrage pût être mis entre toutes les mains. C'est assez dire tout le mal qu'il m'a coûté.

J'ignore l'accueil que ce livre recevra du public; mais, s'il peut mériter tes suffrages, ce sera pour moi la meilleure des récompenses. Acceptes-en donc la dédicace, comme un témoignage de respect, de reconnaissance et d'affection.

Hector GEORGE.

Paris, le 20 mars 1870.

a.

TABLE ANALYTIQUE DES MATIÈRES.

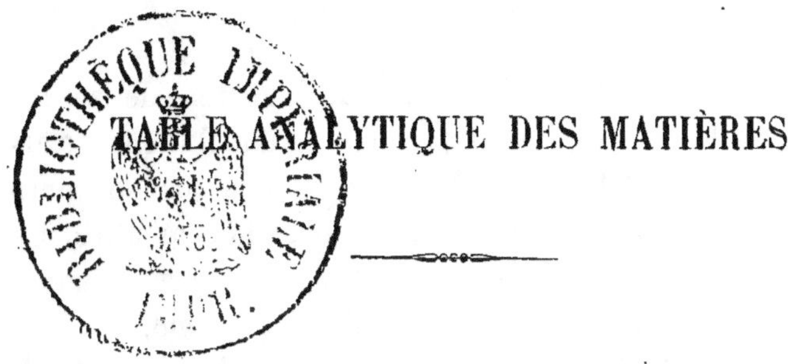

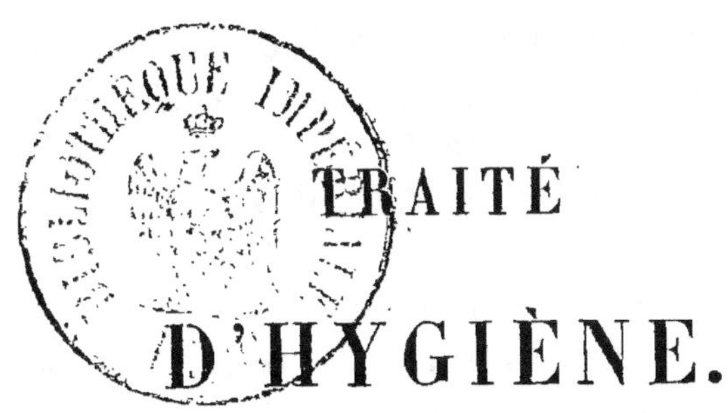

TRAITÉ D'HYGIÈNE.

INTRODUCTION.

L'*hygiène* est l'art de conserver et d'améliorer la santé. Tout le monde sait que la santé est le premier des biens. Il est donc inutile d'insister sur une vérité aussi généralement reconnue. Chacun sait également que l'on ne peut pas guérir à volonté une maladie une fois qu'elle est déclarée. La maladie acquiert alors une gravité et une durée difficiles à modifier; on doit encore s'estimer heureux lorsqu'avec des soins intelligents, avec l'aide d'une nature robuste, on parvient à guérir complétement. Combien il est préférable de pouvoir éviter toutes ou presque toutes les maladies! Mieux vaut, dit-on, prévenir que guérir. C'est ce que l'hygiène enseigne; et celui qui veut et qui peut en observer tous les préceptes évitera la plupart des causes de maladie.

L'hygiène consiste donc à connaître les causes des maladies, pour pouvoir les éviter. Elle étudie non-seulement les causes accidentelles, mais aussi les causes originelles, transmises par les parents, et dont l'influence, se faisant sentir pendant toute la vie, a besoin d'être sans cesse combattue.

Plus on est robuste, mieux on résiste aux causes des maladies. Voilà pourquoi l'hygiène s'occupe également d'améliorer la santé, c'est-à-dire de fortifier les gens faibles ; c'est parce que, sans être malades, ils sont sans cesse sous le coup d'une maladie.

Les notions d'hygiène, répandues tous les jours davantage, ont déjà porté leurs fruits. Depuis le commencement de ce siècle, la moyenne de la durée de la vie humaine a augmenté de sept années, et de 33 ans elle est arrivée à 40 ans. La santé générale s'est aussi améliorée ; on sait mieux se soigner, et une foule de maladies disparaissent ou s'amoindrissent, qui étaient dues à l'ignorance des règles de l'hygiène.

La médecine doit rester le privilége des médecins ; mais l'hygiène doit être connue de tous. C'est ce que l'on a compris en faisant entrer l'hygiène dans les programmes de l'enseignement public.

Ce qu'il y a de plus nécessaire à l'homme pour la vie, c'est l'air qu'il respire ; s'il en est privé quelques minutes, la vie ne peut durer, et la mort arrive.

Après l'air, ce sont les aliments ; si l'on en est privé quelques jours, la vie ne peut durer, et la mort arrive.

Mais il ne suffit pas de respirer et de se nourrir pour se bien porter. L'exercice musculaire est encore nécessaire, comme le régulateur de la santé.

Les trois principales conditions de la santé, auxquelles se rapportent toutes les autres, sont donc un *air pur*, une *alimentation convenable* et l'*exercice musculaire*.

L'observation de ces trois grandes règles garantira la santé, à moins d'accidents imprévus. Il restera donc le chapitre des accidents, et des remèdes immédiats à y appliquer.

1.

Ce traité d'hygiène est divisé en quatre parties, qui correspondent à ces quatre divisions.

La première partie traite de l'*air* et du *calorique;* elle comprend en outre, comme appendices naturels, la *lumière* et l'*électricité.* On trouvera dans cette première partie : l'hygiène des habitations, des professions insalubres, des marais; les asphyxies et leur traitement; les climats, les saisons, les vêtements, le chauffage, l'éclairage, l'hygiène de la vue et de l'ouïe, les explosions et les incendies, les précautions contre l'orage, etc.

La deuxième partie comprend l'*alimentation.* On y trouvera l'étude des aliments, des assaisonnements, des boissons, leurs falsifications et les moyens de les découvrir, leurs altérations, leur conservation, les règles du régime selon la profession, le climat, l'état de santé, etc.

La troisième partie est consacrée aux *exercices musculaires.* On commence à comprendre de nos jours qu'une âme ne peut être robuste que dans un corps solide, et c'est pour cela qu'on a rendu la gymnastique obligatoire dans toutes les écoles du gouvernement. Nous dirons tous les exercices qui peuvent suppléer aux mouvements réguliers de la gymnastique, tels que la natation, l'équitation, l'escrime et les jeux divers, vivement recommandés par tous les membres de l'Académie de médecine[1]. Accessoirement, nous parlerons des diverses excrétions, des fonctions de la peau, des cosmétiques, et aussi des fonctions intellectuelles et des règles qui doivent y présider.

La quatrième partie traitera des principaux *accidents* qui peuvent survenir et des secours que l'on y doit apporter.

1. Séance du 27 octobre 1868.

Enfin, pour terminer l'ouvrage, nous présenterons un résumé sur les conditions les plus favorables à la santé et à la longévité, sur le mouvement de la population en France, sur l'augmentation du bien-être qui a élevé la durée moyenne de la vie, etc.

Nous n'avons pas ajouté à ce livre, comme le font certains auteurs, des notions d'anatomie qui nécessairement seraient fort incomplètes pour tenir dans le cadre de cet ouvrage. Il y faudrait joindre aussi des notions de physiologie, de chimie, de physique, d'histoire naturelle, etc. Ce n'est pas ici la place de parler de toutes ces matières, qui sont censées connues, et qu'on trouvera très-bien résumées dans des traités élémentaires spéciaux.

PREMIÈRE PARTIE.

L'AIR ET LE CALORIQUE.

SECTION Ire. DE L'AIR.

L'*air* est ce qu'il y a de plus nécessaire à la vie, puisque la respiration ne saurait s'arrêter quelques instants sans que la mort s'ensuive.

Dans l'acte de la respiration, l'air agit par sa composition. Mais, comme c'est un corps pesant, il agit aussi sur les êtres vivants par sa pression, dont nous allons dire quelques mots avant de parler de sa composition.

Pression de l'air.

La pression atmosphérique, sur toute la surface du corps d'un homme de taille ordinaire, s'élève au chiffre de 15,000 kilogr. environ[1]. Cette pression maintient l'homme en équilibre, permet l'exercice musculaire, facilite la pénétration de l'air dans les poumons, et favorise la circulation du sang dans la tête.

A mesure qu'on s'élève dans les airs, soit sur les montagnes, soit surtout en ballon, il arrive divers accidents fort remarquables, dus à la diminution de la pression atmosphérique. La respiration devient difficile, la circulation du sang s'accélère et donne de violentes palpitations. Le sang s'échappe par le nez, par les poumons, par

1. Ganot, *Traité élémentaire de Physique.*

les yeux, par les oreilles. La tête devient lourde ; on est pris de vertiges.

On doit donc défendre le séjour des montagnes à toutes les personnes ayant une maladie des poumons, du cœur ou du cerveau. En revanche, l'habitation des vallées convient merveilleusement dans tous ces cas.

Composition de l'air.

L'air pur est composé de 21 parties d'oxygène et de 79 parties d'azote. Toute autre substance contenue dans l'air altère sa pureté.

L'air pur agit dans la respiration par son oxygène, qui revivifie le sang et le rend de nouveau propre à nourrir les organes. Cet oxygène filtre dans le sang à travers le poumon, comme cela est indiqué en histoire naturelle.

Nous parlerons d'abord de l'*air intérieur*, c'est-à-dire de celui des habitations, puis de l'*air extérieur*, soit pur, soit vicié.

Air intérieur.

Conditions d'un air pur. — Pour que l'air intérieur soit pur, il faut que les habitations aient des dimensions suffisantes, ou que l'air soit fréquemment renouvelé par la ventilation.

Dimension des habitations. — La dimension des habitations doit être suffisante pour la respiration des individus qui y séjournent. La dimension nécessaire à la santé varie suivant que l'air est plus ou moins souvent renouvelé. En général, on admet, comme moyenne, qu'il faut par heure 10 mètres cubes d'air par personne. Une chambre à coucher, où l'air ne se renouvelle guère pendant le sommeil, doit donc contenir (en dehors de la place prise par les meubles) 80 à 90 mètres cubes d'air pour un sommeil de huit à neuf heures. En d'autres fermes, une chambre d'habitation doit avoir 3 mètres à 3 mètres 50 d'élévation et 4 mètres de longueur et de largeur[1].

L'habitation d'une chambre trop étroite détermine souvent, chez les enfants qui n'ont pas fini leur croissance, la production de la scrofule (humeurs froides), de la phthisie pulmonaire, du rachitisme ou nouure, et à un âge plus avancé, c'est la principale cause de la fièvre typhoïde. Cette même condition, en amenant la viciation de l'air, favorise le développement des épidémies et en augmente la gravité.

Un architecte berlinois, M. Stiasny, a calculé que le nombre des personnes qui demeurent dans une maison est, en moyenne, à Vienne, de 55, à Saint-Pétersbourg 52, à Paris 35, à Berlin 32 et à Londres 8; en rapport presque direct avec ces chiffres, on trouve que la mortalité a été en 1865, à Vienne de 47 par 1,000, à Saint-Pétersbourg de 41, à Paris 28, à Berlin 25, à Londres 24. Cela prouve une fois de plus combien la trop grande agglomération est nuisible à la santé.

L'encombrement produit le même effet sur les animaux et amène des épizooties très-meurtrières.

Renouvellement de l'air. —Il faut, quand on ne peut avoir une chambre d'habitation suffisamment spacieuse, que l'air en soit fréquemment renouvelé, et surtout qu'il se renouvelle incessamment, soit par un tuyau de cheminée, soit par les fentes d'une fenêtre ou de toute autre ouverture. On doit, le matin et le soir, ouvrir largement les fenêtres pendant un quart d'heure environ. Cette précaution doit surtout être recommandée aux pauvres gens, qui, confondant l'air confiné avec la chaleur, redoutent sans cesse de renouveler l'air de la chambre qu'ils habitent; ce qui produit souvent et aggrave toujours leurs maladies.

---

1. Becquerel, *Traité élémentaire d'Hygiène privée et publique.*

En effet, l'air d'une pièce habitée est vicié d'une façon continuelle par la respiration de ses habitants, qui dégage un gaz impropre à la vie, l'acide carbonique. Le chauffage et l'éclairage brûlent également l'oxygène de l'air et produisent, à sa place, de l'acide carbonique. On doit donc éviter, en hiver, de fermer les fenêtres et les portes hermétiquement en les garnissant de bourrelets, surtout quand plusieurs personnes travailleront dans la même pièce et que cette pièce sera chauffée par un poêle.

Par la même raison, les rideaux de lit et les alcôves, qui s'opposent au renouvellement de l'air, sont en général très-nuisibles, surtout en cas de maladies. Les soupentes, les cabinets noirs, où l'on place souvent des lits, ont une influence aussi fâcheuse sur la santé.

Si dans un local, très-grand pour quelques personnes, on entasse un nombre d'individus beaucoup trop considérable pour la quantité d'air à respirer, les effets seront toujours les mêmes. Ainsi les églises, les théâtres, les prisons, les casernes, les camps, les colléges et écoles, les dortoirs, les classes, les études, les salles de cours publics, etc., doivent toujours être d'une dimension suffisante pour les individus qui y sont réunis, et l'air doit en être fréquemment renouvelé.

Ces précautions seront surtout nécessaires pour les malades, soit isolés, soit réunis dans les infirmeries ou dans les hôpitaux. Il s'exhale en effet du corps des malades, et de leur respiration, des miasmes nuisibles pour eux-mêmes, et souvent contagieux pour les autres.

Dans les ateliers, dans les manufactures, dans les mines, l'air a souvent aussi besoin d'être renouvelé.

L'aérage des mines se pratique au moyen de plusieurs cheminées communiquant avec l'air extérieur et établissant un courant d'air dans l'intérieur de la mine.

Dans tous les cas, rien n'est plus facile que de renouveler l'air. On emploie quelquefois des ventilateurs: un des plus simples consiste en une petite boîte fixée dans le plafond ou dans un carreau, et renfermant un axe ou essieu muni d'ailes ou de palettes qui entraînent, en tournant, l'air qui s'échappe de la pièce. Un autre système fort simple consiste à remplacer un ou plusieurs carreaux par un canevas en crin, ou un grillage en fer.

Mais il n'est même pas besoin d'appareils si compliqués. Il suffit, pour obtenir une ventilation très-énergique, d'ouvrir largement et fréquemment les portes et les fenêtres, pendant quelques minutes, plusieurs fois dans la journée, de façon à produire un courant d'air contre lequel on aura soin d'abriter les personnes présentes. Pour les malades, on tirera les rideaux de leur lit; s'ils n'ont pas de rideaux, on leur jettera une serviette sur la tête.

Les dortoirs peuvent être ventilés dès le lever des élèves jusqu'au soir, par la seule ouverture des fenêtres [1].

Dans une pièce habitée presque continuellement par plusieurs personnes, il reste quelquefois une couche d'air vicié adhérente à la surface des murs, des meubles, de tous les objets contenus dans la chambre. Il faut donc faire les lits, secouer les rideaux et épousseter les meubles, en ouvrant les fenêtres, de façon à faire pénétrer l'air pur dans tous les recoins des objets. Des lavages fréquents, quand ils seront possibles, compléteront l'action bienfaisante de l'air. Si le sol est pavé de carreaux ou de briques, on le lavera souvent avec de la lessive de cendres [2].

---

1. Vernois, *Rapport sur l'Hygiène des lycées de l'Empire.*
2. Les autres conditions de salubrité des logements seront détaillées à l'article *Habitations,* qu'on trouvera un peu plus loin.

Émanations végétales ou animales. — Bien d'autres causes encore vicient l'air qu'on respire. On connaît le danger des fleurs dans les appartements. Les fleurs même sans odeur sont dangereuses. Les fleurs d'eau surtout sont nuisibles. Les végétaux les plus dangereux sont ceux qui dégagent des odeurs fortes, et principalement le lis et la tubéreuse. Les odeurs, surtout fournies par les végétaux, donnent le plus souvent de violents maux de tête. On cite le cas d'un garçon épicier qui, ayant couché dans une pièce remplie d'oranges, fut trouvé le lendemain presque asphyxié.

L'abus des odeurs détruit l'odorat, comme le fait aussi l'usage du tabac à priser. On s'expose parfois, en respirant le parfum des fleurs, à aspirer des larves microscopiques de divers insectes, qui se développent dans les narines et occasionnent de très-douloureuses névralgies. Ces exemples ne sont pas rares.

Cependant, des exhalaisons qu'on croirait nuisibles sont parfois utiles. Ainsi l'air des étables est souvent très-bon pour les phthisiques ou poitrinaires. Dans certains cas, on ressuscite les gens ivres-morts en les enterrant jusqu'au cou dans du fumier de mouton bien chaud. Pareillement, les abattoirs et les boucheries, les marchés à la viande et au poisson, n'ont aucun inconvénient. Au contraire, les individus placés dans ces conditions ont une santé excellente, et le séjour dans les boucheries a suffi dans certains cas pour guérir des poitrinaires.

Les diverses professions où l'on manie des substances animales mortes sont en général inoffensives. Les tanneurs, les corroyeurs, les équarrisseurs, les fossoyeurs, les boyaudiers, les fabricants de colle forte, etc., ne sont ni plus souvent ni plus gravement malades que les ouvriers des autres professions. Les vidangeurs eux-mêmes ont une belle santé, quoique exposés à deux accidents spéciaux : le premier est l'asphyxie par les gaz des fosses d'aisances ; le second, l'ophthalmie causée par les sels ammoniacaux mêlés à ces gaz.

Le danger le plus sérieux de quelques-uns de ces métiers, c'est de contracter des maladies charbonneuses (morve, farcin, pustule maligne), par le contact de certaines peaux provenant d'animaux malades. Ce danger menace surtout les équarrisseurs ; cependant les bouchers, les tanneurs, les corroyeurs, les gantiers, les bourreliers, les cordonniers, les criniers, courent les mêmes risques en maniant ces peaux, même desséchées.

Poussières animales, végétales et minérales. — L'air est encore vicié, dans certaines professions, par les *poussières* des substances que les ouvriers ont à manier.

On divise les *poussières*, suivant leur provenance, en poussières animales, poussières végétales et poussières minérales.

Les poussières animales sont fournies par la laine et la soie. Les poussières végétales sont fournies par le lin, le chanvre, le coton, les farines, la fécule, l'amidon, le tabac.

Quant aux poussières minérales, ce sont : les poussières calcaires, alumineuses, siliceuses ou quartzeuses (ouvriers nacriers, émailleurs, plâtriers, maçons, tailleurs ou casseurs de pierres, carriers, rémouleurs); les poussières métalliques d'acier (aiguiseurs à sec, couteliers, armuriers, quincailliers); les poussières charbonneuses (mineurs de houille, charbonniers, fondeurs en cuivre).

Ces poussières irritent les voies respiratoires et provoquent l'apparition de toutes sortes de maladies pulmonaires. Les poussières charbonneuses surtout s'accumulent dans le poumon et amènent à la longue l'asthme, des fluxions de poitrine en quelque sorte permanentes et le crachement noir. Mais toutes ces poussières ne causent qu'une irritation mécanique, et ne sont nullement toxiques.

Il en faut excepter cependant la poussière du tabac, qui produit des effets très-marqués sur toute l'économie animale. Les ouvriers qui commencent à travailler le tabac sont pris des accidents suivants : maux de tête, nausées et vomissements, perte de l'appétit et du sommeil, diarrhée. Cela dure huit à quinze jours. Au bout de ce temps, ils sont acclimatés à l'atelier et s'y portent bien ; ou bien ils sont obligés de le quitter.

Dans ce cas, il faut, comme pour toutes les professions où l'air est vicié, ventiler souvent et largement les ateliers. Les ouvriers doivent recourir souvent à tous les soins de propreté (bains, lavages, ablutions, etc.), et user d'une nourriture substantielle pour résister aux influences nuisibles. Une très-importante condition est encore l'alternance des travaux. En interrompant dans la journée un travail malsain, on évitera plus sûrement les chances mauvaises de la profession.

Quelques poussières sont non-seulement des irritants locaux, mais encore des poisons généraux.

En tête des professions insalubres sous ce rapport, il faut placer celles où l'on manie le plomb. Les ateliers où sévit le plus la funeste influence du plomb, ce sont les fabriques de blanc de céruse (carbonate de plomb). Les ouvriers n'entraient dans ces fabriques qu'à défaut d'autre besogne, et, quoique y demeurant fort peu de temps, ils n'en sortaient guère que pour entrer à l'hôpital [1]. Aujourd'hui, heureusement, le blanc de zinc tend partout à se substituer au blanc de plomb dans la peinture en bâti-

---

1. Les professions où l'on manie le plomb ont fourni aux hôpitaux de Paris, de 1839 à 1849, 3,149 malades, dont 121 sont morts, et de 1849 à 1859, seulement 1,945 malades, dont 15 seulement sont morts.

ment. La fabrication du blanc de zinc est tout à fait inoffensive, et elle a déjà pris une très-grande extension.

Il y a même certaines professions où l'empoisonnement par le plomb ne serait guère prévu ; ainsi un industriel, pour rendre la soie plus lourde, avait imaginé de remplacer l'eau pure dont se servent les plucheuses pour mouiller la soie par de l'acétate de plomb : toutes ses ouvrières eurent des coliques de plomb.

Les principaux accidents produits par l'accumulation du plomb dans l'organisme sont : la colique de plomb, excessivement douloureuse, les douleurs dans les jointures les paralysies des membres, des douleurs dans la tête, et souvent des accidents cérébraux pouvant amener la mort.

Afin de diminuer les mauvaises conditions de ces professions, il faut veiller à l'aération des salles, faire des lavages fréquents, établir des cheminées d'appel. Pour les ouvriers, on a aussi conseillé l'intermittence du travail, les soins extrêmes de propreté, les bains sulfureux, les purgatifs fréquemment répétés, la nourriture substantielle et la vie régulière.

Les ouvriers en cuivre (mineurs, tourneurs, mouleurs de cuivre, ouvriers en bronze et en laiton) ont quelquefois une irritation des voies digestives nommée *colique de cuivre*. Mais ce métal est beaucoup moins irritant que le plomb, et l'on voit que certains ouvriers, après vingt-cinq ou trente ans de leur profession, n'ont jamais eu la colique de cuivre.

Les soins que doivent prendre ces ouvriers sont les lavages fréquents et une grande propreté de la peau, des cheveux et des vêtements. Même hygiène générale que pour les autres ateliers.

On a signalé chez les ouvriers qui travaillent le zinc dans le quartier du Marais, à Paris, des accidents désignés sous le nom de *courbature métallique*. Mais il n'est pas prouvé qu'il faille en accuser le zinc, et plusieurs médecins regardent ces douleurs comme purement rhumatismales.

L'arsenic, qui s'emploie surtout dans l'industrie à l'état de vert arsenical (vert de Schéele, de Schweinfurt), cause quelques accidents chez les ouvriers qui le préparent et chez ceux qui manient les étoffes ou les papiers colorés en vert avec cette substance. De ce nombre sont les ouvrières qui fabriquent des fleurs artificielles. La poussière arsenicale qui s'échappe de ces objets peut amener la bouffissure du visage et une éruption papuleuse ou pustuleuse de la peau, analogue soit aux piqûres de puce, soit aux boutons de la petite vérole. Mais ordinairement l'irritation se borne là et reste tout à fait locale. Les prétendus empoisonnements produits par une robe verte ou un papier vert dans un cabinet de travail sont fort discutables.

Vapeurs diverses. — Après les poussières viennent les *vapeurs* comme agents nuisibles dans plusieurs professions.

Le mercure ou vif-argent répand à l'état ordinaire des vapeurs assez dangereuses pour les ouvriers qui le manient, c'est-à-dire les ouvriers des mines de mercure, les doreurs sur métaux et les argenteurs, les miroitiers, les constructeurs de baromètres, les chapeliers.

Les accidents produits par le mercure sont : 1° la salivation mercurielle, avec gonflement des gencives, haleine fétide, ébranlement des dents et inflammation de toute la bouche pouvant aller jusqu'à la chute des dents; 2° le tremblement mercuriel, commencement d'une paralysie générale se terminant souvent par la mort.

Voici les précautions à prendre : choisir des ateliers vastes, aérés, percés de plusieurs fenêtres ; construire des fourneaux d'appel qui enlèvent toutes les molécules mercurielles. Pour les ouvriers : changer les vêtements qui ont servi pendant le travail, ne manier le mercure qu'avec des gants de vessie ou de taffetas ciré, prendre fréquemment des bains.

Un progrès réalisé récemment, c'est la suppression du mercure pour la dorure et l'argenture, qui s'effectuent aujourd'hui à l'aide des procédés électro-chimiques et des dissolutions de ces métaux dans des liquides contenant des cyanures alcalins.

Une autre substance qui répand des vapeurs très-fâcheuses, c'est le phosphore blanc, qu'on emploie surtout à la fabrication des allumettes chimiques. Quand on maintient le phosphore blanc à une haute température pendant un temps assez long, il se transforme en phosphore rouge ou amorphe.

Le phosphore blanc a trois inconvénients : 1° il répand, même à la température ordinaire, d'abondantes vapeurs, qui sont lumineuses dans l'obscurité : ces vapeurs produisent chez les ouvriers des bronchites plus ou moins graves, mais surtout des altérations des dents, de la bouche et des os du nez, souvent même la nécrose ou mortification des os maxillaires ; 2° il s'enflamme à une basse température (60 degrés) et devient une cause fréquente d'incendies ; 3° introduit dans le tube digestif, il est un poison énergique, même à faible dose (10 à 20 centigrammes). Depuis une quinzaine d'années, le phosphore a causé plus d'empoisonnements criminels à lui seul que tous les autres poisons réunis.

Le phosphore rouge présente des caractères tout différents : 1° il ne répand pas de vapeurs à la température ordinaire ; il est sans odeur, et n'occasionne pas chez les ouvriers la nécrose des os maxillaires ; 2° il ne s'enflamme qu'à une haute température (260 degrés) et ne peut causer d'incendie ; 3° ingéré, il n'empoisonne pas.

Ces trois avantages justifient la préférence qu'on doit accorder au phosphore rouge sur le phosphore blanc pour la préparation des allumettes chimiques. Depuis plusieurs années déjà, le ministre de la guerre a recommandé dans l'armée l'emploi exclusif des allumettes au phosphore amorphe. On doit au moins, dans les fabriques d'allumettes chimiques au phosphore blanc, employer un moyen usité dans la fabrique de Black et Bell à Strafford. Les ouvriers attachés au chimicage et au trempage portent, ouvert sur la poitrine, un vase de fer-blanc qui contient de l'essence de térébenthine. Cette essence a la propriété d'absorber les vapeurs du phosphore. Cette précaution fort simple a réduit dans une énorme proportion les cas de nécrose maxillaire et autres accidents propres aux ouvriers des fabriques d'allumettes.

Le sulfure de carbone (liqueur de Lampadius, alcool de soufre) sert à vulcaniser le caoutchouc en le dissolvant. Les ouvriers employés à ce travail éprouvent à la longue de très-graves accidents, qui débutent par des troubles nerveux divers, des douleurs de tête, des douleurs dans les membres, la perte de l'appétit, et qui finissent par l'affaiblissement de la vue, de l'ouïe, la paralysie de tous les membres, et la mort dans un état de profonde consomption. Ces accidents sont d'autant plus graves que le travail est plus continu et l'espace où l'on travaille plus restreint.

On doit interdire l'emploi du sulfure de carbone aux ouvriers en chambre, et bien ventiler les ateliers où cette substance est employée. Il faut défendre de prendre les repas dans l'atelier, recommander des promenades au grand air, des bains fréquents, une alimentation substantielle.

Beaucoup d'autres substances dégagent des vapeurs irritantes; telles sont : le *chlore* et l'*acide chlorhydrique*, employés dans le blanchiment des toiles; l'*acide sulfureux*, employé pour décolorer les fleurs, pour décolorer et blanchir la soie, la laine, la colle de poisson, les boyaux d'animaux ; l'*acide hypoazotique* ou *gaz nitreux*, qui se produit dans beaucoup d'industrie où l'on emploie l'acide nitrique, etc.

Quant aux gaz asphyxiants, comme l'hydrogène sulfuré, l'acide carbonique produit par l'éclairage, le chauffage, la respiration des animaux, etc., nous allons en parler à propos des asphyxies.

Asphyxies.

L'*asphyxie* est la privation d'air respirable, amenant la mort quand elle se prolonge.

Il y a deux sortes d'asphyxie : les *asphyxies simples* et les *asphyxies toxiques*.

Dans l'asphyxie simple, la respiration est complétement supprimée : tel est le cas des noyés, des pendus, des gens étranglés, de ceux qui sont enfouis (par un accident ou par un crime) dans la terre, dans du fumier, dans de la farine, sous un éboulement de sable, etc.

Dans l'asphyxie toxique, la respiration n'est pas interrompue, mais on respire un gaz qui est un poison et qui tue.

Les gaz délétères ou asphyxiants sont au nombre de deux principaux : 1° l'acide carbonique ; 2° l'acide sulfhydrique ou hydrogène sulfuré.

A l'acide carbonique se rattachent deux autres gaz qui y sont souvent mêlés : ce sont l'hydrogène carboné (gaz d'éclairage, gaz des mines) et l'oxyde de carbone, qui se dégage avec une flamme bleuâtre dans la combustion incomplète du charbon, et qui est le plus vénéneux de tous.

L'*asphyxie carbonique* est produite le plus fréquemment par la combustion incomplète du charbon (dans un poêle dont on ferme trop tôt la clef, ou dans un fourneau de cuisine) ; par le gaz d'éclairage s'échappant par une fuite dans un espace restreint, tel qu'une chambre; par le gaz des mines de houille, des vieux puits abandonnés, des citernes profondes et mal aérées, des fours à chaux, du raisin qui fermente dans la cuve, quelquefois même par les émanations du blé renfermé.

L'expérience démontre que les grains de blé dégagent une grande quantité d'acide carbonique. C'est pourquoi il est dangereux d'entrer dans les endroits où le blé est enfermé, sans prendre la précaution de renouveler l'air. Un journal du Jura rapporte qu'un cultivateur du Petit-Courcelles, qui conservait son blé dans un silo, y était entré pour en tirer une certaine quantité de grains. Comme il ne revenait pas, sa femme, inquiète, alla à sa recherche et finit par le retrouver sans mouvement. Elle appela au secours. On accourut ; mais les tentatives faites pour le ranimer restèrent infructueuses, et un médecin, appelé en toute hâte, ne put que constater le décès par asphyxie carbonique.

On peut rapprocher de ces accidents ceux que produisent dans les appartements les émanations des fleurs, dont nous avons déjà parlé, et même les odeurs de certains fruits, comme l'orange. Les coings exhalent aussi une odeur pénétrante qui peut provoquer l'asphyxie. Un journal de Lyon rapporte qu'une dame de cette ville ayant acheté un grand nombre de ces fruits qu'elle voulait convertir en gelée, les avait déposés dans sa chambre à coucher. Le lendemain, ses parents et ses voisins, ne la voyant pas sortir, pénétrèrent dans son appartement et la trouvèrent à demi asphyxiée.

On sait que certaines grottes (la grotte du Chien, en Italie) contiennent aussi, à la surface du sol seulement, de l'acide carbonique qui asphyxie les animaux bas sur pattes, comme le chien.

L'air confiné, c'est-à-dire vicié par l'acide carbonique

que fournit la respiration de plusieurs personnes enfer-
mées dans une même pièce, produit à la longue, quand la
viciation est peu considérable et souvent renouvelée, les
pâles couleurs, la bouffissure des chairs, les humeurs
froides ou écrouelles, et peut-être la fièvre typhoïde. Si la
viciation de l'air confiné est brusque et qu'elle soit produite par la respiration de plusieurs personnes entassées
dans un espace restreint, on voit survenir tous les signes
d'une asphyxie commençante : malaise général, mal de
tête, vertiges, gêne de la respiration et de la circulation,
nausées (ou envies de vomir), syncopes (ou défaillances). A
un degré plus avancé, voici la suite des accidents : sueurs
abondantes, soif inextinguible, douleurs vives dans la
poitrine, suffocation, fièvre, abattement ou délire, et mort.

Dans les Indes, dit Becquerel[1], cent quarante-six prisonniers anglais furent renfermés dans un cachot de vingt
pieds carrés, où l'air n'arrivait que par deux petites fenêtres donnant sur une galerie étroite, et par lesquelles il
ne se renouvelait que très-difficilement et lentement. Bientôt ils éprouvèrent une chaleur insupportable, une soif vive
et de la suffocation. Ils se battirent entre eux pour s'approcher des soupiraux, où pouvaient seuls atteindre les plus
robustes. Au bout de huit heures, il n'y en avait plus que
vingt-trois de vivants.

Un autre fait bien connu est celui des assises d'Oxford,
dans lesquelles juges, auditeurs et accusés furent frappés
d'une asphyxie mortelle.

On voit que ces faits rentrent dans l'asphyxie carbonique, la plus fréquente des asphyxies toxiques.

L'autre asphyxie toxique la plus commune, l'*asphyxie
sulfhydrique*, est produite soit par l'hydrogène sulfuré,
soit par le sulfhydrate d'ammoniaque, deux gaz qu'on
rencontre surtout dans les fosses d'aisances, même aban-

1. *Traité d'Hygiène.*

données depuis longtemps, dans les égouts, dans les trous à fumier, etc.

Pour se préserver des asphyxies toxiques, il faut éviter l'accumulation des gaz délétères dans un espace restreint, et la meilleure précaution, c'est de renouveler l'air fréquemment. Ce précepte est applicable aux émanations des fleurs dans les appartements, aux gaz du charbon (chauffage au poêle, fourneaux des cuisinières), à la fermentation du raisin dans la cuve du vigneron, aux exhalaisons des fours à chaux, du blé entassé, des fruits odorants, et aussi à l'accumulation de plusieurs personnes dans un local insuffisant.

Lorsque les gaz délétères sont amassés dans de vieux puits abandonnés, dans des citernes, dans les galeries des mines de houille, ils deviennent plus difficiles à chasser, parce qu'on ne peut pas toujours établir un courant d'air suffisant pour les enlever.

On a proposé plusieurs moyens pour conjurer le danger qui menace alors les ouvriers. En voici un qui est recommandé comme infaillible, pour avoir été éprouvé plusieurs fois :

Partout on a de la paille sous la main, et, toutes les fois qu'on suppose qu'il peut y avoir du danger à descendre dans un puits ou une excavation quelconque, on doit prendre quelques bottes de paille, qu'il faut délier et secouer pour en faire un tampon peu serré, avec une corde passée en tous sens, afin qu'il ne se délie pas. Ce tampon ne doit pas non plus remplir exactement l'ouverture par laquelle il doit être introduit; on l'y descend lentement au moyen de la corde qui sert à l'extraction des matériaux ; dans sa marche il refoule, comprime et remplace l'air vicié, qui monte de toutes parts, soit à travers la paille, soit autour du tampon. Si on le retire alors, l'air qui est au-dessus, ne rencontrant plus d'obstacle, sort en abondance. Cette opération étant répétée, tout l'air vicié se trouve bientôt remplacé par de l'air pur, et la descente des ouvriers n'offre plus aucun danger.

S'il existait des galeries renfermant des gaz délétères sur lesquels le tampon n'aurait pas une action directe, il faudrait répéter la manœuvre du tampon de manière à extraire successivement tous les gaz arrivant au puits.

Voici un autre moyen analogue qui fut employé pour descendre sans danger dans un puits de mine où plusieurs ouvriers venaient d'être asphyxiés :

Après avoir recommandé à leurs compagnons de leur jeter de l'eau tout le temps qu'ils descendraient, deux hommes, deux frères, s'élancèrent aussitôt dans le panier pour aller à la recherche des mineurs ; en quelques minutes les hardis sauveteurs se trouvaient au bas du puits, entièrement inondés, mais saufs, le gaz méphitique ayant été chassé par le déluge d'eau que l'on faisait pleuvoir sur eux. Ils réussirent à remonter avec deux de leurs camarades.

Le gaz qui remplit les vieux puits abandonnés est ordinairement de l'acide carbonique. On peut le neutraliser en jetant dans le puits de la chaux vive, qui se combine avec le gaz et le rend inoffensif. Pour savoir si tout l'acide carbonique est neutralisé, on descend dans le puits, jusqu'à la surface de l'eau, une lanterne ou un réchaud allumé ; et ce n'est que quand la flamme brûle parfaitement, qu'on est sûr que tout l'acide carbonique a disparu, puisque l'acide carbonique est impropre à entretenir la combustion [1].

On prend les mêmes précautions avant de descendre dans les égouts ou les fosses d'aisances. On y jette du chlorure de chaux ou de l'eau de Javelle, qui absorbe les gaz nuisibles ; puis on y descend un réchaud allumé, qui achève de détruire l'hydrogène sulfuré en le brûlant.

---

1. Tardieu, *Dictionnaire d'Hygiène publique.*

Quand le réchaud flambe bien, les hommes peuvent descendre, puisque l'air est devenu propre à la combustion, et par conséquent aussi à la respiration.

Lorsque des ouvriers sont surpris par ces gaz asphyxiants, et qu'on a négligé, contrairement à l'ordonnance de police du 20 juillet 1838, de les attacher à une corde tenue par leurs camarades pour les retirer en cas d'accident, il est bon d'avoir toujours sous la main un appareil de sauvetage fort simple, pouvant servir aussi pour traverser la fumée dans les incendies. Cet appareil consiste en un sac de toile goudronnée plein d'air ordinaire, et communiquant par un tuyau de caoutchouc avec la bouche de l'individu, qui se passe le sac au dos à l'aide d'une paire de bretelles. Une pince, qui peut être un simple morceau de bois fendu incomplétement, s'applique sur le nez. Ce réservoir à air forme une atmosphère artificielle au sauveteur, puisqu'il y prend et qu'il y rejette par le tuyau l'air qu'il respire. On peut avoir de la sorte, sous une forme commode et légère, une provision d'air suffisante pour vingt à trente minutes, c'est-à-dire pour un temps qui permet d'opérer plusieurs sauvetages[1].

Soins et secours à donner aux asphyxiés. — Quel que soit le genre d'asphyxie, simple ou toxique, le moyen de guérison est toujours le même. L'accident vient de ce que le poumon a cessé de recevoir de l'air respirable : le remède unique consiste à faire pénétrer de l'air respirable dans les poumons.

Mais il y a quelques précautions préliminaires à prendre.

Si c'est un pendu, il faut couper et desserrer la corde immédiatement, *ce qu'aucune loi ne défend*, depuis plusieurs centaines d'années du moins. Si c'est un noyé, il

---

1. Ces appareils, et d'autres plus compliqués, ont fonctionné à l'Exposition universelle de 1867.

faut, fût-il noyé depuis plusieurs heures, le retirer de l'eau immédiatement, et ne pas le traîner la tête dans l'eau comme nous l'avons vu faire un jour à des mariniers sur la Seine, dans Paris même. En un mot, il faut supprimer immédiatement la cause de l'asphyxie et retirer le corps du milieu ou élément dans lequel l'asphyxie s'est produite (eau, sable, farine, puits, citerne, cuve en fermentation, égout, fosse d'aisances, etc.). On doit donc mettre le corps au grand air. Puis on dégage les voies respiratoires des obstacles qui peuvent s'opposer au passage de l'air. Les voies aériennes (la bouche, le gosier, le nez) sont souvent obstruées par des matières étrangères : eau, matières venant des égouts ou des fosses d'aisances, terre, sable, farine, etc. On aidera à la sortie de ces matières par une position favorable, en couchant le corps sur le côté droit, un peu tourné sur le ventre, mais jamais la tête en bas. En même temps, on débarrassera la bouche et la gorge des matières qui l'obstruent, tant au moyen des doigts entourés d'un linge qu'en faisant retourner le malade à plat sur le ventre. On doit aussi tirer la langue hors de la bouche, si elle gêne le passage de l'air en se rejetant dans le fond du gosier.

Pour les gens enfouis dans de la terre, dans du sable, des farines, des fécules, il faudra également leur débarrasser la bouche et le gosier à l'aide des doigts introduits aussi loin que possible, en délayant même avec de l'eau, s'il est nécessaire, les matières sèches et poudreuses qui leur obstruent la gorge. Mais souvent, dans ce cas, ces matières sèches ayant pénétré jusqu'au fond des poumons dès le premier effort respiratoire, les remplissent complétement (sans pouvoir disparaître comme l'eau) et ont causé une mort rapide et irrévocable.

Une fois ces précautions prises, consistant à désobstruer le passage de l'air, il faudra, sans perdre le temps en manœuvres inutiles, passer immédiatement à *l'insufflation pulmonaire*.

Voici les préceptes que le docteur Marchant (de Charenton) donne pour cette opération, qu'il a souvent pratiquée avec succès[1].

Il est inutile d'avoir pour cette opération un instrument spécial (canule de Chaussier), qu'on enfoncerait jusqu'au larynx ; il est également inutile d'appuyer le larynx (pomme d'Adam) contre la colonne vertébrale, pour empêcher l'air d'aller dans l'estomac. Il est indifférent de faire pénétrer l'air dans les poumons par la bouche ou par les narines ; mais il est naturel de choisir ces dernières, qui sont « la grande route de la respiration. »

Si l'on a sous la main un soufflet, on en introduit le tuyau dans l'une des narines, et l'on souffle doucement ; ou bien on introduit dans une des narines un tuyau quelconque (roseau, tuyau de pipe), dont le calibre soit assez large pour envoyer l'air dans les poumons. On ferme exactement les narines sur le tube en les pinçant fortement ; et en même temps, au moyen de l'autre main posée à plat sur les lèvres, on s'oppose à la sortie de l'air. Puis on souffle avec la bouche par le tuyau, avec une force peu considérable, mais pourtant suffisante pour faire pénétrer l'air dans les poumons, ce qu'on reconnaît au soulèvement de la poitrine qui imite le mouvement de la respiration. Alors on retire la bouche du tube, et avec les deux mains on appuie sur la base de la poitrine (au niveau de la ceinture, des deux côtés) pour faire sortir l'air introduit dans les poumons de l'asphyxié. Puis on recommence alternativement l'insufflation et les pressions, jusqu'à ce que les battements du cœur se fassent sentir et que l'individu ait respiré spontanément.

1. *Archives générales de Médecine*, Mai 1867.

On peut aussi, à défaut de tube, pratiquer l'insufflation de bouche à bouche, ou par les narines, en se conformant aux mêmes règles.

Il faut continuer longtemps l'insufflation pulmonaire et ne pas se décourager trop vite. On a vu des noyés, restés une demi-heure, une heure, *et même plusieurs heures* sous l'eau, ne revenir à la vie qu'après deux ou trois heures d'insufflation pulmonaire persévérante.

Tous les autres moyens employés ordinairement tendent au même but : le vinaigre, l'alcali volatil, l'allumette brûlée sous le nez, le chatouillement des narines avec des barbes de plume, les fers chauds ou les charbons promenés au creux de l'estomac et entre les côtes, etc., tendent uniquement à provoquer, par des excitations diverses, le retour de la respiration spontanée. Mais il est bien préférable de suppléer à l'impuissance momentanée de l'asphyxié, et d'introduire immédiatement dans ses poumons l'air qu'il n'a pas la force d'y attirer.

Cependant il existe quelques moyens accessoires qu'il ne faut pas négliger : envelopper l'asphyxié dans des couvertures chaudes, l'entourer de bouteilles d'eau chaude, lui frotter énergiquement tout le corps, lui promener des pieds à la tête un fer à repasser bien chaud, etc., ce sont là des soins utiles, qui aident le retour de la vie, mais qui ne doivent pas faire négliger l'insufflation pulmonaire immédiate, le remède par excellence.

Chez les vidangeurs et les égoutiers, outre ce traitement pour guérir l'asphyxie, on devra combattre l'empoisonnement par l'hydrogène sulfuré en faisant respirer avec précaution du chlore, qui décompose l'hydrogène sulfuré. On dégage du chlore en versant de l'eau de Javelle ou de la liqueur de Labarraque sur une éponge préalablement imbibée de vinaigre.

Air extérieur.

Tout le monde sait que l'air est plus pur à la campagne que dans les villes. On a attribué cette pureté de l'air des campagnes à la présence de l'*ozone* (oxygène électrisé ou à l'état naissant), qui est fourni en grande quantité par la végétation (prairies vertes, feuilles des arbres, forêts). On sait en effet que les végétaux, dans leur respiration, dégagent de l'oxygène et absorbent de l'acide carbonique.

Dans les villes, la respiration de tous les êtres vivants entassés, le chauffage, l'éclairage, les cheminées, les usines, etc., versent dans l'atmosphère des torrents d'acide carbonique qui vicient l'air respirable. C'est donc un grand bienfait d'ouvrir de larges rues et de grands boulevards pour permettre le renouvellement de cet air impur. C'est aussi un grand bienfait que la plantation des jardins publics et des parcs au milieu des villes, parce que les feuilles des arbres absorbent tout cet acide carbonique et rendent en échange un air pur qui fait le plus grand bien à la santé publique.

Les bois ont encore d'autres avantages. Ils arrêtent les miasmes des marais et des épidémies ; et s'ils entretiennent parfois un peu de fraîcheur dans un pays, en revanche les collines boisées conservent les eaux et empêchent la formation des torrents. Le déboisement des hauteurs, en supprimant les forêts qui absorbaient et retenaient l'eau, amène les inondations : c'est ainsi que se sont produits les débordements de la Loire, du Rhône, de l'Allier.

Quand on réfléchit à l'importance de la pureté de l'air pour la santé, on est conduit à regarder les professions agricoles comme très-hygiéniques, et l'observation confirme pleinement cette idée. On le verra à la fin de ce livre, à propos des conditions les plus favorables à la santé et à la longévité. Cependant il y a chez les laboureurs trois causes principales de maladies : 1° l'alimentation grossière, qui leur donne souvent des maux d'estomac ; 2° les variations brusques de température, qui les exposent aux fluxions de poitrine et aux rhumatismes ; 3° enfin, certaines cultures, qui donnent naissance à des marais.

L'air extérieur est surtout vicié par les *émanations marécageuses*, par les *matières en putréfaction* et par des *miasmes divers*.

Marais et émanations marécageuses ou effluves. — Un marais est un terrain plus ou moins creux, contenant de l'eau, et dont les bords sont tour à tour couverts et découverts par l'eau.

Sont des marais :

1° Les *étangs*, de poissons ou de sangsues. Pour faire un étang, on arrête une rivière qui passe dans une plaine creuse, et dont l'eau s'étale à l'entour. Les bords d'un étang sont insensibles et très-variables. Les *lacs* sont distincts des étangs, en ce que leurs bords sont fixes et non variables.

2° Les *rizières*. On cultive le riz dans des terrains qu'on inonde pour les couvrir d'une vase fertilisante. Le riz doit avoir les pieds dans l'eau une partie de l'année. Les paysans qui le cultivent ont alors les jambes dans l'eau dormante. Aussi, sur les rizières du Piémont, du Milanais et de la Caroline, la population rurale est-elle étiolée, sujette aux engorgements abdominaux, et souvent décimée par la mort avant quarante ans. Dans l'Inde, cette culture est rendue inoffensive, grâce au système d'irrigation : on renouvelle l'eau plusieurs fois, et on tarit la rizière avant que la plante soit entièrement desséchée. On empêche, par ce moyen, l'eau de se corrompre et d'avoir les inconvénients des marécages. C'est ainsi qu'on rend à peu près inoffensifs les marais roseliers, qui produisent, dans le midi de la France, une grande quantité de roseaux pour l'engrais de la vigne.

3° Les *défrichements* et autres travaux de terrassement. Les chemins de fer peuvent être une cause de marais par leurs caisses d'emprunt; ces trous, dont on a pris la terre pour des remblais, offrent souvent des flaques d'eau avec une végétation nouvelle, surtout quand leurs bords ne sont pas nets et à pic. Mais ces caisses d'emprunt ne sont pas dangereuses quand elles sont bien réglées et toujours pleines d'eau.

4° Les *routoirs*, grandes fosses à bords indéterminés, servant au rouissage du chanvre.

5° Les *mares* d'eau croupissante; les *terrains incultes* semés de flaques d'eau stagnante; les *terrains humides*.

6° Les *marais mixtes*, où il y a mélange de l'eau douce et de l'eau de mer : soit que l'eau douce envahisse les bassins (salins, marais salants) où l'eau de mer s'évapore pour l'extraction du sel; soit que l'eau de la mer envahisse les lacs d'eau douce situés sur ses bords (comme en Italie, en Afrique). Ces marais sont les plus dangereux de tous.

Le sol a une certaine influence sur la formation des marais. Les terrains argileux sont les plus mauvais, car ils conservent l'eau, surtout quand ils n'ont pas une pente qui en permette l'écoulement; et par suite ils engendrent les marécages. C'est ainsi que les marnes argileuses du Nil donnent naissance aux fièvres intermittentes et à la peste. Dans les pays froids ou très-élevés au-dessus du niveau de la mer, les terrains incultes n'ont pas d'inconvénients. Mais dans les pays tempérés, et surtout les pays chauds, les terrains incultes se convertissent facilement en marais, comme dans la Sologne et dans les Landes.

Pour la formation des émanations marécageuses, il faut

d'abord les trois conditions de toute fermentation : de l'air (il faut donc que la vase soit à découvert), de l'humidité et de la chaleur (de 30 à 35 degrés surtout). Il faut, de plus, la présence de végétaux morts, qui sans doute fournissent les germes de l'effluve.

Longtemps on a ignoré la nature même de l'effluve ; aujourd'hui on la connaît. La cause des fièvres de marais réside dans les sporules ou graines d'une plante cryptogame, qu'on retrouve même dans les crachats des malades. Le professeur Salisbury, auteur de cette découverte, décrit cinq espèces de plantes pouvant produire la fièvre intermittente. On peut produire la fièvre intermittente dans un climat très-sain en y transportant ces sporules ; mais ordinairement ces spores ont pour véhicule la vapeur d'eau qui les entraîne. Ce dégagement de matière nuisible a reçu le nom d'*effluves*. Comme l'eau s'évapore d'autant plus que le climat est plus chaud, les effluves s'élèvent à 16 ou 17 mètres seulement dans nos pays, et à 905 mètres dans les pays chauds, comme en Algérie et en Amérique. La fièvre jaune, qui sévit dans un pays à fièvres intermittentes, se comporte à peu près de même ; la ferme d'Encero, au Mexique, située à 928 mètres au-dessus du niveau de la mer, est la limite de la fièvre jaune. Les effluves sont aussi transportés horizontalement, par les vents, à de grandes distances.

C'est à la fin de l'été que les marais sont le plus dangereux, et surtout tant que le soleil est couché. Toute la journée, on peut rester dans les marais sans danger. Les individus sédentaires (femmes, enfants, vieillards) sont plus rarement malades que les hommes adultes, parce qu'ils s'exposent moins aux effluves. On est aussi moins souvent et moins gravement atteint quand on est acclimaté au pays.

Les accidents produits par les effluves se manifestent

chez les animaux comme chez l'homme. Les animaux des races bovine et chevaline qu'on met au pâturage dans les marais résistent mieux que les autres bêtes à l'action de cette nourriture insalubre et de cet air vicié ; cependant il n'est pas rare de voir des vaches et des bœufs atteints de la cachexie aqueuse. On a même attribué à ce mode de pâturage les épizooties de typhus qui sévissent de temps à autre sur les bêtes bovines de l'Europe occidentale, et qui ont leur point de départ dans l'orient de l'Europe, où, pendant l'été, les troupeaux de bœufs subsistent dans les marais qui bordent les fleuves et les rivières de la Hongrie et de la Russie.

Mais ce sont surtout les bêtes à laine qui souffrent de ce régime ; leur sang s'appauvrit, et bientôt un excès d'eau s'infiltre peu à peu dans leurs tissus : c'est là ce qu'on a appelé la *cachexie aqueuse* ou *séreuse* (pourriture, foie pourri, foie gâté, hydropisie, etc.). Une autre maladie leur survient aussi, véritable maladie charbonneuse, nommée *sang de rate, fièvre de sang, maladie de sang, etc.*, qui est toujours incurable et mortelle.

Quant à l'homme, il ressent plus que personne les effets pernicieux des effluves. On connaît les fièvres intermittentes (fièvres d'accès, fièvres tremblantes, fièvres des marais), souvent mortelles dans les climats chauds, et qui d'ailleurs ne sont que le dernier symptôme d'un empoisonnement général qui constitue la *cachexie paludéenne*. Cette cachexie est empreinte sur la physionomie des habitants des localités marécageuses : la vie moyenne est extrêmement courte dans ces pays, et quelquefois toute une génération d'individus succombe avant d'avoir atteint vingt ans.

L'embouchure des grands fleuves est en général entourée de grandes plaines marécageuses qui sont des foyers permanents d'épidémies : c'est ainsi que l'embouchure du

Gange est le berceau du choléra ; celle du Nil le fut long-temps de la peste ; celle du fleuve des Amazones l'est toujours de la fièvre jaune ; et dans tous ces pays on trouve, en outre, des fièvres intermittentes très-graves.

On a remarqué que, l'année où l'on met un étang en eau, ce sont les fièvres intermittentes qui dominent ; pendant la durée de l'étang, ce sont les fièvres typhoïdes ; et quand on dessèche l'étang, ce sont les maladies charbonneuses.

Les règles hygiéniques relatives aux marais sont les suivantes :

1° Hygiène privée : Éviter de séjourner dans les marais pendant la nuit ;

Établir les habitations sur les hauteurs ; en exposer les ouvertures du côté opposé au marais ; ne pas laisser les fenêtres ouvertes après le coucher du soleil ;

Porter des vêtements de laine ; faire des ablutions fréquentes ;

Prendre de l'exercice, sans aller pourtant jusqu'à la fatigue, qui affaiblirait l'économie ; éviter aussi les autres causes d'affaiblissement (excès de toute sorte, saignées, purgations réitérées) ;

Alimentation substantielle, surtout riche en viande, vin, café, thé.

2° Hygiène publique : Faire disparaître les marais, en rendant le sol plus perméable par la culture et le drainage ; les assainir en y creusant des canaux, des fossés, de larges tranchées ou des bassins dans lesquels l'eau se rassemble ; limiter les étangs par des bords taillés à pic ;

Localiser et isoler les marais par des arbres en rideaux épais (deux ou trois rangées de peupliers alternés) : ce moyen sera fort utile à employer quand on ne pourra faire disparaître les marais.

Parmi les marais célèbres, il faut citer en Italie les marais Pontins et en France les marais de la Sologne.

Les marais Pontins s'étendent dans la partie sud-ouest des États romains, entre la Méditerranée et les monts Lepini, depuis Astura jusqu'à Terracine ; ils ont environ 40 kilomètres de long sur 8 de large. Les environs en sont très-malsains : de juin à septembre, c'est un foyer de fièvres intermittentes. Dans l'antiquité, c'était un pays fort salubre, peuplé par vingt-trois villes florissantes et traversé par la voie Appienne. La formation de ces marais date de la fin de la république romaine, époque où le labourage fut abandonné pour les herbages. Auguste, Nerva, Trajan, s'efforcèrent de dessécher les marais Pontins, soit en ouvrant un canal le long de la voie Appienne, soit en pratiquant sous cette voie des ponts pour l'écoulement des eaux. Depuis, les papes Léon X, Sixte-Quint, et surtout Pie VI, ont tenté de nouveau l'assainissement de ces marais. Napoléon 1er avait aussi fait commencer de grands travaux de desséchement, qui furent interrompus par les événements de 1814.

Quant à la Sologne, elle est couverte de marais : on y en compte environ douze cents, occupant 17,000 hectares. Les fièvres y sont fréquentes et la population rare. La Sologne était autrefois un pays prospère ; il a été ruiné au seizième et au dix-septième siècle par les guerres de religion et par la révocation de l'édit de Nantes, qui ont laissé la terre sans culture. On a entrepris de nos jours d'assainir cette contrée et de lui rendre son ancienne prospérité : deux canaux, commencés en 1852, fournissent un écoulement aux eaux stagnantes ; de nombreuses routes ont été ouvertes pour faciliter le transport des produits ; en outre, des fermes modèles, dont la plus célèbre est celle de la Motte-Beuvron, ont été créées à grands frais par l'empereur Napoléon III.

Matières en putréfaction. — Il existe dans les campagnes une coutume funeste, qui consiste à abandonner dans les champs les cadavres des animaux morts, et en particulier des chevaux. Cet usage, qui heureusement tend tous les jours à disparaître, a deux grands inconvénients : d'abord, ces cadavres, en se décomposant, répandent dans l'air des gaz putrides et des miasmes nuisibles pour la santé; en second lieu, quand ces corps proviennent d'animaux charbonneux, ils sont une source d'infection nouvelle, soit pour les animaux domestiques (chiens, chats) qui vont les ronger, soit pour l'homme lui-même, par la piqûre des mouches qui se sont posées sur ces cadavres.

On doit enterrer les animaux morts, quand on n'emploie pas leurs restes pour fabriquer de l'engrais ou du noir animal. Quant aux animaux charbonneux, on ne doit jamais utiliser leurs dépouilles : il faut immédiatement les enfouir tout entiers et très-profondément.

On doit également éviter de laisser séjourner en plein air, et surtout dans les villes, toutes les matières capables de se putréfier ou déjà en voie de putréfaction, comme les débris des halles, des marchés, des ossements d'animaux, des débris de végétaux, des boues, des résidus ou immondices de toute sorte.

Dans les campagnes, les mares, les fumiers, les ruisseaux noirs et infects chargés de matières animales en décomposition, sont aussi une cause d'infection de l'air. Dans les villes, il faut laver fréquemment les pavés, parce que le sol, imbibé sans cesse par une eau chargée d'immondices ou infiltré de fuites de gaz, répand continuellement des exhalaisons nuisibles, qu'on peut enlever par des lavages fréquents.

En général, toutes les matières organiques décomposées qui empoisonnent l'air des campagnes ou des villes, qui infectent l'eau des égouts et des rivières, sont d'excellents engrais et utilisées comme tels aujourd'hui. Autrefois, le liquide des égouts, versé dans l'eau des fleuves, faisait périr le poisson et incommodait gravement les riverains. Aujourd'hui, en France, en Angleterre, en Prusse, dans les grandes villes, on dirige le liquide des égouts dans la campagne, où il est employé comme engrais. A Paris, les eaux du grand égout collecteur sont recueillies dans de vastes bassins, et traitées par le sulfate d'alumine (200 grammes par mètre cube); il se forme un dépôt d'engrais solide, très-puissant, et il surnage une eau blonde qu'on distribue, par des rigoles, sur les terrains des maraîchers du voisinage. Ces irrigations produisent de très-belles cultures (maïs, betteraves, choux), des légumes et des fruits (pois, haricots, pommes de terre, framboises), et même des fleurs destinées à la parfumerie (rose de Provins, réséda). La valeur des engrais perdus auparavant dans le liquide des égouts de Londres était estimée par Liebig à 200 millions de francs. Tous les fumiers (celui de l'homme comme des animaux) constituent des engrais très-puissants et doivent être employés de la sorte avant qu'ils n'aient eu le temps d'empoisonner l'air qu'on respire.

Les cimetières dégagent des gaz nuisibles à la santé : aussi il existe une loi (souvent mal observée) qui défend de les laisser dans les villes ou les villages. Mais ce sont surtout les fossoyeurs qui sont exposés à l'influence fâcheuse des corps en décomposition.

Miasmes. — On nomme *miasmes* des émanations qui se répandent dans l'air et exercent sur l'économie animale une influence plus ou moins pernicieuse : ainsi, les émanations des marais, des matières en putréfaction, sont des miasmes. Mais on donne aussi, et plus fréquemment, le nom de miasmes à des matières organiques particulières exhalées surtout par la peau et le poumon d'individus ma-

3.

lades, et communiquant la même maladie aux individus bien portants, mais prédisposés à cette maladie.

Les principales maladies dites *miasmatiques* sont celles qui sont contagieuses et qui règnent parfois épidémiquement, en un mot les *épidémies* : la peste, le choléra, la fièvre jaune, le typhus des armées, la fièvre typhoïde, la variole, la rougeole, la fièvre miliaire, la dyssenterie (ou flux de sang), l'érysipèle, la grippe, la coqueluche, le croup, etc.

On a remarqué que, suivant les pays, les maladies variaient. Certaines maladies n'ont jamais paru dans certains pays : à Versailles, le choléra est très-rare, sinon même inconnu ; aussi beaucoup de Parisiens y courent en temps de choléra. La peste n'a jamais été observée en Amérique ; en revanche, la fièvre jaune appartient spécialement à la côte orientale de l'Amérique, et elle ne dépasse pas une certaine hauteur (1000 mètres) au-dessus du niveau de la mer. Au-dessus de 1000 mètres également, il n'y a pas de crétinisme en Suisse. Il n'y a pas de fièvres intermittentes dans les pays froids, ni à une certaine altitude. Elles sont inconnues au cap de Bonne-Espérance. Elles existent partout où se trouve la fièvre jaune. La phthisie pulmonaire manque à peu près complétement aux îles Færoë et en Islande ; mais on la rencontre partout où existe la fièvre typhoïde.

Règles hygiéniques en temps d'épidémie. — Il faut :

1° Éviter de séjourner dans le foyer de l'épidémie, si elle est intense ; rester au foyer de l'épidémie peu intense, si l'on a une bonne santé, afin d'acquérir une certaine immunité.

2° Avoir une alimentation plus fortifiante que de coutume ; les boissons alcooliques en petite quantité sont utiles ; en général, ne pas déranger son régime quand la santé est bonne.

3° Éviter les excès de toute sorte, et en général toutes les causes d'affaiblissement, telles que l'inertie musculaire, ou bien les fatigues excessives, les émotions morales tristes, le chagrin, la peur.

4° Se laver fréquemment les mains et le visage; prendre des bains plus souvent qu'en temps ordinaire.

5° Éviter ou éloigner les dépôts de fumier, les eaux stagnantes, les matières végétales en décomposition; faire disparaître le plus tôt possible les matières mortes des cholériques (garde-robes, cadavres), qui sont une nouvelle cause d'infection.

6° Enfin, il sera utile de désinfecter l'air, les vêtements, les habitations, les latrines, etc.

Voici quelques moyens recommandés par M. Dumas[1] :

« Les agents de purification sont variés et nombreux. En voici la liste : chlore, eau de Javelle, chlorure de chaux, acide nitrique en vapeur, vapeur nitreuse, permanganate de potasse, braise de boulanger, sulfate de fer, acide phénique, acide sulfureux.

« Le chlore gazeux a été réservé pour les localités inhabitées; partout ailleurs on a préféré l'eau de Javelle et le chlorure de chaux. Ces deux composés dégagent le chlore peu à peu, sans excès nuisible pour les personnes, et cependant en quantités spontanément proportionnelles, pour ainsi dire, aux miasmes qu'il s'agit de détruire.

« L'acide nitrique en vapeur, obtenu en versant à froid sur du nitre en poudre de l'acide sulfurique concentré, peut remplacer le chlore et les chlorures; cependant on s'en est rarement servi.

« Les vapeurs nitreuses obtenues en versant de l'acide nitrique sur du cuivre ont fourni un moyen de purification très-efficace pour les salles qui avaient contenu des cholé-

1. Extrait du Rapport adressé par le Comité d'hygiène au ministre de l'intérieur, sur les précautions à prendre en temps de choléra.

.riques et qu'on avait évacuées, soit momentanément, soit pour en changer la destination.

« Mais les vapeurs nitreuses, par leur action corrosive, exigent que l'application en soit confiée à des mains expérimentées. Quand on voudra s'en servir dans les lieux habités, il faudra toujours employer un procédé ou un appareil propre à régler la production d'une manière extrêmement prudente.

« Pour la purification des eaux, il suffit de placer dans les fontaines qui contiennent les eaux destinées aux boissons, par hectolitre, deux kilogrammes de braise de boulanger, qu'on renouvelle chaque semaine. Les matières organiques dissoutes et les gaz sont presque toujours condensés et fixés par le charbon, à mesure que l'eau passe à travers le lit filtrant formé par cette substance.

« On trouve dans l'emploi de la chaleur des garanties encore plus efficaces. Il suffit en effet de faire bouillir l'eau destinée aux boissons pour la débarrasser de toute substance présumée nuisible. Quand on fait usage de café léger, de thé ou d'infusions toniques quelconques, obtenues au moyen de l'eau bouillante, on prévient avec certitude tous les inconvénients que l'eau pourrait avoir par suite de la présence des matières organiques.

« Le sulfate de fer commun, celui qu'on désigne ordinairement sous le nom de vitriol vert, a été spécialement affecté à la désinfection des fosses d'aisances. Par son acide, il en fixe l'ammoniaque ; par sa base, il en détruit l'hydrogène sulfuré. Il supprime ainsi ou prévient toutes les émanations gazeuses des fosses, et s'oppose, en conséquence, au transport des matières miasmatiques auxquelles les gaz servent de véhicule.

« Le sulfate de fer est remplacé avec avantage, sinon pour la désinfection, du moins à d'autres égards, par le sulfate de manganèse, par le sulfate ou le chlorure de zinc ; mais on se procure plus difficilement ces sels. Lorsque l'industrie locale les fournit, on peut les utiliser à la place du sulfate de fer.

« Quel que soit l'état de la fosse, ces trois sels, qui sont neutres, peuvent être employés; il n'en est pas de même du phosphate acide de magnésie et de fer, qui n'est pas d'un emploi aussi commode, si la fosse ne vient pas d'être évacuée. Le perchlorure de fer neutre, qui serait le meilleur des désinfectants, ne se trouve pas dans le commerce des produits chimiques à bas prix.

« L'acide phénique s'oppose à la fermentation putride et à d'autres fermentations. Il peut agir sur les miasmes cholériques, soit pour en arrêter l'action, s'ils participent de la nature des ferments, soit pour en prévenir la formation, s'ils sont le produit d'une altération spontanée des matières organiques. L'usage de ce puissant antiseptique a donc été sérieusement essayé, et mérite d'être recommandé et d'être mis à profit, jusqu'à ce que l'expérience l'ait jugé d'une manière définitive. C'est celui qui se prêterait le mieux à la préservation des personnes et des choses à leur usage.

« L'ammoniaque, sous forme de carbonate solide en fragments ou d'ammoniaque liquide en dissolution, étant placé dans une soucoupe et exposé à l'air, abandonne des émanations ammoniacales gazeuses qui se disséminent dans la salle et qui restent inaperçues. Cependant ce gaz prévient la formation des moisissures microscopiques partout où il pénètre et peut s'opposer ainsi au développement des miasmes de nature végétale. »

SECTION II. DU CALORIQUE.

Le *calorique* produit, suivant son abondance ou sa rareté, la *chaleur* ou le *froid* (qui comprend aussi l'humidité).

Chaleur.

La principale source de chaleur pour la terre, c'est le soleil. Il échauffe la surface de la terre, au contact de laquelle l'air s'échauffe à son tour.

La chaleur varie suivant plusieurs circonstances, dont les principales sont l'altitude, l'obliquité des rayons solaires, la direction des vents, le voisinage de la mer.

1° *Altitude.* C'est réellement la réverbération de la surface terrestre qui nous envoie la chaleur du soleil. En effet, si on s'éloigne des couches inférieures de l'air, qui s'échauffent au contact de la terre chauffée par le soleil, et qu'on s'élève dans l'atmosphère, il arrive, quoiqu'on se rapproche du soleil, qu'on ne sent plus sa chaleur aussi vivement, car il traverse l'air sans l'échauffer. Les ascensions sur les montagnes, les ascensions en ballon, ont prouvé que les régions de l'air étaient d'autant plus froides qu'elles étaient plus éloignées de la terre ou plus élevées. La température diminue de 1 degré par 150 mètres d'élévation. Aussi le sommet des hautes montagnes est couvert de neiges perpétuelles, qui ne fondent pas même en été.

2° *Obliquité des rayons solaires.* Les rayons du soleil sont d'autant plus chauds qu'ils tombent d'aplomb, ou perpendiculairement, sur la terre, parce qu'alors la terre ne perd rien de cette chaleur, qu'elle absorbe entièrement. Si au contraire ces rayons tombent obliquement, ils sont renvoyés en partie, ils glissent, ils rebondissent, et font ricochet comme une pierre à la surface de l'eau ; alors la plus grande partie de leur chaleur est perdue. Aussi il fait plus chaud à l'équateur, où le soleil tombe d'aplomb, qu'aux pôles, où il arrive obliquement, et de même en été qu'en hiver.

L'état du sol fait aussi varier la température ; le sol blanc, comme les sables, la craie, est beaucoup plus chaud que les autres terrains.

3° *Direction des vents.* De même que les courants marins modifient la température de l'eau de la mer, les courants aériens ou les vents influent sur la chaleur de l'air. Les vents prennent en effet la température du pays qu'ils traversent. Ainsi, dans nos climats tempérés, le vent qui vient du midi est chaud, celui du nord, et surtout du nord-est, est très-froid. C'est ce qui fait que la température d'une habitation varie suivant l'orientation, suivant qu'elle est à l'abri du vent ou qu'elle y est exposée, etc.

4° *Voisinage de la mer.* Dans les pays froids, dans les saisons froides, la mer est toujours plus chaude que l'air. D'ailleurs, la mer dégage sans cesse de la vapeur d'eau, et cette vapeur, en redevenant liquide, dégage de la chaleur. C'est ainsi que les pluies adoucissent le temps, c'est-à-dire qu'elles élèvent la température. La température de la mer varie à peine, dans toute la journée, de 2 à 3 degrés, et la température de l'air, au bord de la mer, est presque constante, tandis que dans l'intérieur des terres il y a souvent, dans un jour, des variations de 12 à 15 degrés. A mesure qu'on s'enfonce dans l'intérieur des terres, en restant sous la même latitude, la température devient plus variable, les étés plus brûlants, les hivers plus glacés. Ainsi, malgré sa latitude plus méridionale, Lyon est sujet à des gelées plus intenses que Paris. Les *minima* d'abaissement thermométrique, dans les grandes rigueurs de l'hiver, y atteignent généralement 2 et même 3 degrés de plus que dans la capitale. C'est que Paris appartient au climat océanique, climat essentiellement tempéré, qu'adoucit l'influence du grand courant d'eaux chaudes de l'océan Atlantique ou gulf-stream, tandis que le Lyonnais, auquel sa barrière de montagnes occidentales intercepte cette influence, dépend du climat continental, plus tranché, c'est-à-dire plus chaud l'été et plus froid l'hiver que le climat océanique. Le type du climat continental, pour la France, se trouve en Alsace, où l'on sait que les hivers sont presque constamment secs et froids. Le plateau de la Bresse, sous ce rapport, se rapproche assez des plaines de l'Alsace. La transition du climat continental au climat méditerranéen ou méridional se fait entre Vienne et Valence.

Le voisinage de la mer offre donc en général un climat doux et constant. C'est à ce titre qu'on recommande aux malades les séjours d'hiver suivants : en France, Pau, Cannes, Nice, Menton ; en Italie, Venise, Pise, Rome, Naples ; en Espagne, Valence, Malaga ; en Afrique, Alger, le Caire ; au Pérou, la vallée du Juaca.

Les îles, entourées par la mer de toutes parts, possèdent au plus haut degré un climat constant et uniforme. La température y est fraîche en été, tiède en hiver. C'est par excellence le climat des malades. Telles sont : en France, les îles d'Hyères ; en Sicile, Palerme et Catane ; dans l'île de Madère, Funchal.

Différents climats. — En général, la température est d'autant plus basse ou plus froide qu'on va de l'équateur aux pôles. On a divisé le globe, au point de vue de la température, en trois grandes zones à peu près parallèles, nommées *climats* : on a de la sorte au midi le climat chaud, au nord le climat froid, et entre les deux le climat tempéré.

Les climats chauds sont ordinairement constants, c'est-à-dire qu'il n'y a pas plus de 6 à 8 degrés de différence entre la température de l'hiver et celle de l'été. Les climats les plus constants sont les climats des îles.

Les climats tempérés sont ordinairement variables : la différence entre l'été et l'hiver varie de 16 à 20 degrés. Et parfois même il y a des différences aussi considérables entre la température la plus élevée et la plus basse d'une même journée. Les climats de Paris et de Londres sont variables.

Enfin certains climats, comme ceux de Pékin et de New-York, sont dits *excessifs*, parce que la différence de température entre l'été et l'hiver s'élève ordinairement au-dessus de 30 degrés. Dans ces climats, les étés sont brûlants et les hivers glacés. Ainsi, dans les pays situés du 70e au 78e degré de latitude, le froid atteint près de 57 degrés au-dessous de zéro, et, au fort d'un été très-court (juin et juillet), le thermomètre monte à 15, 20, 30 et même 34 degrés au-dessus de zéro.

La plus haute température observée à la surface du globe a été de 47 degrés 4 dixièmes au-dessus de zéro, à Esnéh, en Égypte ; et la plus basse, de 56 degrés 7 dixièmes au-dessous de zéro, au fort Reliance, au nord de l'Amérique. L'homme peut donc supporter des températures extrêmes, entre lesquelles il y a plus de 104 degrés de différence.

La plus haute température observée à Paris a été de 38 degrés 4 dixièmes au-dessus de zéro, le 8 juillet 1793, et la plus basse, de 23 degrés 5 dixièmes, le 26 décembre 1798.

Effets de la chaleur sur l'homme. — La chaleur modérée est très-favorable à la santé. Les climats doux et à température constante, comme le midi de la France (Nice, Menton, Cannes), l'Italie, Madère, Alger, le Caire, etc., sont très-favorables dans toutes les maladies de faiblesse, telles que la phthisie pulmonaire, la scrofule (ou humeurs froides), les pâles couleurs, les dartres invétérées, la goutte, le rhumatisme, les maladies nerveuses et toutes les cachexies ou consomptions.

Mais les climats chauds, où souvent les soirées et les nuits sont très-froides, seraient nuisibles dans les mêmes cas, à cause des fréquents refroidissements. Les variations de température les rendent plus funestes que les climats froids pour les poitrinaires, qui souvent, dans les climats chauds, sont pris de fluxions de poitrine ordinairement mortelles.

La chaleur excessive du climat, surtout quand elle est prolongée, a généralement des effets funestes, dont voici les principaux : l'énergie musculaire diminue, les fonctions digestives languissent, la vieillesse est plus précoce et la vie plus courte. L'activité nerveuse y est augmentée, mais les maladies nerveuses y sont plus communes. D'autres fonctions sont également activées, mais à leur détriment; et à la surexcitation des fonctions de la peau, du foie, de la circulation du sang, correspondent les dartres diverses réunies dans l'antiquité sous le nom de *lèpre*, les maladies du foie, l'apoplexie cérébrale. Il faut ajouter à ces maladies celles qui proviennent des variations brusques de la température : le tétanos, la colique sèche, les névralgies et les refroidissements en général avec leurs conséquences de toute sorte. Les reptiles venimeux, les bêtes féroces et les insectes monstrueux achèvent de rendre assez peu séduisant le séjour des climats chauds.

Les saisons sont un peu l'image des climats, et les saisons chaudes sont des climats chauds momentanés. Ainsi, dans nos pays tempérés, la chaleur de l'été, quand elle est violente, amène fréquemment la perte de l'appétit, l'inertie musculaire, les maladies du foie, la jaunisse et diverses maladies de la peau. L'insolation ou coup de soleil (qui peut se produire même par la réflexion du soleil dans l'eau quand on se promène en bateau) peut déterminer, outre la rougeur érysipélateuse de la figure, une attaque de congestion ou d'apoplexie cérébrale, souvent mortelle. Enfin, on est très-exposé aux refroidissements dans les saisons chaudes comme dans les climats chauds.

Les règles hygiéniques pour les climats chauds et les saisons chaudes sont les suivantes :

Éviter autant que possible l'action directe du soleil, surtout quand on reste immobile : ainsi il est très-imprudent, pour faire sa sieste à midi, de s'étendre pour dormir en plein soleil.

Dans les appartements, où la chaleur est souvent insupportable, on répandra de l'eau par terre ou on étendra sur des cordes des linges mouillés. L'évaporation de l'eau rafraîchit l'air.

Le chlorure de calcium desséché et posé dans quelques assiettes est encore très-propre, suivant M. Carré, à produire la réfrigération des appartements.

Un remède fort simple, employé par les paysans pour combattre la chaleur d'une atmosphère lourde et embrasée, consiste à humecter avec de la salive la partie extérieure de la saillie triangulaire du pavillon de l'oreille que les médecins nomment *tragus*. On éprouve de la sorte, dit-on, un soulagement inespéré, supérieur même à celui qu'on obtiendrait en se plongeant la tête dans une cuvette d'eau fraîche.

On portera des vêtements légers, minces, amples de forme, et blancs de préférence, comme préservant mieux de la chaleur.

On tiendra la peau nette et propre par des ablutions fréquentes, et on usera largement des bains froids, une des meilléures ressources contre l'élévation excessive de la température. On ne les portera pas cependant jusqu'à la fatigue, et on évitera en général tous les exercices musculaires violents ou prolongés, qu'il faut réserver pour les climats froids ou les saisons froides.

Quant au régime, il devra se composer surtout de légumes verts et de fruits acides. Pour boissons, on usera surtout de café et de boissons rafraîchissantes (limonades). Il faut être très-sobre de substances grasses et d'alcool, qui dans le corps engendrent de la chaleur et produisent des maladies de la peau et du foie. Aussi l'anguille, qui est un poisson gras, et le porc étaient défendus aux Hébreux et aux Juifs, et le vin aux disciples de Mahomet.

Enfin, on évitera le refroidissement du soir en rentrant avant la nuit, et en ayant soin de se vêtir chaudement une fois le soleil couché.

Changement de climat. — Les changements de climats sont de nos jours plus fréquents que jamais, par suite de la facilité des communications. Ils exigent certaines précautions que M. Ysabeau résume de la façon suivante :

« Le changement de climat, au point de vue de l'hygiène, n'est dangereux que lorsqu'il est brusque. L'habitant du nord de la France qui se propose d'aller s'établir d'une manière fixe ou seulement temporaire dans nos possessions d'Afrique ou dans les contrées intertropicales du nouveau monde fait sagement de commencer par passer quelque temps dans le midi de la France avant de s'embarquer. S'il s'expatrie pour longtemps, il tâchera de fractionner sa route : par exemple, s'il émigre au Brésil, il fera séjour aux îles Canaries ; il calculera son départ de manière à arriver à sa destination soit en juin, soit en décembre : la température de ces deux mois sous les tropiques est celle que supportent le mieux les Européens en arrivant de pays relativement froids. On recommande aux nouveaux débarqués de s'éloigner le plus tôt possible des terres basses voisines des côtes, pour habiter les cantons plus élevés et moins insalubres. Ils iront, autant que possible, se loger à l'exposition de l'est. Le besoin dont il faut le plus se méfier au début d'un séjour dans une colonie tropicale, c'est la soif. Si l'on boit avec excès, fût-ce de la limonade, on provoque une transpiration trop abondante, qui diminue les forces et prédispose à contracter les fièvres pernicieuses. Il vaut mieux, dans les premiers temps surtout, s'en tenir, pour apaiser la soif, aux fruits toujours abondants que fournit la végétation tropicale, spécialement aux oranges et aux ananas, qui désaltèrent parfaitement.

« Quant au costume, on doit, dès qu'on met pied à terre, adopter les vêtements amples et légers et les chapeaux à larges bords des colons. Dans l'armée anglaise des Indes, beaucoup d'officiers succombent tous les ans parce qu'en arrivant au Bengale ils s'obstinent à porter leur costume collant de drap rouge, qui double pour eux les inconvénients de la chaleur excessive du climat indien.

« L'émigration du midi au nord a moins de danger que celle du nord au midi ; cependant elle donne lieu assez souvent à des affections mortelles des organes respiratoires ; il est utile de ne pas prendre le chemin de fer pour aller d'une seule traite, par exemple, de Marseille à Moscou ou à Saint-Pétersbourg. Une station intermédiaire de quelques mois sous un climat déjà froid, mais moins rigoureux que celui de la Russie, est très-utile en pareil cas. On doit s'arranger pour arriver en Russie pendant ce que les gens du pays nomment l'été, et que le prince de Ligne nommait un hiver vert. L'émigrant en Russie se tiendra en garde contre l'augmentation d'appétit résultant du climat septentrional ; il n'augmentera que par degrés sa ration habituelle ; il se logera à l'exposition du midi, et prendra en arrivant les vêtements chauds, fourrés, dont l'usage en Russie est indispensable. »

Froid.

Le froid est produit par des causes exactement opposées à celles de la chaleur. La principale source du froid consiste dans l'obliquité des rayons solaires. C'est là ce qui constitue les climats froids et les saisons froides.

On a déjà vu que le froid augmentait avec l'altitude, suivant la direction des vents (vent du nord), et à mesure qu'on s'éloigne des mers pour s'enfoncer dans les continents.

Dans les pays chauds, dans les saisons chaudes, la disparition momentanée du soleil, qui produit la nuit, est aussi une source de froid. Les nuits sont d'autant plus froides qu'elles sont plus claires. Les nuages rendent la nuit moins froide en empêchant le rayonnement nocturne, c'est-à-dire l'évaporation de la chaleur terrestre. Aussi est-ce surtout dans les nuits claires que les jardiniers abritent les végétaux sous des paillassons.

Une autre source de froid réside dans l'évaporation de l'eau. On connaît les alcarazas, ces vases de terre poreux à travers lesquels l'eau filtre lentement pour s'évaporer à leur surface, ce qui refroidit et le vase lui-même et l'eau qu'il contient, surtout si on place l'alcarazas dans un courant d'air. C'est exactement la même chose qui se produit chez l'homme quand le corps est en sueur. L'évaporation de la sueur, surtout dans un courant d'air, produit un refroidissement qui peut amener diverses maladies plus ou moins graves.

Effets du froid sur l'homme et sur les animaux. — Ils sont tout à fait opposés à ceux de la chaleur. L'appétit est augmenté; on éprouve le besoin de remuer pour se réchauffer. L'activité du foie et l'activité nerveuse sont peu considérables, et la vie est longue. C'est dans les pays froids qu'on trouve les plus nombreux et les plus remarquables exemples de longévité.

Le froid engourdit les animaux, et peut même les faire dormir pendant plusieurs mois, comme la marmotte.

Dans la retraite de Russie, où l'armée française périt en grande partie par le froid, nos soldats étaient pris d'abord d'un engourdissement et d'un besoin de sommeil invincible. Rien ne pouvait plus les décider à avancer ; et, quoique sachant que ce sommeil était le précurseur de la mort, ils se laissaient tomber sur la neige, vaincus par le besoin de dormir.

Le froid est surtout nuisible aux deux extrêmes de la vie, chez les vieillards et chez les enfants.

Les vieillards doivent se prémunir contre le froid par des vêtements amples et chauds. Ils peuvent rarement imiter Duval et Capuron, médecins célèbres qui tous deux ont vécu au delà de quatre-vingt-dix ans, et qui s'étaient si bien habitués au froid depuis longtemps, qu'ils portèrent jusqu'à la fin de leur vie des vêtements légers en hiver, comme dans la belle saison.

Mais c'est surtout chez les enfants que le froid a des effets funestes, souvent mortels. Les registres de l'état civil constatent que, avant l'âge de trois mois, les enfants nés en hiver meurent en nombre double de ceux qui naissent en été. En Russie, où l'on expose les enfants au froid dès leur naissance, pour les aguerrir, sur cinq enfants nés en hiver, il en meurt quatre pendant le premier mois. Aussi l'on doit s'étonner que, dans certaines villes, on oblige les parents à porter à la mairie un enfant nouveau-né, même en hiver, pour déclarer sa naissance. Chaque année, un grand nombre d'enfants meurent à la suite de cette sortie[1].

1. A Paris, la constatation des naissances à domicile, réclamée dès 1829 par Milne-Edwards et Villermé à l'académie des sciences

Le froid excessif fait périr également les animaux qui vivent sous terre. Après les hivers rigoureux, à la fonte des neiges, on trouve dans plusieurs campagnes, sur le sol ou dans la terre, une multitude incalculable de cadavres de rats, de mulots, etc., tués par le froid.

Quand le froid est très-violent, comme en Russie, il congèle parfois les parties du corps éloignées du centre, comme le nez, les oreilles, les doigts, les orteils. En pareil cas, il faut éviter de réchauffer trop brusquement les parties, de peur que le retour immédiat du sang n'amène une inflammation suivie de gangrène. Il faut frotter les parties gelées avec de la neige, puis avec de l'eau froide, dont on n'élèvera la température que lentement et graduellement. En même temps, on pratiquera sur tout le corps des frictions énergiques avec de la flanelle chaude, et on donnera à petites doses des boissons chaudes et aromatiques pour ramener la chaleur et les forces : du vin chaud avec de la cannelle, une cuillerée de rhum ou d'eau-de-vie, etc.

Les maladies des climats froids sont la scrofule, la phthisie pulmonaire, le scorbut, les rhumatismes articulaires, les maladies de poitrine (rhumes, fluxions de poitrine), les névralgies, la grippe, etc. Les mêmes effets se produisent dans nos pays tempérés, soit par l'action des saisons froides, soit par les refroidissements que causent les changements brusques de température (au printemps et à l'automne) et les courants d'air, même d'un air chaud (comme en chemin de fer, sur l'impériale d'un omnibus).

Règles hygiéniques contre le froid. — Dans les climats froids, dans les saisons froides, on devra, afin de résister au froid, faire usage, si on le peut, d'une ali-

(séance du 2 février), et si souvent demandée depuis par d'autres médecins, a été autorisée par arrêté du préfet de la Seine, à partir du 1er janvier 1860.

mentation forte et abondante, riche en substancess grasses et complétée par une petite dose d'alcool.

En même temps, on entretiendra la chaleur du corps par un exercice énergique et même violent. Dans les climats très-froids, on y joint l'hydrothérapie, les bains russes, les douches écossaises, c'est-à-dire des bains tour à tour chauds et froids : c'est un très-puissant moyen d'aguerrir la peau et le corps tout entier contre le froid.

On évitera de sortir par les trop grands froids; on évitera surtout en tout temps les courants d'air, et on combattra l'abaissement de la température par des moyens artificiels dont nous allons parler un peu plus loin, et qui sont les vêtements, les habitations, le chauffage.

Humidité.

L'*humidité* ou *froid humide* diffère assez du froid sec, et est souvent beaucoup plus nuisible.

Les principales sources d'humidité sont :

1° La pluie et les saisons pluvieuses ;

2° Le voisinage des eaux (la Hollande);

3° La présence de nombreuses forêts, qui rendent un pays humide ;

4° Les vêtements mouillés, les chaussures humides, nuisibles surtout si l'on reste immobile et qu'on ne se réchauffe pas par le mouvement et l'exercice ;

5° Les habitations humides, les maisons neuves, où, suivant l'expression vulgaire, *on sèche les plâtres;*

6° Les professions humides, comprenant les marins et matelots, les bateliers, les débardeurs, les ravageurs, les égouttiers, les blanchisseurs, les lavandières ou lessiveuses, les baigneurs, les tanneurs, les pêcheurs, les chasseurs au marais, les tisserands et autres ouvriers travaillant dans les caves (comme à Lille), etc.

4·

L'humidité produit sur l'homme la plupart des fâcheux effets du froid sec, et surtout toutes les maladies engendrées par le refroidissement : ce sont les rhumatismes et les maladies du cœur, les hydropisies, l'albuminurie (ou maladie de Bright), les maladies de la poitrine et du ventre (rhumes, fluxion de poitrine, péritonite, etc.).

Certaines maladies sont plus spécialement dues au froid humide quand il se prolonge un certain temps : tels sont le scorbut, la grippe, les angines couenneuses et le croup.

Le scorbut règne d'une façon permanente au Groënland et a longtemps existé de même en Hollande; mais il sévit surtout chez les marins, dans les mers du Nord. Les habitations froides et humides suffisent pour lui donner naissance. C'est ainsi qu'il a longtemps régné dans certains cabanons de la Salpêtrière, d'où il a disparu quand on a remplacé le carrelage en briques de ces cabanons par un plancher. De même, les vêtements mouillés, soit chez les soldats de terre, soit chez les marins, engendrent le scorbut. Lind le constata dans un transport de blessés russes, et Cook avait soin de faire changer de vêtements les matelots mouillés, d'installer les lits à l'abri de la lame et de faire employer des poêles portatifs pour sécher les cabines. Au siége de Sébastopol, l'humidité engendra également le scorbut [1].

La grippe est également une maladie due presque exclusivement au froid humide, et non pas au froid sec. En général, elle règne épidémiquement, se transmet par l'air et est contagieuse.

Enfin, c'est encore l'humidité qui fait que les maux de gorge deviennent des angines couenneuses, et ces sortes d'angines, comme le croup, surviennent toujours dans les saisons humides.

1. Michel Lévy.

Règles hygiéniques contre l'humidité. — On devra toujours éviter l'humidité avec soin, et surtout, si l'on en subit l'influence, il faudra en combattre les effets par le mouvement et l'exercice.

Il est très-malsain de dormir sur le gazon mouillé ou la terre nue pénétrée d'humidité : on y gagne des fièvres intermittentes et des douleurs rhumatismales.

Il faudra ne jamais rester immobile quand on est mouillé, et l'on devra changer de vêtements quand on s'arrête. Cette règle est surtout applicable aux gens qui exercent des professions humides. Ils devront aussi interrompre souvent leur travail pour en éviter le plus possible les fâcheuses conséquences. Ainsi, « les baigneurs qui assistent les étrangers attirés tous les ans sur divers points du littoral pour prendre les bains de mer ne peuvent, dit M. Ysabeau, rester à l'eau plus de trois heures par jour sans compromettre leur santé; ceux qui, en exerçant cette profession même avec les ménagements nécessaires, se livrent à la passion de l'ivrognerie sont perdus. »

Enfin, l'on doit éviter d'habiter un logement humide. Ainsi donc, les maisons neuves, les chambres où l'on sent le froid vous tomber sur les épaules, où les papiers moisissent et se décollent du mur, sont des plus funestes ; et l'appât d'un loyer peu élevé ne doit jamais faire oublier leurs graves inconvénients. Au bout de quelques mois, on a largement payé son tribut aux maladies de toute sorte : rhumatismes de tout le corps et souvent incurables, névralgies générales, maux de dents, maux d'yeux, douleurs d'oreilles, chute des cheveux, rhumes et grippe perpétuels, et, chez les enfants, la scrofule, la phthisie, le rachitisme, voilà quelques-uns des effets, mais non pas tous, que produit le séjour des habitations humides [1].

---

1. On verra plus loin, au chapitre sur les habitations, les moyens de remédier, au moins en partie, à cette fâcheuse influence.

Moyens de combattre le froid et l'humidité.

Les moyens de combattre le froid et l'humidité sont : les vêtements, les habitations et le chauffage.

Vêtements.

Les *vêtements* sont des enveloppes isolantes, composées soit de substances animales, soit de substances végétales. Les premières préservent mieux du froid que les secondes. Voici ces substances par ordre de pouvoir isolant, c'est-à-dire en commençant par les plus chaudes.

1° La *plume des oiseaux*, et surtout la plume fine nommée *duvet*, est employée sous forme de peau de cygne appliquée sur la peau, dans les douleurs anciennes et rebelles.

2° Les *peaux des animaux*, garnies de leur poil, fournissent les fourrures de toute sorte (manchons, colliers, couvertures, vêtements fourrés, etc.). Le poil de lapin feutré et le poil de castor servent à faire des chapeaux.

3° La *laine* est employée sous forme de peau d'agneau (dans les mêmes cas que la peau de cygne), et surtout à l'état de flanelle et d'étoffes de drap de toute espèce. C'est la substance la plus usitée pour les vêtements d'hiver.

4° La *soie* fournit des étoffes innombrables. Elle conduit assez mal la chaleur et très-mal l'électricité : aussi elle passe pour préserver de la foudre, qui ne peut la traverser.

5° Le *cuir* et les *peaux* dépouillées de leur poil servent à faire les chaussures ordinaires, les coiffures militaires, les gants.

6° Le *crin* est employé comme carcasse de certains chapeaux de femme; il constituait primitivement le vêtement qui a reçu de là le nom de *crinoline*.

7° La *toile cirée*, découpée en forme de semelle et appliquée directement sous la plante du pied, dans l'intérieur même du bas, sert à maintenir les pieds chauds.

8° Le *caoutchouc* employé comme vêtement est mauvais, précisément parce qu'il est imperméable. Il gêne la transpiration insensible qui se fait par la peau, et qui est une véritable respiration comme celle du poumon. Sous le caoutchouc, toute l'eau qui s'évapore par la peau se réunit en gouttes, puis en nappe, et l'on étouffe bientôt dans des vêtements trempés de sueur. Les doubles chaussures en caoutchouc produisent le même effet et entretiennent les pieds humides. On voit avec quelle réserve il faut user du caoutchouc dans l'habillement.

9° Le *coton*, le *lin*, le *chanvre*, servent à faire les tissus nommés *toiles*, et qui constituent principalement le linge de corps (chemises, mouchoirs, draps, serviettes).

10° La *paille* sert à faire les chapeaux légers d'été, excellent abri contre le soleil quand ils ont les bords larges.

11° Le *papier* et le *carton* ne s'emploient guère seuls; ils forment la trame de certains chapeaux d'hommes.

12° Le *bois* sert à faire des sabots, chaussure excellente contre le froid et l'humidité. Le *liége* sert à fabriquer des semelles doubles pour préserver les chaussures de l'humidité; il remplace aussi quelquefois le carton dans la carcasse des chapeaux d'hommes, et rend ainsi ces chapeaux plus légers.

13° Les *métaux*, comme le fer, le cuivre, l'acier, l'or, l'argent, etc., ne sont guère employés que dans l'équipement militaire, et ne préservent ni du froid en hiver ni de la chaleur en été. Le poids des casques et des cuirasses contribue même dans les grandes revues, en été, à déterminer chez les soldats des coups de sang et des accidents apoplectiques souvent mortels. L'usage du casque est en outre très-nuisible aux cheveux et les fait promptement tomber.

Choix des vêtements. — Il faut considérer dans les vêtements leur tissu, leur couleur, leur forme, leur substance.

Les tissus lâches, à mailles larges, conservent mieux la chaleur que les tissus serrés.

Les vêtements de couleur blanche conservent mieux la chaleur que ceux de couleur foncée. Aussi le pelage des animaux est d'autant plus clair qu'ils habitent des pays plus froids (ours blancs, rennes blancs, etc.).

La forme des vêtements varie suivant les pays, la mode, la profession, le sexe, la forme des parties du corps. On doit veiller à ce que les vêtements ne soient ni trop larges (au moins en hiver) ni trop serrés.

Vêtements trop larges. — Les manches trop larges au poignet, les pantalons trop ouverts sur la cheville du pied, les vêtements trop ouverts au niveau du cou, les crinolines, etc., laissent entrer le vent le long des bras, des jambes, de la poitrine, ce qui peut amener toutes les maladies produites par le refroidissement et mentionnées plus haut.

Vêtements trop serrés. — Trop serrées, les cravates amènent des maux de tête et même des congestions cérébrales; les jarretières, en gênant le retour du sang, amènent la dilatation des veines ou les varices, avec toutes leurs fâcheuses conséquences : on peut alors remplacer la jarretière, comme chez les enfants, par un ruban ou un cordon attaché par un de ses bouts au bas, et par l'autre à la ceinture.

Les corsets ordinaires ont été accusés de produire chez les femmes, les maladies de la poitrine, du cœur et du foie, mais surtout de faire mal à l'estomac et de produire l'engorgement et le déplacement de certains organes intérieurs. Les corsets mal faits, les ceintures trop serrées, peuvent, en outre, irriter la peau et y faire naître des boutons très-douloureux et très-difficiles à guérir.

Les pantalons trop serrés à la ceinture ont le double désavantage de comprimer l'estomac d'abord (ce qui gêne beaucoup les digestions), et aussi tout le paquet des intestins, ce qui peut amener leur sortie hors du ventre, sous la peau du pli de l'aine. Ces *hernies* ou efforts se produisent dans ces circonstances surtout chez les cavaliers, où le ventre est pressé entre la selle et la ceinture. On évite ce danger en portant des bretelles, qui permettent de ne pas serrer la ceinture du pantalon. Quand les bretelles sont souples et élastiques, elles se prêtent à tous les mouvements du corps sans les gêner, et elles n'entravent ni la liberté de la respiration ni le développement de la poitrine.

Il faut encore prendre garde aux chaussures trop étroites ou mal faites, qui amènent les cors, les durillons, oignons, œils-de-perdrix, etc.

Vêtements nuisibles en raison de leur substance. — Certaines substances, comme la laine, causent des démangeaisons gênantes. Ainsi, bien des personnes ne peuvent s'habituer à porter des bas de laine ; chez d'autres, la flanelle cause une irritation très-vive et fait même sortir de petits boutons qui obligent à en suspendre l'emploi ; on peut remédier à cet accident en doublant la flanelle (du côté où elle est en contact avec la peau) avec de la toile mince et vieille[1].

Les bonnets de laine sont une mauvaise coiffure et amènent la chute des cheveux. La laine mange les cheveux, disent les paysans des Pyrénées et des Landes, que le béret de laine rend chauves de bonne heure[2].

1. Piorry, *la Médecine du Bon Sens.*
2. Les coiffures légères sont les meilleures : les Turcs et les mi-

Les vêtements les plus nuisibles sont ceux qui contiennent des poisons, ou au moins des matières très-irritantes, dont nous allons citer quelques exemples. Sans parler des gants empoisonnés (comme ceux qui, suivant la chronique, firent mourir Jeanne d'Albret), il est certain que les gants pourraient être fort dangereux s'ils étaient faits avec la peau d'un animal mort du charbon.

Les étoffes et les robes teintes en vert avec des sels arsenicaux, les papiers verts servant à tapisser les murs des appartements ou à fabriquer les fleurs artificielles, peuvent offrir des inconvénients assez sérieux. Voici ce qu'en dit M. Gustave Maurice [1] :

« Parmi les substances toxiques, le vert de Schweinfurt est une couleur qu'on a souvent signalée et que signalaient récemment encore deux chimistes allemands à propos de l'application qu'on en a faite sur certaines étoffes légères, telles que les tarlatanes employées généralement pour robes de bal.

« Suivant l'un de ces chimistes, une analyse scrupuleuse de la quantité d'arsenic contenue dans une robe de tarlatane d'une ampleur très-modérée (lorsque l'étoffe doit sa couleur au vert de Schweinfurt) a démontré que ce vêtement léger ne renfermait pas moins de 60 grammes et demi de ce dangereux acide, blanc comme de la farine, qu'on appelle communément *mort aux rats*, et que la chimie a classé sous la dénomination d'*acide arsénieux*.

« Mais on a été plus loin : on a voulu savoir avec quelle ténacité la dangereuse couleur adhère à l'étoffe sur laquelle sa nature ne permet de la fixer qu'à l'aide d'une substance agglutinative; on a voulu se rendre compte de la quantité qui peut s'en détacher par suite des mouve-

---

litaires doivent la perte de leurs cheveux à leur coiffure. Pour conserver sa chevelure, il faut se couvrir la tête le moins possible.

1. *Moniteur universel.*

ments et frottements que la robe éprouve pendant une soirée de la part de la personne qui la porte. Dans ce but, on a évalué approximativement le nombre de pas, et par conséquent celui de secousses que reçoit une robe pendant une soirée de danse ; puis on a imprimé à un morceau de tarlatane arsenicale un nombre à peu près égal de mouvements brusques, et d'après la perte de poids subie par l'étoffe, on a trouvé que dans un bal où une dame ne danserait effectivement qu'une demi-heure, sa robe perd un peu plus de 20 grammes de couleur, contenant plus de 4 grammes d'acide arsénieux. Or, ces 20 grammes s'en vont en poussière; et cette poussière, absorbée par les voies aériennes et par les yeux, produit souvent des inflammations dont on recherche vainement la cause. »

Les bracelets et les colliers dits *en grains odorants d'Amérique*, imitant la malachite, sont fabriqués avec une pâte composée de poudre d'iris et de vert arsenical (*vert de Schweinfurt*). Ils peuvent déterminer, surtout chez les enfants faibles, des éruptions à la peau et des coliques dites *arsenico-cuivreuses*, comme le docteur Fremy en a vu des exemples [1].

Enfin, pour terminer, mentionnons des accidents causés par l'usage de chaussettes et de bas de coton teints en certaines couleurs nouvelles. Ces accidents ont été signalés au conseil central d'hygiène publique et de salu-

---

[1]. On doit à ce propos rappeler le danger de plusieurs objets qu'on met entre les mains des enfants. Tels sont : l'espèce de feu d'artifice connu sous le nom de *serpent de Pharaon*, composé d'un poison violent nommé *sulfocyanure de mercure;* certains bonbons colorés en vert, en jaune, en rouge ; les papiers verts servant à envelopper certains chocolats; les jouets peints en rouge, en vert, etc. Les principales couleurs nuisibles sont dues à des sels de plomb, d'arsenic, de cuivre, et à la gomme-gutte. M. Chevalier, membre du conseil de salubrité du département de la Seine, a déjà plusieurs fois indiqué ces dangers, et les couleurs inoffensives qui pourraient remplacer ces couleurs nuisibles; mais les abus continuent par économie.

brité de la Seine-Inférieure par **M. Bidard**, professeur de chimie à Rouen.

Un Anglais de ses amis habitant le Havre lui adressa une paire de chaussettes ; sur le fond teint en lilas se dessinaient des lignes circulaires en soie teintes en rouge vif. L'usage de ces chaussettes a donné lieu aux accidents suivants, constatés par une consultation de deux médecins du Havre. Chacune des lignes rouges a provoqué sur la peau une inflammation très-vive, douloureuse, une tuméfaction analogue à une brûlure. Ces accidents ont été suivis d'une indisposition générale ayant le caractère d'un léger empoisonnement, qui n'a cédé aux soins de la médecine qu'après deux jours. L'analyse et l'examen très-minutieux des chaussettes ont démontré que la couleur lilas faisant le fond et n'ayant produit aucun accident, était du violet d'aniline ; que les lignes de soie colorées en rouge étaient teintes avec de la coraline, nouveau principe colorant préparé avec l'acide phénique que l'on extrait du goudron. La coraline, en raison de la vivacité de sa couleur, est très-estimée en teinture, et jusqu'ici on en a fait usage pour l'article vêtement sans aucun inconvénient et sans aucun accident. Si la chaussette a provoqué un état maladif ayant le caractère d'un empoisonnement, c'est parce que, de tous les vêtements, c'est le seul qui s'applique d'une manière exacte et énergique sur la peau. La pression qu'il exerce est d'autant plus grande que les chaussures sont plus justes. En résumé, la coraline peut être un poison d'une certaine énergie ; on doit l'exclure des bas et des chaussettes, mais il n'y a aucun inconvénient à maintenir son usage pour les vêtements qui ne touchent pas la peau. Les chaussettes sur lesquelles **M. Bidard** a expérimenté sont un article anglais qui a un cachet d'élégance remarquable[1].

1. Les mêmes accidents ont été observés par M. Tardieu, qui a

Nous n'insisterons pas davantage sur les vêtements et leurs accessoires, tels que le parapluie, l'ombrelle ou parasol, le manchon, etc. Nous dirons seulement que le voile ou la voilette est fort utile aux gens qui ont la poitrine délicate, et surtout aux jeunes filles qui sortent du bal au milieu des nuits d'hiver. La voilette adoucit le froid de l'air respiré et peut empêcher de nombreuses maladies de la poitrine[1]. Le cache-nez peut être utile dans les mêmes cas.

Conservation et entretien des vêtements. — Les vêtements, surtout les fourrures et les étoffes de drap, sont exposés, comme on sait, à être dévorés par de petites chenilles nommées *vers* ou *teignes*, et qui sont des larves écloses des œufs d'un petit papillon blanc grisâtre très-commun dans les appartements (surtout dans les rideaux et les meubles en étoffe) pendant les grandes chaleurs de l'été.

Pour éloigner ou détruire ces parasites, il faut mettre dans les vêtements des substances aromatiques, dont les principales sont :

1° Le camphre; il est souvent sans effet ;

2° La fumée du tabac ou les vieilles pipes bien noires, moyen efficace, mais laissant une odeur très-persistante ;

3° L'essence de térébenthine, qu'on met évaporer dans une soucoupe ;

4° La poudre de pyrèthre du Caucase ou poudre insecticide : bon moyen ;

5° Les rameaux de lavande, de sauge, de tanaisie, d'absinthe, etc. : moyen également efficace ;

6° Le poivre noir récemment moulu ; on le verse largement sur les vêtements bien battus et brossés, et on les

lu à ce sujet un mémoire à l'académie des sciences, le 1er février 1869.

1. Piorry, *la Médecine du Bon Sens.*

enveloppe ensuite dans de la toile qui a été à la lessive : c'est un des meilleurs moyens pour conserver les vêtements intacts pendant tout l'été. Ce poivre est également efficace contre les papillons qui engendrent ces teignes ; soufflé sur eux, il les tue instantanément.

Règles hygiéniques pour l'habillement. — Le nombre et l'épaisseur des vêtements doivent être en rapport avec la rigueur de la température. Il semble banal de dire qu'on doit se couvrir chaudement quand il fait froid ; mais il est une mode anglaise ou irlandaise que l'hygiène ne saurait approuver, et qui consiste à faire sortir les enfants les jambes nues par les plus grands froids.

En règle générale, on risque beaucoup moins de devenir malade en ayant trop chaud par suite d'un excès de vêtements, qu'en ayant trop froid par l'insuffisance du vêtement. Aussi la flanelle sur la peau pour les gens délicats et sensibles au refroidissement, l'usage du cachenez, les paletots ou pardessus qu'on revêt en passant d'une pièce chaude dans un air froid ou pour éviter le refroidissement après des travaux qui ont mis le corps en sueur, sont des précautions utiles et même nécessaires. Nous avons parlé du vêtement suivant les climats (page 46).

On a vu plus haut l'inconvénient des pantalons trop serrés et des corsets mal faits. Pour le pantalon, on ne saurait trop recommander l'usage des bretelles. Quant aux corsets mal faits, ils gênent surtout la respiration et la digestion ; le busc droit comprime l'estomac, empêche sa distension et cause des douleurs et des troubles digestifs. Piorry a proposé de substituer au corset ordinaire un corset hygiénique dont le busc forme, à la hauteur du creux de l'estomac, une large ouverture où l'estomac vient se loger quand il se dilate. Il ajoute : « Une double brassière, servant à porter les épaules vers la colonne vertébrale, et fixée en arrière, près de la ligne médiane, à une ceinture, est infiniment préférable à un corset, quel qu'il soit[1]. »

Habitations.

Il faut trois choses importantes dans les habitations : l'*air*, la *lumière*, la *sécheresse*. A ce triple point de vue, l'habitation des villages est en général préférable à celle des villes, où les rues étroites, les logements entassés, les pièces peu spacieuses, souvent sombres, humides, sont des conditions très-défavorables pour la santé.

Air. — Pour l'emplacement des habitations, on doit choisir de préférence, dans les pays froids, les plaines bien aérées et non marécageuses. Dans les pays chauds, on doit bâtir sur les hauteurs, pour être à l'abri des effluves des marais. Les vallées profondes sont malsaines, ou par leurs courants d'air ou par leur humidité. Quant aux montagnes élevées, elles sont nuisibles, et par le froid qui y règne et par la diminution de la pression de l'air : les religieux de l'hospice du mont Saint-Bernard meurent tous jeunes.

Le voisinage des bois est bon pour la santé, à moins qu'il n'entraîne un excès d'humidité. Il en est de même du voisinage des cours d'eau.

Les voisinages les plus dangereux sont les fabriques ou usines, dont les émanations animales, végétales ou métalliques vicient l'air qu'on respire, et surtout les marécages, dont on ne peut guère éviter la redoutable influence. Dans ce cas, on doit établir les ouvertures de la maison (portes et fenêtres) dans une direction opposée à celle des émanations nuisibles, et de plus on doit abriter la maison à l'aide d'un ou de plusieurs rideaux de plantations.

1. Piorry, *la Médecine du Bon Sens.*

Dans la construction des maisons, il faut éviter l'exposition de l'ouest, parce que, dans nos climats, les vents les plus fréquents soufflent de l'ouest. Il est bon, quand on le peut, d'avoir plusieurs pièces diversement situées, de façon à ce qu'on ait en été l'exposition du nord ou du nord-est, qui est la plus froide, et en hiver l'exposition du sud, qui est la plus chaude. Dans les pays froids, on doit préférer l'exposition au midi ; dans les pays chauds, l'exposition au nord et à l'est, si toutefois l'on n'est pas sous le vent des marais.

La quantité d'air nécessaire dans les chambres d'habitation et la façon dont il faut le renouveler par la ventilation ont déjà été indiquées (p. 9).

En hiver, il ne faut pas calfeutrer les fenêtres, et on doit s'abstenir de garnir les portes de bourrelets, surtout quand plusieurs personnes travaillent dans la même chambre et qu'elle est chauffée par un poêle, parce que, l'air ne pouvant plus rentrer dans la chambre par les fentes des portes et des fenêtres, l'asphyxie peut se produire (voir page 19).

Lumière. — La lumière est aussi nécessaire que l'air à la santé.

Les logements obscurs sont en général ceux où la phthisie pulmonaire et la scrofule prennent le plus souvent naissance. Un proverbe italien dit fort justement : « Où le soleil n'entre pas, le médecin entre souvent. »

Sécheresse. — L'absence d'air et de lumière est surtout funeste quand il s'y joint, par surcroît, l'humidité. « La statistique médicale, dit M. Ysabeau, constate qu'à Paris la plupart des enfants atteints de maladies scrofuleuses (humeurs froides), admis pour ces maladies dans les hôpitaux, sortent de logements insalubres, humides, mal aérés, mal éclairés, où ils ont contracté le germe des affections scrofuleuses. »

L'humidité permanente des habitations et surtout des étages souterrains (caves, sous-sols), comme nous l'avons déjà dit, fait naître les rhumatismes, la scrofule, la phthisie pulmonaire, le rachitisme, etc.

La pierre de taille, le fer, la brique, qui sont les matériaux ordinaires des maisons dans les grandes villes, réunissent à la solidité la salubrité et la sécurité, et offrent moins de prise aux incendies. Dans les villages, les maisons faites avec des charpentes dont les intervalles sont remplis par du mortier sont saines, mais très-exposées au feu et souvent détrempées par la pluie.

Au point de vue de l'hygiène, ce qu'il faut éviter surtout dans la construction des maisons, c'est l'humidité. L'humidité est surtout à craindre pour les maisons bâties dans l'eau elle-même, comme le sont en partie les moulins. Dans ce cas, on bâtit sur pilotis, en employant à cet usage des bois imprégnés de dissolutions métalliques par le procédé du docteur Boucherie. Voici quelques observations relatives à la conservation des bois, présentées à l'académie de médecine par son neveu, M. Maurice Boucherie :

« Pour savoir comment se comporteraient, dans les conditions les plus variées de détérioration, des bois d'essences diverses injectés au sulfate de cuivre, il a fallu attendre un grand nombre d'années et multiplier à l'infini les expériences. Aujourd'hui, on ne saurait révoquer en doute les bons résultats ; s'il y a eu des mécomptes et des insuccès, ils ne tiennent pas au procédé : ils tiennent à la manière dont il a été appliqué, et aussi à ce que le même procédé, malgré son caractère de généralité, ne peut pas absolument donner lieu aux mêmes effets dans des terrains différents.

« Dans tous les cas, l'injection au sulfate de cuivre par déplacement de séve réussit lorsqu'elle a été faite consciencieusement sur des bois sains et récemment abattus, et lorsque, l'introduction du liquide antiseptique une fois effectuée, on laisse sécher à l'air les arbres injectés.

« Je soumets à l'examen de l'Académie des bois qui ont été préparés par le docteur Boucherie lui-même, en 1847, et placés immédiatement sur la ligne du Nord dans la gare de Compiègne. Il y a quelques jours seulement qu'on les a retirés de terre, et malgré leurs longs états de service, ces bois ne sont pas altérés. A la scie, ils présentent plus de dureté que des bois ordinaires bien secs; leur résistance est égale à celle des bois neufs; leur élasticité n'a pas très-sensiblement varié. Le cyanoferrure de potassium y dénote à l'instant la présence du cuivre; mais ce n'est pas l'excès de sulfate de cuivre qu'ils contiennent qui les a conservés, c'est l'oxyde de cuivre en combinaison avec la cellulose du bois.

« La nature du terrain dans lequel les bois sont enfouis exerce une remarquable influence sur leur état de conservation. Ainsi les bois injectés au sulfate de cuivre se conservent mal dans le calcaire et sous les tunnels. »

On emploiera donc de préférence les bois ainsi préparés comme pilotis pour construire sur l'eau; puis on reliera tous les pilotis en une masse commune au moyen de la chaux hydraulique ou du ciment romain, que l'eau durcit et consolide, ou d'un mortier spécial. Le mortier préparé de sable et de chaux acquiert plus de solidité en y mêlant du charbon de terre réduit en poudre; mais cette poudre est surtout recommandable pour le mortier fait de ciment et de chaux, et s'emploie dans les murs que l'on veut élever dans l'eau ou qui sont exposés à l'eau, puisqu'elle leur donne une plus grande solidité et les rend imperméables. Voici le mélange nécessaire. On prend deux portions de ciment pulvérisé, une de charbon de terre bien réduit en poudre et une portion et demie de chaux détrempée. Ces portions sont d'abord mêlées ensemble, et ensuite bien remuées dans l'eau. Le mortier ou la pâte qui provient de ce mélange durcit successivement et résiste absolument à l'action de l'eau.

Sur les sols humides, on applique souvent un plancher composé d'une couche d'asphalte recouverte d'un dallage en bois. Ce genre de pavage est très-sec et très-durable, mais il est fatigant pour la marche, à cause de son défaut d'élasticité.

Pour préserver les murs de l'humidité, on a conseillé, pour rendre hydrofuges les pierres destinées à leur construction, de les faire bouillir dans un mélange de goudron, de bitume et de suif, ou bien dans un mélange de résine et de térébenthine. Thénard et Darcet imaginèrent en 1813 un vernis analogue, nommé *mastic hydrofuge*, pour préserver les murs de l'humidité et empêcher la détérioration des peintures à fresque (peintures de la coupole du Panthéon). Ce vernis contient une partie de cire jaune et trois parties d'huile de lin lithargirée (ou deux parties de résine et une partie d'huile). On le fait pénétrer, à l'aide d'une chaleur très-intense, dans les pores des pierres.

On emploie encore d'autres moyens qui consistent dans l'application de vernis divers sur les murs. Un de ces vernis, nommé *cire punique*, se prépare en combinant à la cire blanche ou jaune de la potasse caustique. On obtient une masse pâteuse qui, délayée dans l'essence de térébenthine, forme un encaustique dont on revêt les murailles. Les peintures anciennes étaient faites, à ce qu'on croit, avec cet encaustique. On peut aussi recouvrir les murs avec des enduits de bitume ou d'huiles grasses siccatives, seules ou mélangées de poudres fines. Enfin, il est bon de recouvrir les murs avec des planches, des boiseries, des plaques de plomb ou de zinc.

5.

L'humidité des murs récemment construits est souvent entretenue par le plâtre. Voici la composition d'un enduit destiné à remédier à cet inconvénient : faites fondre parties égales de résine chaude et d'huile de colza, en deux couches ; après la deuxième couche, on en donne une troisième très-légère avec un mélange de deux parties d'huile de lin additionnée de litharge, de deux parties de résine blanche purifiée et d'une partie de blanc de craie finement pulvérisé ; appliquez bouillant.

On peut hâter le desséchement des murs en plaçant au milieu des pièces des substances qui attirent fortement l'eau et absorbent l'humidité, comme l'acide sulfurique (huile de vitriol), le chlorure de calcium, la chaux vive. En été, on établit de vastes courants d'air ; en hiver, on fait de grands feux pour sécher les murailles.

Pour déterminer à quelle époque des appartements neufs peuvent être habités sans danger, Marc d'Espine a conseillé (en 1855) de placer pendant vingt-quatre heures dans les pièces humides, hermétiquement fermées, des vases contenant une quantité déterminée de chaux vive broyée : la différence de poids indique la quantité de vapeur d'eau absorbée. Pour que l'appartement soit habitable, il faut que 500 grammes de chaux vive (employée bien sèche et sortant du four) n'aient pas subi en vingt-quatre heures une augmentation de poids de plus de 3 à 4 grammes.

MM. Batillat et Lassaigne ont aussi proposé, pour constater directement le degré d'humidité des murs, d'en retirer, à l'aide d'une tarière, une certaine quantité de plâtre. On pèse immédiatement 10 grammes de ce plâtre, qu'on soumet à la dessiccation par la chaleur. Si la perte n'est que de 15 à 20 pour 100, les murs peuvent être considérés comme suffisamment secs. Si le plâtre contient plus de 20 pour 100 d'eau, il faut sécher l'appartement.

Il y a aussi des moyens de rendre très-siccatifs les vernis et les couleurs à l'huile, en mélangeant les couleurs, préalablement délayées dans un peu d'huile et d'essence de térébenthine, avec le vernis suivant. On prend cent parties d'eau, douze parties de laque en écailles et quatre parties de borax. On les fait fondre, à une douce chaleur, dans un vase en cuivre en les agitant continuellement; on couvre le vase, on laisse refroidir le liquide, puis on le conserve dans des bouteilles qui doivent être bien bouchées.

Les peintures récentes à l'essence de térébenthine donnent de violents maux de tête. Pour enlever le plus promptement possible cette odeur, on établira une ventilation énergique, on fera de grands feux, on étendra sur des assiettes des substances dégageant du chlore (eau de Javelle, liqueur de Labarraque, chlorure de chaux).

En général, une maison neuve n'est habitable sans danger pour la santé que quand elle est construite au moins depuis un an révolu. Pour qu'un rez-de-chaussée soit habitable, il faut qu'il repose sur une cave saine et voûtée.

Un logement, à quelque étage qu'il soit, est plus salubre quand il est garni d'un plancher que quand il est carrelé. Il est toujours bon, surtout quand ce sont des pavés, d'avoir, sinon des tapis, au moins des paillassons ou des nattes de jonc.

Les meilleurs toits sont ceux en tuiles; ils sont solides, très-sains, et préservent mieux que les autres de la chaleur et du froid. L'ardoise est bonne aussi, mais elle est parfois mélangée de pyrites ou cristaux de sulfure de fer; on doit alors ne point l'employer pour les couvertures des maisons, parce que la décomposition de ces pyrites par l'humidité a occasionné quelquefois des incendies[1]. Les toits en

---

1. Cadet, *Dictionnaire de chimie.*

zinc sont bons, mais ils sont brûlants en été et très-froids en hiver : ce sont de mauvais isolants. Les toits en chaume et en joncs ont deux dangers : ils exposent aux incendies, et la décomposition de leurs substances végétales par la pluie peut produire des fièvres intermittentes [1].

Chauffage.

Le troisième moyen de combattre le froid et l'humidité, après les vêtements et les habitations, c'est le chauffage.

Modes de chauffage. — Il y a trois modes de chauffage principaux : les *cheminées*, les *poêles* et les *calorifères.*

Cheminées. — Les cheminées sont le mode de chauffage le plus simple, le plus gai et le plus sain. D'ailleurs, elles servent à renouveler l'air de la chambre, puisque leur tirage est constitué par un appel d'air incessant, et l'air rentre dans la pièce par les fentes des portes et des fenêtres.

Mais elles ont un grand inconvénient au point de vue économique : les neuf dixièmes au moins de la chaleur produite sont perdus et ne chauffent que le courant d'air de la cheminée.

Pour utiliser cette chaleur, on tire parti des tuyaux qu'elle échauffe, et c'est ce qui constitue les poêles et les calorifères.

Poêles. — Les poêles ont l'inconvénient de dessécher l'air de la chambre ; on y remédie en plaçant dessus un vase contenant de l'eau, dont l'évaporation rend à l'air l'humidité nécessaire pour éviter, dans la respiration, le dessèchement des bronches.

Les poêles sont construits en biscuit de terre, en

1. Les règlements d'hygiène publique, les lois sur les logements insalubres, ne sont que l'application des principes que nous avons

faïence, en fer ou en fonte. Les poêles en biscuit ou en faïence s'échauffent lentement, mais ils gardent longtemps leur chaleur et ils sont très-sains. Les poêles en fer ou en fonte s'échauffent et se refroidissent très-vite. Mais il y a entre eux cette différence, que les poêles en fer ou en tôle (sans enduit) sont bons pour la santé et n'altèrent ni l'appétit ni le sommeil, tandis que les poêles en fonte sont malsains, portent à la tête, dessèchent la peau, donnent des nausées, des étourdissements, etc. Ces faits ont été développés à l'académie des sciences, le 20 janvier 1868, par M. Henri Deville, et le 20 avril par M. Dumas, au nom du docteur Carret, de Chambéry. Le général Morin a fait aussi des expériences sur ce sujet au Conservatoire des arts et métiers. De toutes ces recherches, il résulte que les effets nuisibles des poêles en fonte tiennent à ce que la fonte est facilement traversée (ce qui n'arrive pas pour le fer) par les gaz de la combustion, l'hydrogène et l'oxyde de carbone. L'oxyde de carbone surtout est très-vénéneux : c'est le plus dangereux de tous les gaz du charbon. Si, dans une pièce où l'on vient d'allumer un poêle en fonte, on place l'appareil électrique Ansell, qui décèle les plus petites quantités d'oxyde de carbone dans l'air, au bout de très-peu de temps la sonnerie de l'appareil révèle la présence de l'oxyde de carbone[1].

Calorifères. — Dans les calorifères, on fait passer le tuyau qui contient les produits de la combustion, avec toute leur chaleur, au milieu d'une colonne d'air pur qui s'échauffe à leur contact, et qui est ensuite versée dans les appartements par des bouches de chaleur, ou qui, comme

exposés : pour cette raison, nous ne les reproduirons pas, quoiqu'ils résument parfaitement les conditions de salubrité des habitations.

1. On s'est demandé, à ce propos, si la mortalité des vers à soie ne tenait pas au chauffage des magnaneries par les poêles en fonte ; et l'on a commencé des expériences comparatives avec d'autres poêles pour juger de la différence.

en Russie, traverse et échauffe les murs même de l'habitation.

Les calorifères sont nommés *calorifères à air, à vapeur d'eau, à circulation d'eau chaude,* suivant que la colonne d'air qui aboutit aux bouches de chaleur est traversée par la fumée d'un foyer, ou par de la vapeur d'eau, ou par de l'eau chaude.

Les calorifères à air chauffent très-bien : c'est le système ordinaire qui est employé à l'école polytechnique et dans les grands établissements publics.

Les calorifères à vapeur d'eau coûtent cher, sont compliqués, peuvent avoir des fuites, se refroidissent brusquement, et enfin sont sujets aux explosions, comme cela arriva il y a quelques années à l'église Saint-Sulpice. L'hiver dernier (1867-1868), à la bibliothèque Impériale, dans la nouvelle salle et ses dépendances, on avait essayé les calorifères à vapeur d'eau ; l'eau a gelé, et la glace a fait éclater les appareils.

Les calorifères à circulation d'eau chaude sont surtout employés dans les serres et les ateliers. Ils répandent une chaleur douce et uniforme [1].

Les calorifères sont le système où l'on perd le moins de chaleur. On peut adapter ce système aux cheminées ordinaires, et l'on réunit par ce moyen tous les avantages du chauffage. Pour cela, on remplace l'âtre du foyer par des tuyaux de fonte parallèles, dont l'une des extrémités a une prise d'air à l'extérieur et dont l'autre extrémité s'ouvre par des bouches de chaleur dans l'appartement.

Substances combustibles. — Les substances employées comme combustibles sont : le *bois* et le *charbon de bois,* les *charbons fossiles* ou *charbons de terre* et le *gaz d'éclairage.*

---

1. Dans les usines, on utilise souvent l'eau chaude de la machine à vapeur pour chauffer les ateliers.

Bois et charbon de bois. — Le chauffage le plus sain est le chauffage au bois. Les bois les plus durs et les plus secs chauffent beaucoup mieux que les bois légers et encore humides. D'ailleurs, le bois donne d'autant plus de fumée, c'est-à-dire de produits non brûlés, qu'il contient plus d'humidité : tels sont le bois vert et le bois flotté (qu'on abandonne au fil de l'eau par grands traîneaux).

En vertu de ce principe que la fumée est du combustible perdu, on a imaginé, dans les machines à vapeur, de faire revenir la fumée et la vapeur d'eau dans le foyer, où elles sont brûlées; il y a par là suppression de la fumée et économie de combustible (appareils de Darcet, systèmes Boquillon, Dumery, Tailler, Perrot, fumivore Thierry, remarqué à l'exposition de 1867, etc.).

Le charbon de bois fait avec du bois dur est dix à douze fois plus lourd que le charbon de bois tendre, et chauffe beaucoup mieux.

Le combustible nommé *charbon de Paris* est composé avec du poussier de charbon et du goudron qui se dépose dans les tuyaux du gaz d'éclairage. Il brûle lentement et sert surtout dans les chaufferettes.

Charbons fossiles ou charbons de terre. — Les principaux charbons fossiles sont : la *houille*, le *lignite*, l'*anthracite*, les *tourbes fossiles, etc.*

La *houille* est surtout employée. Elle donne beaucoup de chaleur (deux fois plus que le bon bois), mais elle dégage une fumée épaisse, âcre et fétide, qui doit la faire bannir des appartements. Le coke, qui est le résidu de la distillation de la houille, est d'un prix très-minime, et n'a pas d'odeur ; mais il brûle sans flamme et chauffe peu.

Les charbons les plus employés au chauffage des appartements sont ceux de Mons, qui brûlent avec une grande flamme jaune et pareille à celle de la suie, et ne laissent pour résidus que des cendres, mais qui répandent une assèz grande quantité de fumée et encrassent vite les tuyaux de cheminée; et ceux de Charleroi, qui laissent pour résidus des charbons plus ou moins gros, mais qui brûlent avec une belle flamme courte et claire, sans fumée, et n'encrassent que très-peu les tuyaux.

« Connue des Chinois, la houille était, il y a fort longtemps, employée dans le Céleste Empire pour cuire la porcelaine, et depuis lors son emploi n'a presque pas varié. Les Chinois savaient, au moyen de trous de sonde, faire arriver à la surface de la terre les gaz inflammables qui se trouvent avec ce combustible fossile, et l'employaient ensuite au chauffage et à l'éclairage. Malheureusement les sciences et l'industrie sont restées stationnaires dans ce pays, et l'emploi de la houille et du gaz de l'éclairage ne s'y est à aucune époque généralisé. Les Grecs ont connu la houille, mais ils ne paraissent pas s'en être servis. Théophraste la désigne sous le nom de *lithanthrax* (charbon de pierre), désignation qui se retrouve presque textuellement dans l'italien moderne. Les Romains la connaissaient aussi, mais l'abondance du bois ne les a jamais encouragés à s'en servir. Pendant le moyen âge, le combustible minéral a été dédaigné. Dans la plupart des villes son emploi était défendu, on ne sait trop pour quel motif. Ce n'est guère qu'au dix-huitième siècle que l'usage de la houille se répandit à Paris, non sans peine. On reprochait à ce combustible de vicier l'air, de jaunir le linge dans les armoires, etc. Les académies de médecine, appelées à se prononcer, déclarèrent l'emploi de ce charbon hygiénique. Peu à peu les préventions contre ce genre de chauffage furent détruites et son emploi se généralisa. Aujourd'hui la ville de Londres consomme pour plus de six millions de houille par an, et la ville de Paris pour un million[1]. »

1. Conférence de M. Simonin à la Sorbonne.

Le *lignite*, connu aussi sous le nom de *houille maigre,
bois bitumineux*, s'allume et brûle facilement avec flamme,
fumée noire et odeur bitumineuse. Certaines variétés qui
ne répandent pas de mauvaise odeur sont très-agréables
pour le chauffage des appartements. Le lignite donne plus
de chaleur que le bois.

L'*anthracite*, nommée aussi *houille éclatante*, produit
une chaleur très-intense; mais elle est souvent difficile à
allumer; elle ne brûle qu'autant qu'elle est en grandes
masses, et on l'emploie surtout dans les hauts-fourneaux
et les fonderies.

Les *tourbes* sont une espèce de bitume constitué par des
matières végétales décomposées et mêlées à de la terre. La
meilleure tourbe est celle qui laisse le moins de cendres;
mais toutes les espèces de tourbes dégagent en brûlant une
fumée abondante et une huile désagréable, et l'on doit renoncer à les brûler dans les appartements.

Gaz d'éclairage. — Le chauffage au gaz est constitué
par des becs de gaz placés sur des bûches incombustibles.
On allume ou l'on éteint le feu instantanément, en ouvrant
ou en fermant le robinet qui règle la sortie du gaz.

Accidents du chauffage. — Les principaux accidents
qui peuvent être produits par le chauffage sont : la *fumée*,
l'*asphyxie*, les *détonations* et *explosions*, et l'excès de la
température ou le *chauffage excessif*.

Fumée. — Pour qu'une cheminée soit bonne, il faut
que le tirage d'air soit suffisant pour opérer la combustion
et en entraîner les produits. Le tirage est d'autant plus
fort que le tuyau est plus long. Il faut aussi que le tuyau
de la cheminée soit assez large, mais pas trop, de peur des
courants descendants. Enfin, il faut éviter que plusieurs
cheminées communiquent entre elles, parce que dans
celle dont le tirage est le moins fort refluera la fumée des
autres.

Une condition également mauvaise, c'est de mettre, dans deux pièces voisines et communiquant entre elles, deux cheminées en face l'une de l'autre : le tirage de l'une rabat la fumée dans l'autre, quand on les allume toutes les deux en même temps.

La fumée donne des maux de tête, des quintes de toux, des maux d'yeux souvent très-opiniâtres.

Pour remédier à une cheminée qui fume, on a proposé soit une prise d'air considérable, arrivant au foyer par deux tuyaux latéraux qui puisent l'air au dehors ; soit un chapiteau mobile placé au sommet du tuyau, tournant sous l'action du vent, et préservant ainsi la cheminée du vent et de la pluie.

Asphyxie par le charbon. — Elle est surtout à craindre avec les *braseros*, sortes de réchauds pleins de braise allumée qu'on pose au milieu de la chambre (en Espagne, en Italie), ou bien avec les poêles, surtout quand on en ferme la clef avant que le charbon ne soit complétement éteint.

Détonations et explosions. — Elles sont à craindre non-seulement avec les fuites de gaz, dans le chauffage au gaz d'éclairage, mais encore avec les calorifères à vapeur d'eau, comme nous l'avons dit.

Chauffage excessif. — Le chauffage excessif a les mêmes effets que les climats trop chauds : il produit la congestion cérébrale, l'apoplexie, la constipation, la jaunisse, la gravelle[1], etc. Il est surtout mauvais pour les gens qui ont des catarrhes. Le chauffage insuffisant a moins d'inconvénients.

Il y a plusieurs professions où l'on ressent les effets du chauffage excessif ; on les désigne sous le nom général de *professions à température élevée.* Dans ce groupe sont

1. Bouchardat.

compris les chauffeurs des machines à vapeur, les verriers, les forgerons, les boulangers, les cuisiniers, les émailleurs, les raffineurs de sucre, etc.

Dans toutes ces professions, la chaleur continuelle active la circulation et amène des congestions pulmonaires et cérébrales; il y a augmentation de la sueur, d'où l'absence d'embonpoint, et augmentation de la soif, ce qui engendre la tendance à l'ivrognerie. Les autres accidents sont la jaunisse fréquente, les brûlures, et quelquefois (surtout chez les chauffeurs et les mécaniciens de locomotives) des accidents d'empoisonnement par la vapeur du charbon, tels que la paralysie des membres, l'affaiblissement de l'intelligence, de la mémoire, de la vue, de l'ouïe, etc.

D'autres accidents fréquents sont tous ceux qui proviennent du refroidissement, tels que le rhumatisme et l'albuminurie.

« Dans les verreries et les cristalleries, dit M. Ysabeau, le travail qui expose les ouvriers à une température brûlante n'est jamais continué plus de deux heures de suite par les mêmes hommes, moyennant quoi leur santé résiste à cette rude épreuve. »

Règles hygiéniques. — On doit adapter le chauffage aux climats, aux saisons, aux âges, aux sexes, aux professions et aux maladies.

Les nouveau-nés ont besoin d'une température de 18 degrés. Pour les femmes, les vieillards, les gens sédentaires (savants, gens de lettres, bureaucrates), les convalescents, les malades (diabétiques, phthisiques, etc.), il faut 15 à 18 degrés; pour les adultes bien portants, 12 degrés seulement.

Lumière.

A l'étude de la chaleur se rattache celle de la lumière. Ces deux agents sont presque inséparables ; tous deux nous viennent du soleil, qui est leur source principale. Sans le soleil, la vie serait impossible sur notre planète ; sans lui, ni lumière ni chaleur : pas de bois pour le chauffage, pas de végétaux, pas de nourriture pour les animaux, pas d'animaux pour la nourriture de l'homme.

La lumière colore tous les objets : les minéraux (c'est sur le noircissement des sels d'argent à la lumière qu'est fondée la photographie); les végétaux (la salade, le lilas, se décolorent dans l'obscurité) ; les animaux (peau blanche des femmes vivant à l'ombre, peau colorée des gens des pays chauds, taches de rousseur produites par le soleil du printemps).

La lumière influe sur le développement général des animaux. Si l'on fait vivre deux têtards ou embryons de grenouille, l'un à la lumière, l'autre dans l'obscurité, le premier se développe et devient grenouille, le deuxième reste têtard.

Effets de la lumière sur la santé générale et sur la vue. — Il y a à considérer dans la lumière ses effets généraux sur la santé et ses effets spéciaux sur l'organe chargé de la percevoir, sur les yeux.

Effets généraux de la lumière sur la santé. — La lumière du jour est nécessaire à la santé. La privation de lumière amène l'appauvrissement du sang avec toutes ses conséquences : les hydropisies, les hémorrhagies, la scrofule, la phthisie pulmonaire.

Les professions où l'on est plus ou moins privé de lumière sont celles de mineurs, d'égoutiers, de tisserands, d'ouvriers travaillant dans les caves, etc. Autrefois la profession des mineurs était très-funeste à la santé; ils sont aujourd'hui dans de meilleures conditions, et les ouvriers, disposés par escouades, travaillent alternativement une semaine dans les mines, une semaine à l'air libre.

Effets spéciaux de la lumière sur la vue. — Si la lumière est insuffisante, elle peut amener une grande fatigue des yeux, une extrême sensibilité de la vue, qui ne peut même supporter l'éclat du jour, et certaines maladies des yeux, comme l'amaurose ou goutte sereine.

Mais la lumière en excès est beaucoup plus nuisible. L'action habituelle d'une lumière trop vive irrite les yeux et même le cerveau. Cette irritation produit des ophthalmies graves, la perte plus ou moins complète de la vue (amblyopie, amaurose, cataracte); elle provoque aussi des migraines, des congestions du cerveau, des fièvres cérébrales, etc.

L'irritation de la vue n'est pas moins grande quand la lumière est réfléchie, au lieu d'être directe. On connaît les fâcheux effets pour la vue de la réflexion de la lumière sur la neige et sur les maisons blanchies à la chaux. Il en est de même des plaines crayeuses de la Champagne; et c'est parmi les laboureurs qui ont travaillé longtemps sur des terrains blancs et crayeux, où se reflète la lumière du soleil, qu'on trouve le plus grand nombre de gens aveugles par l'existence d'une cataracte. Les sables d'Afrique ou d'Égypte produisent le même effet; c'est ainsi que devinrent aveugles les trois cents chevaliers pour lesquels saint Louis, au retour de la croisade, fonda en 1260 l'hospice des Quinze-Vingts.

Tous les excès de lumière peuvent produire des effets analogues chez les gens qui y sont souvent exposés, comme les verriers, les forgerons, les acteurs, les ouvriers qui travaillent à la lumière du gaz, etc.

D'autres travaux, où la lumière est moins vive, sont

également nuisibles quand ils s'exercent d'une façon continue et sur de petits objets : telles sont les études au microscope, les lectures prolongées et assidues, le travail à la loupe des bijoutiers, des horlogers, le travail des graveurs, des typographes, les travaux à l'aiguille, etc.

La fatigue des yeux ou l'action nuisible de la lumière peut produire, outre la cécité dont nous venons de parler, diverses perversions de la vue, dont les principales sont l'*héméralopie*, la *myopie*, la *presbytie*, le *strabisme*.

L'*héméralopie* (vision pendant le jour seulement), consiste dans l'abolition plus ou moins complète de la vue une fois le soleil couché. Cette maladie, rare dans nos pays, fréquente sous les tropiques, provient en général du trop grand éclat du soleil dans ces climats, et son développement est souvent favorisé par l'humidité des habitations ou des navires. Elle peut durer de deux à cinq mois, et revient souvent l'année suivante.

Quand ces causes (grande lumière et travail assidu sur de petits objets) ne produisent pas la perte complète de la vue, elles en amènent souvent l'affaiblissement, et surtout la *myopie*.

Les myopes ont la vue courte ou la vue basse, c'est-à-dire qu'ils ne voient nettement que les objets très-rapprochés. La myopie est fréquente chez les jeunes gens, et elle diminue ordinairement avec l'âge. Un ouvrage intéressant, récemment publié à Breslau par le Docteur Cohn, donne le résultat d'un examen des yeux de 10,060 enfants fréquentant les écoles. La proportion des enfants myopes était de 17 pour 100, ou 1,730 sur 10,060. Aucun enfant villageois n'avait été trouvé myope avant d'avoir été à l'école. Le docteur Cohn attribue la maladie en grande partie à la mauvaise construction des bancs d'école, qui force les enfants à lire en approchant leurs livres tout près de leurs yeux et en tenant leurs têtes baissées. Le docteur ne parle point de l'obstination avec laquelle on conserve l'ancien caractère gothique dans l'impression et l'écriture, et c'est à quoi on attribue généralement la myopie dont sont ordinairement atteints les Allemands. Au contraire, les gens dont les yeux ne se fatiguent pas sur de petits objets, comme les marins, les paysans, les chasseurs montagnards, ont la vue très-longue et très-perçante.

La *presbytie* ou le *presbytisme* est le défaut contraire de la myopie. Les presbytes voient très-bien les objets éloignés, mais ils ne distinguent pas nettement les objets rapprochés. C'est surtout dans la vieillesse ou à la fin de l'âge mûr qu'apparaît la presbytie.

Les yeux des presbytes se fatiguent ordinairement beaucoup plus vite que ceux des myopes ; et tandis que les presbytes ont la vue brouillée après une heure ou deux de travail assidu (lecture, écriture, couture, broderie), les myopes peuvent travailler de longues heures sans fatigue.

Pour remédier à la myopie et à la presbytie, on a imaginé des verres concaves ou convexes, qui ramènent la vue à ses dimensions normales et qui constituent les *besicles* ou les *lunettes*. Les *conserves* sont des besicles à verres colorés, pour préserver la vue contre la grande lumière, soit du soleil, soit de l'éclairage. Quand on fait des expériences avec la lumière électrique ou qu'on veut regarder le soleil, il faut des verres très-foncés et même colorés au noir de fumée. En général, il ne faut abuser ni des lunettes ordinaires ni des conserves.

On nomme *strabisme* l'infirmité des gens qui louchent.

Il faut bien prendre garde de mettre le berceau des enfants en travers d'une fenêtre ; leurs yeux cherchent la lumière en se tournant de côté, et très-facilement ils restent louches.

Le strabisme provient quelquefois de convulsions qui ont retourné les yeux dans leur orbite. Mais la cause la plus fréquente du strabisme consiste dans la force inégale des deux yeux. L'œil le plus fort regarde droit, l'œil faible se détourne et louche. Si les deux yeux regardent droit, comme leur portée est différente, on voit les objets doubles et d'une façon confuse.

Pour guérir le strabisme, on a pratiqué longtemps une opération qui consiste à couper le muscle qui entraîne l'œil faible ; mais cette opération ne remédie pas à la faiblesse naturelle de l'œil. Le traitement médical, moins effrayant, est beaucoup plus efficace, et même le seul efficace, pour la guérison radicale. Voici en quoi il consiste : Buffon faisait porter des lunettes noires dont chaque verre était percé d'un trou central ; il voulait ainsi forcer les yeux à se porter vers les mêmes points de l'espace. On remplace quelquefois ces lunettes par deux coquilles de noix percées de même. Le chirurgien Roux essaya sur lui-même un autre traitement qui a été complété et perfectionné de la façon suivante par le docteur Piorry. Ce traitement est basé sur ce principe que, le strabisme venant de la faiblesse de l'un des deux yeux, il faut fortifier l'œil faible pour le ramener à sa place. On doit commencer par tenir fermé l'œil le plus fort, à l'aide de bandelettes de taffetas d'Angleterre. L'œil faible est forcé d'agir et de se porter directement sur les objets, et il peut ainsi quelquefois être ramené à sa direction naturelle au bout de sept à huit jours. Il faut joindre à cette manœuvre l'exercice des deux yeux. On découvre l'œil fort trois ou quatre fois par jour, on place devant la figure un objet allongé (le doigt ou un crayon) à 20 centimètres environ du nez ; on engage l'individu qui louche à regarder fixement l'objet, en faisant tous les efforts possibles pour n'en voir qu'un seul au lieu de deux. Ce résultat est assez long à obtenir, mais on y arrive au bout d'un certain temps. On varie aussi la distance où est placé l'objet, et on le rapproche insensiblement du nez. Quand les deux yeux peuvent se porter en même temps sur le même objet, le strabisme a disparu.

Règles hygiéniques. — Les principales causes d'affaiblissement et même de perte complète de la vue sont : le travail trop prolongé sur de petits objets; l'excès de lumière, soit directe (comme les éclairs), soit réfléchie ou reflétée par les grandes surfaces blanches; l'usage prolongé des lunettes et même des conserves; l'abus de certaines substances, comme l'alcool, et surtout le tabac; les coups à la tête; un courant d'air froid sur les yeux, la nuit, pendant le sommeil; les blessures du sourcil, du globe de l'œil; les substances caustiques, le plomb fondu qui saute dans les yeux, etc.

La seule connaissance de ces influences nuisibles fait comprendre le remède. Il faut éviter toutes ces causes d'affaiblissement de la vue, et surtout quand les yeux sont déjà fatigués, malades, compromis (en cela comme en tout, ne jamais aller au delà de la première fatigue), ou bien que le cerveau est souffrant (migraine, congestion cérébrale). Dans toutes les maladies du cerveau, les premiers remèdes sont l'obscurité et le silence.

Éclairage.

Dans l'obscurité, l'homme est incapable de se livrer à ses travaux. Pour suppléer à l'absence prolongée du soleil, dans les longues nuits d'hiver, on a imaginé divers modes de lumière, artificielle ou d'éclairage. Leur étude appartient à l'hygiène, à cause des inconvénients que certains modes d'éclairage peuvent causer à la santé. Nous allons les énumérer rapidement.

6.

Chandelles. — Elles sont constituées par du suif pur, qui fond trop vite ; par suite, la chandelle coule, la combustion de la mèche est incomplète, et il faut la moucher souvent, ce qui est un inconvénient sérieux, sans parler de la mauvaise odeur qu'elle répand.

Bougies. — Elles sont généralement constituées par de l'acide stéarique et margarique, qu'on retire du suif en en séparant la glycérine par la chaux. On en fabrique aussi avec du blanc de baleine (ou *sperma ceti*), de la cire pure, de l'ozochérite ou suif de montagne (sorte de résine ou de suif fossile qu'on trouve en Moldavie), de la paraffine (substance grasse, dure, cristalline, qu'on retire de la distillation du goudron). Les bougies fondent beaucoup plus lentement que les chandelles, ne coulent pas et ne sentent pas mauvais. La combustion de leur mèche étant complète, elles n'ont pas besoin d'être mouchées. Elles donnent un éclairage uniforme, qui est le meilleur de tous, sinon le plus économique.

Torches de résine. — Les torches de résine ne peuvent servir que pour l'éclairage en plein air.

Lampes à huiles végétales. — Les huiles employées à l'éclairage sont, par ordre de pureté, les huiles de colza, d'œillette (extraite du pavot), de chènevis, de noix (la plus visqueuse de toutes et la plus âcre).

Jusqu'à la fin du dernier siècle, on employait des mèches pleines, plongées simplement dans l'huile. A cette époque, Argand imagina la lampe à double courant d'air, c'est-à-dire composée d'une mèche creuse, traversée d'un courant d'air et entourée d'un autre courant d'air, dont le tirage est activé par une cheminée en verre. La combustion, plus complète, donne une lumière beaucoup plus belle. Ce fut là le point de départ des nombreux perfectionnements qu'a subis l'éclairage à la lampe. Tous ces perfectionnements ont uniquement porté sur la façon de régulariser l'accès de l'huile dans la mèche. Nous ne parlerons pas de la lampe solaire, de la lampe astrale, de la lampe à niveau supérieur (le quinquet ordinaire) ; nous citerons seulement les deux systèmes les plus estimés. La *lampe à modérateur* et la *lampe Carcel* ont toutes deux leur réservoir d'huile situé au-dessous de la mèche. Dans la première, l'huile monte dans la mèche sous la pression d'un piston poussé par un ressort à boudin ; le piston arrive assez vite au bas de sa course, et il faut remonter ces lampes assez souvent (toutes les deux ou trois heures). Dans la seconde, l'huile monte dans la mèche sous la pression d'une plaque mise en mouvement par un mécanisme d'horlogerie. Les lampes Carcel sont celles qui donnent le plus de lumière et de chaleur, et qui ont besoin d'être remontées le moins souvent.

Pour augmenter l'éclat de la flamme et son intensité, soit dans les bougies, soit dans les lampes, on a inventé des réflecteurs concaves en métal poli, des globes en verre dépoli, des abat-jour en métal, en albâtre, en papier, etc.

Lampes à huiles minérales. — Les deux huiles minérales les plus employées sont l'*huile de pétrole* et l'*huile de schiste.*

L'huile de schiste donne une lumière très-belle, très-pure, presque blanche, et coûte bon marché ; mais elle répand une odeur assez forte, qu'on parvient cependant à faire disparaître par la purification.

L'huile de pétrole ou le pétrole (*petrolœum*, huile extraite de la pierre) est une huile qui sort en sources abondantes de certains gisements houillers ou bitumineux, surtout en Amérique. Il y en a aussi des sources en France, principalement à Gabian, près Béziers, et également en Italie, en Sicile, dans l'Inde. Elle contient une assez grande quantité de substances bitumineuses, qu'on peut en séparer par la distillation, et l'on a alors une huile épurée nommée *huile de naphte*.

L'huile de pétrole varie beaucoup suivant les terrains d'où elle sort, suivant les distillations et les épurations préalables qu'on lui a fait subir, etc.

« Tandis qu'avec la lampe ordinaire et la bougie, certaines nuances échappent le soir, dit M. Tresca, le bleu, le vert, le jaune et le rose se voient parfaitement avec l'éclairage par l'huile de schiste ou de pétrole. »

Les huiles d'éclairage tirées du pétrole ou du naphte ne doivent pas s'enflammer à l'approche d'une allumette. Celles qui s'enflamment à peu près comme le gaz sont falsifiées par d'autres substances volatiles et dangereuses, car elles peuvent faire explosion.

« Nous croyons utile, dit la *Gazette de Liége*, de prémunir le public contre l'emploi des pétroles mal raffinés qu'on rencontre dans le commerce.

« L'huile minérale, imparfaitement raffinée, contient un principe très-inflammable et très-volatil, qui, par suite de la chaleur, se volatilise facilement et forme avec l'air du réservoir de la lampe un mélange dont la moindre étincelle suffit pour provoquer l'explosion, en répandant au loin le liquide enflammé.

« Il y a toutefois un moyen facile de reconnaître le pétrole mal raffiné : il suffit d'en mettre une petite quantité dans un vase quelconque et d'en approcher une allumette. L'huile convenablement raffinée ne s'enflamme pas ; bien plus, l'allumette s'éteint si on la jette dans le liquide ; le pétrole mal raffiné, au contraire, prend feu facilement. Tout le monde peut faire cet essai sans s'exposer au moindre danger.

« On doit faire encore observer qu'il est toujours dangereux d'éteindre une lampe en soufflant. On trouve maintenant dans le commerce des lampes qu'on peut éteindre au moyen d'un couvercle qui vient recouvrir la mèche quand on tourne un bouton. »

Voici d'utiles instructions relatives à l'usage de l'huile de pétrole, données par *l'Industriel alsacien* :

1° Conserver l'huile dans des bouteilles bouchées et dans un endroit frais ;

2° Se servir exclusivement de lampes dont le réservoir d'huile sera à la base, c'est-à-dire abandonner toutes les lampes en forme de boule, plaçant l'huile très-près de la flamme ;

3° Nettoyer et préparer la lampe durant le jour ;

4° La remplir complétement d'huile, même lorsqu'elle ne devra être allumée que peu de temps ;

5° Éviter que la lampe devienne jamais complétement vide pendant qu'elle brûle ;

6° Dans le cas où l'huile serait sur le point d'être épuisée, éteindre la lampe et la laisser refroidir avant de l'ouvrir pour la remplir ; faire ensuite cette opération en se gardant bien d'approcher la lampe d'une lumière quelconque ;

7° Lorsqu'un verre vient à casser, éteindre de la même manière que ci-dessus et laisser refroidir la garniture ;

8° Pour allumer, élever la mèche un peu au-dessus de la capsule et y mettre le feu ; la redescendre et ajouter le verre ; la remonter de nouveau, mais très-lentement et sans la faire entrer dans l'orifice de la capsule, que la flamme seule doit traverser ;

9° En cas d'accident, jeter le liquide enflammé, répandre du sable, de la terre ou des cendres, et appliquer sur les brûlures du corps, en attendant l'arrivée du médecin, de l'huile végétale.

Les essences et l'alcool se rapprochent des huiles minérales pour l'éclairage.

L'éclairage, dit au gaz liquide ou à l'hydrogène liquide,

est fourni par un mélange d'alcool et d'essence de térébenthine. La lumière en est fort belle, mais les explosions assez fréquentes par ce mode d'éclairage l'ont fait abandonner.

Pour l'emploi des huiles essentielles, M. Mille a inventé une lampe fort économique qui repose sur le principe de la volatilisation de ces huiles. Le récipient est garni de morceaux d'éponge; on l'emplit de liquide (essence de térébenthine), on fait écouler tout ce que l'éponge n'a pas bu, on replace le bec et on peut allumer immédiatement. On peut pencher cette lampe, la renverser même tout à fait, sans avoir à craindre de répandre son contenu. Elle n'offre pas de danger d'explosion, donne une belle lumière, peut durer de quatorze à seize heures, et ne dépense pas plus d'un centime par heure, en donnant une lumière équivalente à deux bougies; mais elle n'est pas toujours exempte d'odeur.

Éclairage au gaz [1]. — Le gaz employé pour l'éclairage est composé, pour la plus grande partie, d'hydrogène bicarboné, provenant de la décomposition de la houille par la chaleur.

L'éclairage par le gaz est très-brillant, mais il offre deux dangers : l'asphyxie, quand il se produit une fuite de gaz dans un lieu fermé et habité (chambre, magasin), et les explosions, si l'on présente une allumette ou une bougie dans un espace contenant au moins un onzième de gaz mélangé à l'air ordinaire.

Aussi la recherche des fuites de gaz au moyen du flambage, c'est-à-dire en promenant le long des tuyaux une bougie allumée, a été formellement interdite et remplacée

1. L'éclairage au gaz fut découvert en 1800 par un Français, Philippe Lebon, qui, voyant sa découverte repoussée en France, alla la porter en Angleterre. Londres fut éclairé au gaz dès 1812, et Paris en 1820 seulement.

par un ingénieux appareil de l'invention de **M. Maccaud.**

Pour éviter les explosions, on interpose entre le réservoir du gaz et l'ouverture du bec une plaque circulaire percée de trous extrêmement fins, qui remplit là l'office de la toile métallique dans la lampe de Davy à l'usage des mineurs [1] : elle refroidit la flamme et l'isole.

L'éclairage au gaz, qui est très-éclatant, développe beaucoup de chaleur et absorbe une grande quantité d'air respirable, est nuisible à la santé et à la vue quand on l'emploie dans des espaces étroits, mal aérés, et sans amortir son éclat. Il convient surtout dans les grands espaces, les rues, les places publiques, les cours, les escaliers, les grands vestibules. Il est aussi employé dans les ateliers et les magasins, et même dans les habitations privées. Le docteur Vernois le préfère aux lampes pour l'éclairage des lycées [2].

Nous ne parlerons pas en détail des autres éclairages qui ne conviennent également qu'aux grands espaces, en plein air : tels sont la lampe à gaz oxygène de M. Rousseau et l'éclairage au gaz oxy-hydrogène employé par Drummond, perfectionné par MM. Tessié du Motay et Maréchal, qui en ont fait les premières expériences publiques à Paris, en janvier 1868, sur la place de l'Hôtel-de-Ville. Dans ce système, on fait arriver dans la flamme du gaz hydrogène un jet de gaz oxygène, et on interpose dans cette flamme un morceau de craie, de chaux ou de magnésie qui donne à la flamme un éclat considérable [3].

Nous nous bornerons à dire quelques mots de la lumière électrique. Cette lumière est de toutes la plus écla-

---

1. Voir plus loin.
2. *Rapport sur l'Hygiène des lycées.*
3. Ce mode d'éclairage est employé aujourd'hui (mai 1869) pour la cour des Tuileries; il est beaucoup plus puissant que celui du gaz ordinaire, et plus économique.

tante, mais elle a un inconvénient; au lieu de se répandre de tous les côtés comme les autres lumières, elle envoie seulement une bande ou un faisceau lumineux, nommé *arc électrique*, qui laisse dans l'ombre toutes les parties latérales. On a proposé d'entourer le foyer d'un globe dépoli pour disséminer la lumière, comme on le fait pour les becs de gaz. Cette lumière, beaucoup trop éclatante pour l'éclairage domestique, est surtout employée pour percer les brumes et les brouillards, parce qu'elle peut atteindre à des distances considérables; elle sert ainsi pour les phares, les signaux, la télégraphie aérienne nocturne, etc.

Intensité comparative des différents éclairages. — En prenant pour type de l'éclairage une bonne lampe Carcel, et en représentant son pouvoir éclairant par le chiffre 100, les divers éclairages peuvent être représentés par les chiffres suivants :

Une chandelle de six à la livre.	10
Une bougie de six à la livre.	14
Une lampe à mèche plate.	12
Une lampe solaire ou un quinquet.	30
Une lampe Carcel ou une lampe à modérateur.	100
Un bec de gaz ordinaire.	127
Une lampe à gaz oxygène.	800

L'éclairage au gaz oxy-hydrogène de MM. Tessié du Motay et Maréchal fournit une quantité de lumière que le photomètre fait apprécier à soixante fois celle que produirait, dans les conditions ordinaires, le gaz d'éclairage consommé.

Quant à la lumière électrique, c'est de toutes la plus intense. Avec trois séries de quarante-six couples Bunsen, MM. Fizeau et Foucault ont obtenu une lumière qu'ils estimaient à plus du tiers de l'intensité de la lumière solaire.

Règles hygiéniques. — En résumé, au point de vue de l'hygiène, les meilleurs procédés d'éclairage dans l'intérieur des habitations sont les lampes à huile végétale et les bougies, ou le gaz avec certaines précautions [1].

Comme l'éclairage verse de l'acide carbonique dans l'air, en échange de l'oxygène qu'il y prend, il faut que l'air de la pièce puisse se renouveler facilement par les fentes des portes et des fenêtres et par le tirage de la cheminée.

Quant aux effets de l'éclairage sur la vue, on peut se reporter aux règles hygiéniques données à propos de la lumière.

Incendies.

Quelques substances sont spontanément ou facilement inflammables. Il faut prendre les précautions qu'elles réclament, afin d'éviter les incendies parfois si dangereux pour les personnes, en dehors des pertes matérielles.

Matières spontanément inflammables. — Il est un gaz, l'hydrogène phosphoré, qui se produit surtout dans les endroits où existent des matières animales en décomposition, comme les cimetières. Ce gaz a la propriété de s'enflammer spontanément lorsqu'il arrive à l'air ; et c'est ainsi que se produisent à la surface du sol, dans les marais, les tourbières, les cimetières, ces lueurs bleuâtres, invisibles dans le jour, mais qui pendant la nuit ont si souvent effrayé l'imagination superstitieuse des gens de la campagne, et qui passent encore dans bien des pays pour des âmes errantes revenues sur la terre. Ces *feux follets*, comme on les appelle, sont tout à fait inoffensifs.

---

1. Une bonne précaution contre l'éclat trop vif du gaz pour le travail dans les bureaux, consiste à placer le bec de gaz dans un abat-jour d'albâtre, renversé en entonnoir, et qui adoucit l'intensité de la lumière.

Certaines substances, comme le feu grégeois des anciens, ont la propriété de s'enflammer dans l'eau, soit en la décomposant, soit en s'y décomposant : tels sont le potassium , le sodium, le phosphure de calcium.

Le feu grégeois des fenians irlandais est une dissolution très-concentrée de phosphore dans du sulfure de carbone, auquel on ajoute parfois une huile minérale pour augmenter ses pouvoirs incendiaires. Les fenians ont causé de nombreux incendies en brisant contre des murailles des bouteilles contenant ce feu grégeois. Lorsque ce liquide est jeté sur une surface exposée à l'air, le dissolvant s'évapore en laissant une couche de phosphore très-divisé, qui s'enflamme spontanément, mais qui ne communique pas très-vite le feu au bois ou aux autres matières combustibles. La meilleure manière d'éteindre la flamme produite par cet agent incendiaire est de jeter sur la surface incandescente du sable, des cendres, du bran de scie ou de la sciure de bois, de la chaux ou toute autre poussière mouillée ou humide, ou bien encore des sacs ou des tapis mouillés, en un mot, toute espèce de matière pouvant étouffer la flamme en interceptant l'air. Lorsque la flamme a été éteinte, il faut laisser s'écouler un certain temps avant d'enlever la matière qui recouvre la surface et nettoyer ensuite cette dernière à fond, en dirigeant sur elle, pendant quelque temps , un puissant jet d'eau. Si l'on découvrait quelque portion de liquide éparpillée et qui ne se serait point enflammée, il faudrait l'inonder aussi promptement que possible, comme il vient d'être dit, et si l'on n'avait pas immédiatement de jet d'eau sous la main, il faudrait, en attendant qu'on s'en fût procuré un , mettre la substance à l'abri de l'air par l'emploi d'un des moyens indiqués ci-dessus.

Le foin et les autres fourrages rentrés trop tôt en grange, avant d'être suffisamment secs, les balles de laines entassées, les soies teintes en noir chargé [1], la tourbe et son charbon quand on l'a distillée, les ardoises de mauvaise qualité exposées à la pluie, etc., peuvent s'enflammer spontanément et causer des incendies.

Matières facilement inflammables. — Il y a un certain nombre de substances dangereuses à manier dans le voisinage d'un objet enflammé : tels sont l'éther, l'alcool (ou esprit-de-vin), l'essence de térébenthine, le mélange d'alcool et d'essence de térébenthine désigné sous le nom d'hydrogène liquide, le sulfure de carbone (ou liqueur de soufre, alcool de soufre, liqueur de Lampadius), etc. Ces substances s'enflamment facilement, même à une certaine distance d'une bougie, et peuvent ainsi donner lieu à des explosions et à des incendies.

Les tissus légers (dentelles, tulle, jupes des actrices, des danseuses), la paille, le papier, etc., peuvent encore, par leur facilité à s'enflammer, être des causes d'incendies. On a imaginé diverses substances salines pour ôter aux tissus la propriété de flamber ; mais les essais tentés ont paru altérer la souplesse, la couleur, l'éclat et le brillant des tissus, et l'emploi de ces substances préservatrices est encore très-restreint.

Moyens d'extinction. — Le moyen le plus simple d'éteindre l'incendie des vêtements, c'est l'emploi de l'eau

1. Il est fort rare que les commerçants fassent conditionner des soies teintes ; un fait intéressant, qui s'est produit dernièrement à la condition de Paris, dans l'essai d'une soie teinte en noir chargé, et dont M. J. Persoz a rendu compte à l'académie des sciences, montre les modifications profondes que ce genre de teinture apporte dans la texture de cette matière. Les deux lots soumis à l'examen prirent feu spontanément lorsqu'on les exposa à l'air libre à leur sortie de l'étuve, où ils avaient été desséchés à la température de 110 à 115 degrés. Un accident est survenu, l'année dernière, dans des circonstances analogues. Une soie teinte en noir chargé, suspendue au milieu de l'étuve, dans une corbeille métallique, prit feu spontanément en fondant les soudures à l'étain, et laissa un résidu considérable de rouille.

à profusion et la suppression des courants d'air produits par la fuite désordonnée des victimes; il faut jeter sur elles un drap mouillé ou une couverture quelconque, les rouler par terre, et étouffer le feu le plus tôt possible, au risque de quelques brûlures.

Pour éteindre promptement les incendies, le point capital est d'absorber l'air, sans lequel aucune combustion n'est possible, et de le remplacer par un gaz impropre à la combustion. C'est ainsi que pour les feux de cheminée on peut jeter dans le foyer du soufre, qui absorbe l'oxygène de l'air pour former de l'acide sulfureux[1].

Pour les grands incendies, on a conseillé l'eau gazeuse ou chargée d'acide carbonique, ou bien un liquide particulier dont la décomposition, au contact de la flamme, développe du gaz chlorhydrique qui absorbe l'oxygène de l'air. On compose ce liquide en mélangeant à l'eau une poudre terreuse contenue dans des cartouches dites extinctrices[2]. Ce liquide peut servir pour les incendies que l'eau ne peut éteindre, comme ceux qui sont produits par l'huile, l'alcool, le goudron, le pétrole, etc.

Pour traverser la fumée des incendies, nous avons déjà indiqué[3] un appareil de sauvetage consistant dans un sac imperméable qu'on porte sur le dos, et qui contient de l'air qu'on respire par un tuyau.

Pour traverser la flamme, M. Charpy, lieutenant de vaisseau, a imaginé un moyen bien simple[4] :

« Il a pris pour base de son système, dit le *Moniteur*,

1. On emploie quelquefois dans le même cas une douzaine de gros oignons qu'on jette dans le feu. L'oignon contient en grande quantité une essence sulfureuse qui produit le même effet que le soufre brûlé.

2. Expériences publiques à Paris, rue Neuve-Popincourt, le 16 octobre 1867.

3. Voir *Asphyxies*.

4. Il en a fait l'expérience publique en 1867, à l'île de Billancourt.

une observation que tout le monde a été à même de faire, mais dont il a su tirer des conséquences pratiques. Lorsque, trempé de pluie, vous vous approchez du feu, vous n'en êtes pas incommodé ; vous ne sentez la chaleur qu'au fur et à mesure que vos vêtements sèchent. Rester constamment mouillé au milieu des flammes, tel était donc le problème à résoudre. M. Charpy s'en est bien acquitté.

« Avant de pénétrer dans le feu, il s'est couvert la tête d'un bonnet de laine conique, muni d'un appareil respiratoire, percé de trous garnis de vitres, afin que la vue ne soit pas interceptée ; puis il s'est entouré les reins d'une forte ceinture à laquelle étaient fixés d'une part un tube à robinet qui permet d'envoyer dans le bonnet, d'où elle retombe le long du corps, toute l'eau désirable, et d'autre part le tuyau de toile qui amène l'eau destinée à éteindre le feu et que refoule la pompe à incendie.

« Un bûcher était allumé. Pour rendre l'épreuve plus concluante, on avivait la violence des flammes en les arrosant de benzine. M. Charpy, après avoir laissé tomber de sa tête sur ses souliers, son pantalon, sa vareuse et ses gants de laine, une quantité suffisante d'eau pour se trouver complétement mouillé, ce qui ne demande d'ailleurs que quelques secondes, s'est élancé sur le bûcher et l'a complétement éteint, d'abord indirectement au moyen de l'eau qui inondait sa tête et le faisait ressembler à une naïade, ensuite plus directement à l'aide du jet de la lance de pompe. »

Explosions.

La plupart des substances qui causent des incendies produisent aussi des explosions : tels sont le gaz d'éclairage, l'hydrogène liquide, le sulfure de carbone mélangé à de l'air, l'huile de pétrole impure, l'alcool, etc. D'autres substances encore amènent fréquemment des explosions. Sans parler de l'air comprimé, employé en guise de poudre dans les fusils à vent, on connaît les explosions des machines à vapeur par l'action forcée de la vapeur d'eau. On sait également que l'acide carbonique fait éclater les bouteilles de vin de Champagne et de l'eau gazeuse nommée *eau de Seltz*. Personne n'ignore les explosions produites par les fulminates de mercure ou d'argent dans les fabriques de capsules fulminantes, les dangers de la poudre à canon, des pétards, des fusées, des pièces d'artifices, la puissance explosive du coton-poudre ou fulmi-coton, les accidents qui ont signalé ses essais et qui l'ont fait abandonner presque partout.

Nous insisterons seulement sur trois substances explosives célèbres : la *nitro-glycérine*, le *picrate de potasse* et le *gaz des mines de houille*, produisant le feu grisou.

« La nitro-glycérine, dit M. G. Maurice[1], est composée d'acide nitrique et de glycérine, mélangés dans de certaines conditions. Elle fut découverte en 1850, dans le laboratoire de M. Pelouze, par un de ses élèves étrangers, M. Sobrero. Pendant dix ans, elle était confinée dans le domaine du laboratoire, lorsque, dans ces dernières années, un ingénieur suédois, M. Nobel, reprenant les expériences de M. Sobrero, a perfectionné la préparation de la nouvelle substance et a réussi à l'employer dans les travaux de mine, dans des conditions tellement efficaces que l'Angleterre, l'Amérique, la Prusse, l'Autriche, la Belgique et même la France se sont décidées à en faire l'essai. Malheureusement cette substance a déjà donné lieu à des accidents si graves en raison de sa facilité d'explosion, que, malgré les avantages qu'elle offre, l'emploi en a été en quelque sorte proscrit chez nous.

« La nitro-glycérine ou huile explosive, ainsi que

1. *Moniteur universel.*

l'appelle **M.** Nobel, est un liquide huileux d'une légère couleur jaune, et dont la densité est à peu près égale à une fois et demie celle de l'eau. Ce liquide supporte la température de l'eau bouillante sans détoner ni sans s'altérer; mais il fait explosion à la température d'environ 183 degrés. On aura une idée de sa force explosive quand on saura qu'un seul volume de cette matière faisant explosion engendre d'un seul coup 469 volumes d'acide carbonique, 554 volumes de vapeur d'eau, 39 volumes d'oxygène et 236 volumes d'azote; en tout 1,298 volumes de gaz divers. Enfin, caractère curieux à noter, la nitroglycérine a une saveur légèrement sucrée, mais elle constitue un poison des plus violents.

« A côté du danger, il faut se hâter d'indiquer le remède préventif. Ému des accidents terribles auxquels l'emploi de la nitro-glycérine a déjà donné lieu, **M.** Nobel, poursuivant ses recherches, a découvert le moyen d'ôter ou de rendre à volonté à cette substance ses propriétés explosives. Ce moyen consiste à mélanger la nitro-glycérine avec une sorte d'alcool qu'on nomme *esprit de bois*. Ainsi mélangée, elle ne peut plus faire explosion, soit par l'action de la chaleur, soit par celle du choc. Lorsqu'on veut s'en servir, on n'a qu'à ajouter de l'eau au mélange; cette eau absorbe l'alcool, et la nitro-glycérine, qui est plus lourde, se précipite au fond du vase, d'où elle peut être facilement retirée à l'aide d'un siphon. »

Parmi les explosions les plus récentes dues à la nitro-glycérine, nous citerons celles de Newcastle, en Angleterre, de South-Berzen (New-Jersey), en Amérique; et, en Suède, celle qui eut lieu le 10 juin 1868 à Vinteroiken, à une lieue de Stockholm, dans une fabrique de nitro-glycérine qui sauta en l'air. Les bâtiments de la fabrique et toutes les maisons y attenantes n'étaient plus qu'un monceau de menus débris. Par-ci par-là on apercevait épars des membres humains. Cependant quelques ouvriers échappèrent à la mort ; ils gisaient par terre sans connaissance. Lorsqu'ils furent revenus à eux-mêmes, aucun n'a pu expliquer la cause de l'accident, laquelle restera probablement toujours un mystère, ceux qui auraient pu la connaître ayant été les premiers tués.

Une autre substance qui a acquis dans ces derniers temps une triste célébrité, c'est le picrate de potasse, qui causa, le 16 mars 1869, la terrible explosion de la place Sorbonne, à Paris. Le picrate de potasse est un sel jaunâtre, en forme d'aiguilles longues, brillantes, d'une transparence moyenne. Cette substance n'est pas plus dangereuse que la poudre ordinaire ; il faut, comme celle-ci, qu'elle soit chauffée pour détoner. On peut chauffer doucement et avec précaution le picrate de potasse jusqu'à 300 degrés ; mais à 310 degrés la détonation se produit spontanément. La force d'expansion produite par cette explosion est dix fois au moins supérieure à celle de la poudre à canon. On a employé cette puissance expansive à la fabrication de nouvelles poudres explosives. Une première espèce de poudre, due à MM. Designolle et Casthelaz, est composée de picrate de potasse, de salpêtre et de charbon. Une deuxième espèce de poudre, dite *poudre brisante*, est constituée par du picrate de potasse et du chlorate de potasse : cette poudre, imaginée par M. Fontaine, chimiste à Paris, est employée pour la confection de torpilles sous-marines, de projectiles explosibles ; mais elle peut aussi contribuer à la prospérité des arts pacifiques, et on l'utilise pour faire sauter les mines, pour creuser les tunnels dans le roc qui résiste aux efforts du pic et de la pioche. On a eu une terrible preuve de la puissance de cette poudre par les effets de l'explosion qui a eu lieu dans le laboratoire de son inventeur, place de la Sorbonne. Deux chimistes qui transvasaient 30 kilogrammes de cette poudre, MM. Bal et

Métrelle, ont été affreusement broyés; les cadavres de ces victimes ont été lancés à trente mètres sur le trottoir d'en face. Le plancher fut enfoncé, et écrasa dans la cave le fils de M. Fontaine. Le laboratoire et le magasin ont été bouleversés par suite de la force explosible du produit chimique. Les boiseries, les meubles, tout ce que contenaient ces deux pièces ont été projetés dans tous les sens; une barre de fer de la grosseur du poignet est venue se loger comme un dard aigu dans la façade d'une maison voisine. Enfin, les carreaux de toutes les maisons ont été brisés sur un périmètre de plus de cent mètres.

On n'a pu savoir au juste les causes de cette explosion. Certains chimistes l'ont attribuée à la grande quantité d'ozone ou oxygène électrisé qui se trouvait dans l'air ce jour-là. La commission du conseil d'hygiène et de salubrité, que l'administration avait chargée de rechercher les causes de cette catastrophe, n'est pas arrivée à les déterminer avec précision. Comme le picrate de potasse ne peut détoner qu'à une température de 300 degrés, il est probable, pense-t-elle, que ce produit était mélangé avec le chlorate de potasse et formait ainsi l'énergique et dangereux composé destiné aux torpilles de Toulon. Cette catastrophe a fait demander une fois de plus qu'on assimilât les fabriques de produits chimiques aux industries insalubres, et qu'elles fussent reléguées loin des villes, dans un endroit isolé : c'est la seule garantie qu'on puisse avoir contre des agents aussi redoutables à manier.

Quant aux explosions de feu grisou, elles sont bien connues. Ces explosions ont quelquefois coïncidé avec des éruptions volcaniques; mais elles ne s'y rattachent en aucune façon, et elles ne sont pas le résultat « d'un travail souterrain des feux intérieurs, » comme on l'a dit. Ces explosions arrivent lorsqu'il se produit du gaz hydrogène

7.

carboné dans les mines de houille ; ce gaz, comme celui de l'éclairage, forme avec l'air un mélange que le contact d'une flamme fait détoner.

On sait la fréquence des explosions de feu grisou. Les plus récentes ont eu lieu : en Belgique, à la houillère du Bon-Buveur, au commencement de mars 1867 (21 morts) ; en Virginie, dans les mines de Clover-Hills, en avril 1867 (69 morts) ; en France, dans les mines de Blanzy, le 12 décembre 1867 (82 morts) ; en Westphalie, près d'Elberfeld, dans les mines de Neu-Iserlohn, en janvier 1868 (100 morts). Suivant le journal *l'Escaut*, la nécrologie minière constate que, depuis 1850, 25,000 hommes ont péri dans les mines de houille anglaises.

L'explosion de feu grisou étant généralement déterminée par la flamme de la lampe des mineurs, on chercha un moyen d'isoler cette flamme de l'air extérieur. Un ingénieur anglais, Davy, ayant remarqué que les toiles métalliques à mailles très-serrées refroidissent considérablement la flamme, appliqua ce principe, vers 1814, à la construction de la lampe des mineurs ou lampe de sûreté. Il entoura la flamme d'un manchon cylindrique de toile métallique, qui refroidit assez cette flamme pour qu'elle ne puisse plus enflammer les gaz qui l'entourent. Mais cette toile métallique ôtant à la flamme une grande partie de son pouvoir éclairant, les ouvriers s'en servaient rarement et couraient la chance d'accidents nouveaux. La lampe de Davy a été perfectionnée par Roberts et par M. Combes, qui a déplacé la toile métallique et l'a remplacée, au niveau de la flamme, par un manchon de cristal qui n'ôte rien de la lumière. On pourra se faire une idée de la petitesse des trous de la toile métallique, en sachant qu'elle est percée d'environ 750 ouvertures par 27 millimètres carrés (1 pouce carré). La lampe ainsi construite ne peut enflammer les gaz ambiants.

Boussingault, ayant reconnu que la flamme de la lampe de Davy n'allume pas les vapeurs d'éther, de naphte, d'alcool, d'essence de térébenthine, même quand les vapeurs émanent de ces liquides en ébullition, a fourni le moyen d'éprouver rapidement la lampe de Davy et d'en vérifier de temps en temps l'efficacité. En effet, dans un certain nombre de cas, les accidents arrivés malgré l'usage des lampes sont dus à des déchirures, à des dérangements survenus dans la continuité des mailles du tissu métallique.

DU SON.

Le *son* est une vibration de l'air qui frappe l'organe de l'ouïe ; cette vibration est transmise au cerveau par l'intermédiaire du nerf auditif.

Pour que l'audition soit intacte, il faut que l'appareil de transmission des sons soit intact également.

Les principales causes de surdité sont :

1° L'accumulation et le durcissement de la matière jaune épaisse (*cérumen*) sécrétée au fond de l'oreille. — Cet amas de matières durcies forme un bouchon qui s'applique sur la *membrane du tympan*, et qui empêche cette membrane (premier agent de transmission des sons) de vibrer sous l'action des ondes sonores et de les transmettre au reste de l'appareil de l'ouïe. Cette cause de surdité est fréquente chez les paysans.

2° Les altérations de la membrane du tympan. — Lorsqu'elle n'est pas intacte, elle ne peut plus vibrer complétement et l'ouïe en souffre. Les bruits violents, qui sont une énergique pression de l'air, la pression de l'eau, ébranlent et quelquefois brisent le tympan. C'est ce qui arrive chez les canonniers, chez les sonneurs d'église, chez les nageurs. Les verriers, les boulangers, tous les gens qui subissent de brusques alternatives de chaud et de froid, sont exposés à des douleurs qui se terminent souvent par des abcès ou des écoulements de l'oreille, suivis de l'épaississement ou de la destruction de la membrane du tympan, et il en résulte une surdité ordinairement légère ou passagère, mais quelquefois complète et durable.

3° L'absence d'air dans la caisse du tympan. — La membrane du tympan communique avec le nerf auditif par une caisse (*caisse du tympan*) qui est remplie d'air. Quand cet air vient à manquer, la transmission du son n'a plus lieu et la surdité s'ensuit. L'air arrive dans cette caisse au moyen d'un tuyau qui part du fond de la gorge par un bout évasé rappelant assez la forme d'une trompette (*trompe d'Eustache*). Quand ce tuyau est bouché, soit par des mucosités, soit par la boursouflure de la membrane muqueuse qui le tapisse, on devient sourd. C'est ainsi que les maux de gorge, les rhumes de cerveau, dans lesquels l'inflammation se propage à la trompe d'Eustache, rendent sourd plus ou moins complétement; mais c'est une surdité d'une très-courte durée.

4° L'altération du nerf auditif. — Ce genre de surdité, le plus grave et le plus incurable, vient surtout avec l'âge; le nerf auditif se paralyse et l'ouïe se perd sans remède.

Règles hygiéniques. — De ces diverses considérations on déduira facilement les règles hygiéniques suivantes, correspondant aux quatre causes de surdité que nous venons d'énumérer :

1° Tenir toujours les oreilles propres, afin d'éviter l'accumulation du cérumen. Si des larves de mouche étaient déposées dans le conduit de l'oreille, ou qu'un insecte s'y introduisit, on couchera la tête sur l'oreille opposée, et on versera immédiatement dans l'oreille envahie de l'huile jusqu'aux bords. L'animal sortira ou sera promptement asphyxié. On doit toujours soigner les écoulements d'oreilles, assez fréquents chez les enfants dartreux ou lymphatiques. On consultera un médecin, au lieu de suivre les conseils des ignorants. Le seul remède qu'on puisse faire sans danger, et souvent avec succès, ce sont des injections d'eau tiède souvent répétées (quinze à vingt par jour).

2° On évitera autant que possible les bruits violents et les détonations ; et si l'on doit s'y soumettre par état, on imitera les canonniers, qui alors ouvrent largement la bouche. L'air, qui pénètre dans la caisse du tympan par la trompe d'Eustache au fond de la gorge, vient soutenir par derrière la membrane du tympan ébranlée et lui forme une résistance élastique qui empêche sa rupture. Les plongeurs doivent mettre dans leurs oreilles du coton imbibé d'huile : ce coussin élastique amortira la pression de l'eau sur le tympan.

3° Dans les cas de surdité durable, à la suite de rhumes de cerveau ou de maux de gorge, on pourra quelquefois rétablir l'ouïe par la manœuvre suivante, que recommande le docteur Piorry. En tenant la bouche et les narines fermées, on pratique une forte inspiration, puis une forte expiration, brusquement et par secousses. Ce double mouvement (dont on sent bien le retentissement dans les oreilles) fait d'abord sortir l'air de la trompe d'Eustache, puis l'y fait pénétrer de nouveau, comme le ferait une pompe aspirante et foulante placée à l'entrée de cette trompe. Souvent on la désobstrue de la sorte, on la rend de nouveau ouverte au passage de l'air, et on guérit ainsi des surdités plus ou moins anciennes.

4° Contre la surdité liée à la paralysie du nerf auditif, surtout quand elle vient par les progrès de l'âge, il n'y a pas de remède. Pour savoir si le nerf auditif est encore intact, on met une montre entre les dents, et si son tic-tac, transmis par les dents et les os de la face, est entendu, le nerf auditif est intact ; sinon, il est paralysé.

Ceux qui ne sont qu'à moitié sourds ne doivent pas chercher à saisir les sons trop faibles. Les efforts qu'ils font alors fatiguent le cerveau et le nerf auditif, et peuvent achever une surdité qui n'était qu'incomplète.

Nous ne donnerons pas ici d'autres règles ; car pour le traitement de la surdité, et pour l'emploi des cornets acoustiques, il faut consulter un médecin expérimenté, comme pour les maladies des yeux et pour l'emploi des lunettes.

Influence de l'ouïe sur le cerveau. — L'ouïe, comme la vue, réagit vivement sur le cerveau, auquel elle est intimement liée. Ainsi les bruits violents, et surtout les bruits aigus, causent ou augmentent les maladies cérébrales. Qui n'a pas vu ou éprouvé le singulier ébranlement nerveux que causent certains bruits, le bouchon coupé, le papier froissé, les couteaux aiguisés, la pierre de taille grattée par les maçons, etc. Aussi faut-il, dans les maladies cérébrales, faire régner autour du malade le silence en même temps que l'obscurité.

En revanche, les bruits musicaux peuvent avoir une influence heureuse sur le cerveau. L'influence de la musique sur les passions est bien connue, et rien n'agit aussi directement sur les nerfs. Ce qu'on connaît moins, c'est l'influence de la musique sur les fous, déjà constatée du temps où la harpe de David calmait les fureurs de Saül. La musique a été plusieurs fois employée même de nos jours pour guérir la folie.

DE L'ÉLECTRICITÉ.

L'électricité atmosphérique est produite par l'évaporation de l'eau chargée de sels à la surface de la terre. Les grandes chaleurs, qui rendent cette évaporation considérable, amènent par là des orages.

Dans les temps d'orage, les sujets nerveux éprouvent un malaise général avec mal de tête, somnolence, inaptitude intellectuelle, grande irritabilité de caractère. Toutes les maladies nerveuses redoublent : telles sont la chorée (ou danse de Saint-Guy), l'éclampsie, l'épilepsie, l'hypocondrie, etc. On observe aussi, chez les gens prédisposés, le réveil des douleurs de névralgie ou de rhumatisme. Enfin les orages, et surtout les coups de tonnerre, tuent dans l'œuf les poulets non encore éclos, font périr les vers à soie, hâtent le dénoûment des maladies mortelles.

La foudre, c'est-à-dire la décharge électrique, produit sur l'homme et sur les animaux des brûlures, des paralysies, la syncope, la commotion cérébrale, l'asphyxie. « On a conseillé, dit le docteur Munaret, d'enterrer les gens frappés de la foudre jusqu'au cou, dans de la terre fraîche. » Voici un exemple des bons effets de ce moyen : « A Czempin, rapporte la *Gazette de Cologne*, une jeune fille de dix-huit ans fut atteinte par la foudre, au moment où elle était occupée près de la cheminée. Elle resta sans connaissance, malgré tous les efforts faits pour la ranimer. D'après le conseil d'un vieillard, on la plaça dans une fosse fraîchement creusée, et on lui couvrit le corps de terre, de manière toutefois qu'elle ne pût étouffer. Au bout de quelques heures, cette jeune fille reprit connaissance, et avec les soins de la médecine qui lui furent ensuite donnés, elle est revenue à la santé. »

« D'après les recherches d'Arago, dit Becquerel, le foudroiement n'est pas aussi fréquent qu'on le pense. A Gœttingen, cinq hommes ont été foudroyés dans l'espace de cinquante ans ; à Halle, il n'y en a eu qu'un seul de 1609 à 1825 ; à Paris, il n'y a pas eu de foudroiement mortel depuis un grand nombre d'années. Au contraire, dans d'autres localités, il y a eu un grand nombre de cas de foudroiement. En 1853, par exemple, ils ont été nombreux en France. On doit noter qu'ils sont beaucoup plus rares dans l'enceinte des villes que dans les campagnes. Les arbres élevés, les clochers, les habitations situées sur des montagnes ou des collines, et par conséquent les individus qui s'y trouvent, sont plus particulièrement frappés par la foudre. »

Ajoutons que dans les villes les paratonnerres contribuent à éloigner le danger, en attirant sur eux la foudre.

Règles hygiéniques. — L'électricité développée par les appareils de physique peut déterminer une secousse mortelle, ou tout au moins, à un degré plus faible, produire un ébranlement général que doivent éviter les gens nerveux. L'autorité a dû interdire par une ordonnance spéciale (octobre 1853) l'électrisation sur les places publiques au moyen de la machine ordinaire.

Pour l'électricité atmosphérique, le meilleur préservatif de la foudre est un paratonnerre.

En pleine campagne, on doit éviter de se réfugier sous les arbres, de porter des objets pointus tournés en l'air (comme une faux) ; il faut se tenir, sur les routes, du côté opposé aux fils télégraphiques, qui sont souvent coupés et éparpillés en petits morceaux par la foudre. On doit bien se garder, dans les villages, de sonner les cloches pendant l'orage. Chaque année, cette ridicule habitude se renouvelle : l'orage n'est jamais conjuré, mais le sonneur est souvent tué.

D'après Arago, les accumulations d'hommes et d'animaux favorisent l'action de la foudre ; et si ces hommes ou ces animaux sont placés à la file, ce sont généralement les extrémités de la file qui sont le plus maltraitées par la foudre. Les granges remplies de grains et de fourrages, les meules de foin ou de paille, attirent aussi la foudre.

Quant aux éclairs, on sait que leur clarté aveuglante peut faire perdre la vue ; il faut donc s'y soustraire autant que possible.

Les vêtements et les tentures de soie préservent assez bien de la foudre, puis viennent les tissus de laine ; mais ceux de lin ou de coton conduisent bien l'électricité et n'en préservent pas.

Voici, pour terminer, les préceptes que Franklin, l'inventeur du paratonnerre, donne aux personnes qui redoutent la foudre :

« Il faut éviter le voisinage des cheminées, car la suie qui les tapisse partage avec les métaux la propriété d'attirer la foudre.

« Il faut, pour la même raison, s'éloigner des métaux, des glaces, des dorures, des cloches et de leurs cordes ; se dépouiller des objets métalliques que l'on a sur soi.

« Il faut éviter de se placer au-dessous d'un lustre, d'une lampe, d'un ornement de métal, d'un arbre, d'un objet élevé quelconque.

« Il est bon d'interposer entre soi et le sol un corps non conducteur, tel que du verre, par exemple. Moins on touche les murs et le sol, moins on est exposé ; le plus sûr moyen préservatif serait donc d'avoir un hamac suspendu à des cordes de soie au sein d'une vaste chambre. »

DEUXIÈME PARTIE.

L'ALIMENTATION.

SECTION Iʳᵉ. ALIMENTS PROPREMENT DITS.

Les êtres vivants sont le siége d'un mouvement moléculaire continuel qui se passe dans la profondeur de tous les organes, et qui renouvelle incessamment toutes les particules dont ils se composent. La vie ne peut s'entretenir qu'à la condition de ce mouvement perpétuel de rénovation moléculaire. Mais ce mouvement suppose deux actions organiques étroitement liées : d'une part, des matériaux usés qui sont rejetés au dehors, et, d'autre part, des matériaux nouveaux qui sont introduits dans le corps pour remplacer les premiers.

On conçoit que la *réparation* ou l'*alimentation* doit être proportionnée aux pertes, qu'on nomme ordinairement les excrétions. Le total de ces pertes ou excrétions s'élève chez l'homme à six kilogrammes par jour, suivant M. Lévy; à trois kilogrammes à peine, suivant M. Valentin. Ce poids est très-variable suivant les individus, et aussi suivant la quantité de nourriture et de boissons. En moyenne, on peut fixer ce poids environ à quatre kilogrammes, ainsi répartis : par les excréments, 150 à 200 grammes; par l'urine, 1250 à 1350 grammes; par la transpiration insensible de la peau, 750 à 1000 grammes d'eau [1];

---

1. Voir les Exercices musculaires.

par le poumon, 1000 à 1500 grammes d'acide carbonique et 500 grammes de vapeur d'eau.

Dans l'analyse de ces excrétions, on retrouve tous les éléments qui composent nos organes : la matière azotée du sang, des muscles et des nerfs, le sel de tous nos tissus, le phosphore de la substance nerveuse, les sels de potasse des muscles, le phosphate de chaux qui forme la partie dure des os, le fer des globules sanguins, etc.

Classification des aliments.

On distingue en général les aliments en deux grandes classes : les uns qu'on nomme *réparateurs;* les autres, *respiratoires*. Les premiers sont destinés à la réparation des organes ; les seconds sont destinés à l'entretien de la chaleur animale. La chaleur du corps humain (37 degrés centigrades) est entretenue par une véritable combustion qui s'effectue dans la profondeur de tous les organes, qui est absolument identique à celle de nos foyers et donne le même produit, de l'acide carbonique. Le poumon est la cheminée par où s'échappe le produit de cette combustion, nommée aussi pour ce motif *combustion respiratoire*. C'est le grand chimiste français Lavoisier qui a établi ce fait dans plusieurs mémoires remarquables.

Les aliments réparateurs sont aussi nommés *aliments azotés*, parce qu'ils contiennent de la matière azotée, telle que l'albumine, la fibrine, la caséine. Ces trois substances, décomposées par l'analyse chimique, fournissent pour résultat final du carbone, de l'hydrogène, de l'oxygène et de l'azote. La présence de ces quatre éléments leur a fait donner le nom de *substances quaternaires*. Les aliments azotés ont encore été nommés *albuminoïdes*, parce que la plupart contiennent de l'albumine.

Les aliments respiratoires, au contraire, sont nommés

substances ternaires, parce qu'ils sont composés de carbone, d'hydrogène et d'oxygène. Ils ne contiennent pas d'azote.

Les principaux éléments azotés, ou réparateurs, ou quaternaires, ou albuminoïdes, sont :

1° La *chair* des animaux, désignée sous le nom de *viande* : elle contient surtout de la fibrine ;

2° Les *œufs* : ils contiennent surtout de l'albumine ;

3° Le *lait* : il contient surtout de la caséine ;

4° Les *végétaux herbacés* ou *légumes verts* : ils contiennent de la fibrine, de l'albumine, de la caséine, mais en assez petite quantité.

Les aliments respiratoires comprennent trois grands groupes :

1° Les *matières grasses* : les huiles, le beurre, les fruits oléagineux (noix, noisettes, olives, etc.) ;

2° Les *matières sucrées* : le sucre, le miel, les fruits sucrés, la carotte, la betterave.

3° Les *matières féculentes*, qui sont toujours décomposées dans le corps et sont transformées soit en matière grasse, soit en matière sucrée. On nomme *matières féculentes* ou *amylacées* (d'un mot grec qui veut dire *amidon*) les légumes farineux (haricots, pois, lentilles, pommes de terre), la farine et le pain, la fécule et les gâteaux, etc.

Souvent les aliments respiratoires et les aliments réparateurs sont mêlés ensemble dans une même substance alimentaire. Ce mélange est même nécessaire à la santé, car les substances azotées seules, les corps gras seuls, les féculents seuls, ne peuvent suffire à entretenir la vie, comme l'ont démontré des expériences sur les chiens faites par une réunion de savants désignée souvent sous le nom de *Commission de la Gélatine*.

Dans les aliments ordinaires, c'est tantôt l'élément réparateur et tantôt l'élément respiratoire qui domine; et c'est cette prédominance qui fait classer l'aliment parmi les aliments réparateurs ou parmi les aliments respiratoires.

Nous allons parler des aliments en particulier, et nous indiquerons en terminant dans quel cas les uns ou les autres doivent être préférés ; en un mot, le régime alimentaire.

Viande ou chair musculaire.

La *chair des animaux* ou *viande* est l'aliment le plus nourrissant. Les viandes qui tiennent le premier rang comme pouvoir nourrissant sont le bœuf et le mouton. Il y faut joindre aussi le gibier : chevreuil, lièvre, etc.

On mange à peu près toutes les parties des animaux, la cervelle, le cœur, le poumon (ou mou), le foie, les rognons, l'estomac et l'intestin (tripes, andouilles, grasdouble), le sang (boudin), etc.; mais aucune de ces parties, comme valeur nutritive et comme facilité digestive, ne vaut la chair musculaire.

Les viandes grillées sont très-nourrissantes et très-digestibles. Les viandes rôties, les viandes étuvées ou fricassées, les ragoûts, sont plus difficiles à digérer. Les viandes bouillies sont les moins digestibles et les moins nourrissantes.

La chair des animaux qui ont travaillé est plus abondante et plus savoureuse. Aussi l'on préfère, dans les animaux qu'on mange, les membres qui travaillent le plus : l'aile chez les oiseaux qui volent, la cuisse chez les oiseaux qui marchent.

Quand on a engraissé les animaux dans les derniers mois de leur existence, la graisse qui infiltre leurs muscles rend leur chair plus tendre.

La viande tout à fait fraîche est beaucoup plus dure que

la viande rassise. La viande fraîche est acide au papier de tournesol ; rassise, elle est alcaline, par la présence d'un peu d'ammoniaque développée par un commencement de fermentation, et qui ramollit la fibre musculaire. Les viandes grillées doivent avoir quelques jours ; l'ammoniaque qu'elles contiennent s'évapore par la cuisson. Pour faire du bouillon, au contraire, il faut de la viande fraîche et présentant la réaction acide.

La chair la plus nourrissante après le bœuf et le mouton, c'est le gibier : sanglier, chevreuil, cerf, lièvre, etc. Leur chair est quelquefois un peu dure, mais elle se ramollit par le faisandage.

La chair du porc est très-nourrissante, mais elle est lourde ou difficile à digérer[1] ; elle convient surtout aux estomacs robustes des campagnards.

La viande de cheval est aujourd'hui entrée dans la consommation publique à Paris, où sont établies plusieurs boucheries de cheval. Depuis longtemps, son usage est répandu en Allemagne. Chez nous, c'est surtout Isidore Geoffroy Saint-Hilaire et Renault (d'Alfort) qui ont cherché à rendre populaire la viande de cheval. Des demandes de vente avaient été adressées à l'autorité et accordées ; mais on ne les avait point mises à profit, comme le firent observer MM. Huzard et Vernois dans leur rapport au préfet de police. L'hippophagie ou consommation du cheval est aujourd'hui très-répandue, notamment en France, en Autriche, en Russie, en Danemark, etc.

La chair du cheval est dure et possède une odeur forte ; mais on y remédie par le faisandage et les aromates, et

---

1. Voici, suivant Becquerel, l'ordre de digestibilité de quelques substances : laitage, œufs (surtout peu cuits ou crus), poisson, volaille blanche, volaille noire, viande de mammifères (rôtie, puis frite dans le beurre ou la graisse, ou bouillie), graines, herbes, fruits mûrs, légumes frais, pain, pommes de terre, pâtisserie. Les truffes, les morilles et les champignons sont d'une digestion difficile.

elle devient ainsi très-bonne et très-savoureuse. A Paris, on l'apprécie surtout sous forme de saucisson.

On dit que l'âne rôti est excellent : comme goût, sa chair ressemble à celle du dindon, mais elle est d'une nuance beaucoup plus foncée. La chair de l'âne, comme on le sait, contribue pour la plus grande part à la confection des saucissons de Lyon, dont la réputation est universelle. Les Romains estimaient la viande de l'âne à l'égal des plus fins gibiers.

Les animaux bons à manger sont en général des herbivores. Pourtant on vante la chair de certains carnivores, comme la gibelotte de chat et la côtelette de chien.

Le veau et l'agneau sont nommés viandes blanches. Ce sont des aliments gélatineux, peu nourrissants, qui conviennent aux gens sédentaires.

Les oiseaux peuvent se diviser, au point de vue de l'alimentation, en deux groupes : les oiseaux sauvages ou gibier, et les oiseaux domestiques.

Le gibier ailé (perdrix, faisan, coq de bruyère, bécasse, etc.) est en général plus nourrissant et plus digestible que les oiseaux de basse-cour. Parmi ceux-ci, les plus nourrissants sont le dindon, l'oie, le canard, le pigeon ; l'oie passe pour être difficile à digérer.

Le poulet a une chair blanche, gélatineuse, peu cohérente, digestible, peu nourrissante. Il convient dans les mêmes cas que le veau et l'agneau.

A côté de la viande nous devons ranger les divers bouillons, qui contiennent la partie active de la viande.

Le bouillon de bœuf se prépare de la façon suivante : pour faire 4 litres de bouillon, on prend 1500 grammes de viande, 500 grammes d'os, 40 grammes de sel marin, 35 grammes de légumes (oignons brûlés, carottes, panais) et 5 litres d'eau. La viande doit être fraîche, c'est-à-dire acide, parce que le phosphate de chaux des os et l'osmazôme ne peuvent se dissoudre que dans une viande acide.

Liebig a donné le nom d'*osmazôme* à la partie nourrissante du bouillon. C'est en quelque sorte la quintessence de la viande. On l'appelle aussi *extrait de viande*; il se digère facilement. L'osmazôme se retire surtout des animaux adultes à chairs rouges ou noires ; on n'en trouve presque point dans l'agneau, le cochon de lait, le poulet, le poisson et tout ce qu'on nomme les viandes blanches, qui sont, comme on le sait, très-peu nourrissantes.

Pour faire le bouillon, il faut mettre la viande dans l'eau froide ou tiède, mais non bouillante ; sinon, l'albumine du sang se coagule à sa surface et empêche le jus de la viande de sortir. On fait bouillir doucement pendant six heures. La marmite ne doit que sourire (Brillat-Savarin). On prétend qu'un morceau de melon mis dans le pot au feu hâte la cuisson de la viande.

Pour la cuisson de la viande et des légumes, il suffit de les maintenir constamment à une chaleur de 70 degrés. Or, on peut obtenir ce résultat avec une grande économie de calorique, et c'est là le principe de la marmite automatique norwégienne de l'exposition universelle de 1867. En effet, certains corps, mauvais conducteurs du calorique, enveloppant un objet chauffé à 100 degrés, lui conservent pendant longtemps une température très-voisine. En vertu de ce principe, dans le système de l'inventeur norwégien, on place sur un réchaud, dans une marmite en fer battu, l'objet que l'on veut cuire ; on fait bouillir cette marmite pendant cinq minutes seulement ; ensuite on la place dans une boîte de bois garnie de feutre à l'intérieur ; on bouche le tout hermétiquement, et l'on attend trois ou quatre heures pour le bouillon. Au bout de quatre heures, le thermomètre marque encore dans la masse du liquide 90 degrés, 20 de plus que le nécessaire.

Le bouillon de bœuf est un bon aliment, d'autant plus digestible qu'il est plus concentré. Il est souvent utile d'épaissir les bouillons faibles avec des fécules légères. Le thé de bœuf, très-usité en Angleterre, est une infusion de filet de bœuf coupé menu après avoir été débarrassé de la graisse et des tendons. Il est encore plus digestible que le bouillon et convient aux estomacs très-délicats. Le jus de viandes est aussi très-nourrissant et très-facile à digérer.

Le bouillon de poulet se donne dans les convalescences. Il nourrit peu, et se digère facilement quand on n'en prolonge pas l'usage. Le bouillon de veau est très-peu nourrissant et fatigue rapidement l'estomac. On l'emploie plutôt comme tisane émolliente ou adoucissante que comme aliment. Il en est de même du bouillon de grenouilles et du bouillon de colimaçons.

Statistique sur la consommation de la viande. — D'après un travail de M. Boudin publié en 1850, chaque individu, en France, consomme en moyenne 50 grammes de viande par jour. Suivant d'autres statistiques, chaque individu consomme, à Paris, 250 grammes de viande ; en province, 80 grammes. En Angleterre, la moyenne, pour tous les Anglais, est de 250 grammes par jour et par personne. En 1867, la moyenne de la consommation de la viande à Paris a été de 82 kilogrammes par habitant pour toute l'année, environ 230 grammes par jour.

Utilité de la cuisson des aliments. — Les parasites qui habitent l'intérieur du corps humain y sont généralement introduits par la nourriture ; mais comme ils sont tués par une chaleur assez forte, la cuisson des aliments est le meilleur moyen de les détruire.

Les parasites qu'on rencontre le plus fréquemment dans

8.

l'homme sont : les *ascarides lombricoïdes*, le *ténia* ou *ver solitaire*, et enfin la *trichine*.

Les *ascarides lombricoïdes* ressemblent aux lombrics ou vers de terre. On attribue leur présence à l'usage des végétaux, du laitage, des fruits verts. Ils se rencontrent surtout dans les campagnes, et plus souvent chez les enfants. Ce sont les plus fréquents et les moins dangereux de tous les vers intestinaux. Ils habitent le tube digestif, duquel ils ne sortent que par la bouche ou par l'anus.

Le *ténia* ou *ver solitaire*, qui habite également l'intestin grêle, a pour cause l'ingestion de la viande crue ou cuite incomplétement. Ainsi le traitement de certaines maladies de langueur chez les enfants par l'usage de la viande crue leur donne presque à coup sûr le ver solitaire.

La *trichine* est un ver blanc cylindrique, long de un millimètre environ, épais d'un tiers de millimètre, découvert par Hilton, décrit pour la première fois en 1839 par Richard Owen. La trichine, rare chez l'homme, est fréquente en Allemagne chez les porcs. Ce parasite est logé dans la chair des animaux; quand on mange cette chair crue ou incomplétement cuite, la trichine, arrivant dans le tube digestif, perce la paroi intestinale et pénètre dans les divers organes, et particulièrement dans le tissu musculaire. La trichinose, ou maladie occasionnée par les trichines, est assez fréquente en Allemagne, où on l'avait déjà observée dès 1845, mais sans en connaître la nature et les causes[1]. Voici l'ensemble des symptômes de la trichinose : troubles des fonctions digestives, suivis du gonflement de la face, puis de douleurs violentes dans tous les membres, et d'une difficulté de respirer qui peut aller

1. Elle n'a pas encore été vue en France. Il y a eu plusieurs épidémies de trichinose en Allemagne. La première fut observée par Zenker; la maladie fut causée par l'usage de la viande d'un seul

jusqu'à l'asphyxie, par impossibilité des mouvements respiratoires. Chacun de ces accidents correspond à l'invasion des divers organes par les trichines.

Quoique les trichines se transmettent d'un animal à l'autre quand on fait manger à ce dernier les muscles de celui qui en est infecté, quelques animaux paraissent réfractaires à l'infection : ce sont le bœuf, le veau, le mouton, le cheval et l'âne. Parmi les animaux qu'on peut manger et qui ont fréquemment la trichine, nous citerons le porc, le lapin, le chat, le hérisson. La chair musculaire est le siége d'élection des trichines. Les organes qui ne contiennent pas de trichines chez le porc sont, suivant MM. Delpech et Raynal, le cœur, le foie, les reins ou rognons, le cerveau, la graisse, le lard gras.

Il est rare qu'il se développe chez le porc trichiné des accidents comme chez l'homme ; son aspect extérieur est celui de la santé la plus parfaite, celui de la viande dépecée est des plus satisfaisants. L'examen microscopique permet seul de constater la présence des trichines chez le porc. La chair du porc trichiné croque un peu sous la dent, comme si elle contenait des grains de sable.

La chaleur suffisamment élevée tue les trichines. La température que doit atteindre la cuisson, dans toute l'épaisseur de la viande, pour donner la certitude complète de la mort des trichines, est celle de 75 degrés centigrades. Une salaison abondante et assez prolongée pour avoir pénétré toute la viande donne le même résultat, aussi bien qu'une fumigation chaude qui a duré vingt-

porc abattu dans une ferme, près de Dresde : le fermier, sa femme et d'autres personnes tombèrent malades ; une servante mourut. Les jambons, les cervelas, les boudins du porc contenaient des trichines; les muscles de la servante en étaient remplis. A Hetstedt, il y eut plus de cent cinquante malades et plus de vingt cas de mort. Partout on retrouva des trichines dans les muscles des personnes qui succombèrent.

quatre heures. Une fumigation froide de plusieurs jours ne tue pas les trichines (Delpech).

Le traitement curatif de la trichinose est très-borné. Les trichines résistent aux purgatifs et aux vomitifs. On a proposé de faire avaler ou respirer, pour les tuer, la benzine ou l'acide phénique. Dans certains pays d'Allemagne, on nourrit les porcs trichinés, pour les guérir, avec de la graine de chanvre pendant quinze jours ou trois semaines. Le plus sûr est l'examen microscopique des viandes de porc suspectes, et, en tout cas, la cuisson prolongée et pénétrant toute l'épaisseur du morceau. D'ailleurs, répétons qu'en France on n'a encore observé aucun cas, même isolé, de trichinose.

Puisque ce sont les fruits crus qui donnent les lombrics, la viande crue qui donne le ténia, et le porc cru qui donne la trichine, on peut se préserver de ces parasites par la cuisson suffisante des aliments; car la cuisson tue les germes de ces parasites et les rend tout à fait inoffensifs.

Deux parasites principaux, l'un nommé la *douve du foie*[1], l'autre nommé le *cénure*, infestent les moutons. Le tournis, maladie des bêtes à laine et des bêtes bovines, dont le principal symptôme consiste à tourner, d'abord fréquemment, puis continuellement, dépend de la présence de cénures dans un point quelconque de l'axe cérébro-spinal, et surtout du cerveau. Ces cénures sont de petits vers réunis en grande quantité sur la paroi intérieure d'une seule poche ou vésicule, où ils vivent en commun, et qui peut atteindre la dimension d'un œuf de pigeon et même davantage. Dans le tournis du mouton, et particu-

1. M. Lacaze-Duthiers, professeur de zoologie à la faculté des sciences de Paris, affirme qu'il est impossible d'ouvrir un foie de mouton à Paris sans trouver les canaux biliaires gorgés de douves ; nous l'avons vu souvent en faire l'expérience. On attribue cette maladie aux pâturages humides.

lièrement dans celui du bœuf, on a conseillé et employé le *trépan* (perforation des os du crâne) pour enlever le kyste ou sac des cénures. L'opération est chanceuse, à cause de la blessure du cerveau, de la profondeur du kyste, de la multiplicité des vers ; pourtant elle a réussi quelquefois. Mais le plus souvent c'est une maladie mortelle. On a donc grandement tort de ne pas enterrer profondément les moutons morts du tournis; car les chiens peuvent manger cés restes, ingérer les cénures, les rendre dans leurs excréments; et si les moutons mangent cés excréments, le troupeau est atteint de nouveau du tournis, c'est-à-dire est perdu.

Conservation des viandes. — Pour conserver la viande, on la coupe par morceaux de 1 à 2 kilogrammes au plus, on entoure les morceaux avec une mousseline fine, on les place dans des vases en terre ou en bois sur un lit épais de charbon réduit en poudre fine, on les saupoudre et on les recouvre de tous les côtés avec du charbon en poudre. Par ce moyen, on peut conserver de la viande de boucherie pendant plus de quinze jours, même par les très-grandes chaleurs. Le charbon agit d'autant mieux que la couche en est plus épaisse (2 à 3 centimètres au moins). La viande peut aussi se conserver fraîche pendant plusieurs jours dans du lait caillé.

M. Granger, président de l'*Albert veterinary college*, emploie un moyen simple, peu coûteux, efficace, et qui, suivant les chimistes, ne peut amoindrir en aucune manière les bonnes qualités de la viande. Avant d'abattre un animal de boucherie, on lui fait respirer de l'oxyde de carbone, et on le saigne de la manière ordinaire, avant qu'il ait perdu toute sensibilité. Après les autres opérations usitées, on place la viande dans un vaste récipient où l'air est remplacé par l'oxyde de carbone, auquel on ajoute un peu de gaz acide sulfureux. On la retire au bout d'un temps qui varie de vingt-quatre à quarante-huit heures, et on la suspend dans l'air sec. Elle se conserve alors pendant plusieurs mois sans altération dans le goût ni dans les apparences. Cette méthode a été éprouvée et, jusqu'à ce jour, le succès est complet. La chair d'un bœuf tué à Londres en mars 1867 a été envoyée à New-York en juin, et dans le courant de juillet on l'a montrée à l'un des principaux bouchers de la ville, qui a cru voir un bœuf ordinaire tué depuis deux jours, et n'y a rien trouvé de particulier, malgré l'examen le plus attentif.

M. Morgan emploie un autre procédé; il opère sur l'animal entier. La poitrine est ouverte, le cœur est mis à nu, les ventricules sont incisés. Le sang s'échappe aussitôt; quand il a fini de couler, on introduit un tuyau dans le ventricule gauche jusqu'à l'aorte; ce tuyau, bien fixé, est en rapport par un robinet avec un tube flexible de 7 à 8 mètres, aboutissant à un tonneau élevé contenant de la saumure bien filtrée, additionnée d'azotate de potasse : cette première injection lave les vaisseaux; une seconde les remplit d'un liquide conservateur, qui est ordinairement une dissolution de sel marin. L'opération dure quelques minutes. Ce moyen répartit parfaitement le sel marin au sein de toute la masse musculaire; c'est le procédé qu'emploie M. Martin de Lignac dans sa double opération de la salaison et de l'enfumage [1].

Un des meilleurs procédés de conservation, c'est celui d'Appert. Comme il convient à toutes les substances alimentaires, il en sera question seulement plus loin. On conserve aussi la viande par la dessiccation (dans l'Inde).

---

1. C'est à peu près le procédé employé pour les viandes venant de Buenos-Ayres. On emploie aussi la chair des grands troupeaux de bœufs des déserts de l'Amérique, pour préparer l'extrait de viande de Liebig, qui n'est qu'un bouillon très-concentré réduit à l'état de gelée.

Poissons.

On comprend sous ce nom les poissons proprement dits, soit d'eau douce, soit de mer, et aussi des animaux voisins qui, en histoire naturelle, font partie des mollusques, des crustacés, des batraciens, etc. ; tels sont : les escargots, les huîtres, les moules, les écrevisses, les crevettes, les homards, les langoustes, les grenouilles, les tortues, les lézards, etc.

La chair des poissons est en général peu nourrissante, mais facile à digérer. L'huître est de tous les poissons le plus léger : c'est un aliment de malade. Le homard, les poissons graisseux comme l'anguille, sont d'une digestion difficile. Les poissons de rivière sont moins nourrissants que ceux de mer. Ceux dont la chair est la plus ferme sont les plus nourrissants ; tels sont les saumons, les turbots, les maquereaux, les morues, etc. Quant aux poissons salés, comme la morue, le hareng, ou marinés, comme le thon, l'anchois, la sardine, ce sont plutôt des condiments que des aliments, et il faut en user en petite quantité ; jamais ils ne valent le poisson frais.

Quelquefois les poissons déterminent des accidents ; il en sera question aux aliments nuisibles.

Conservation du poisson. — Pour expédier du poisson et le conserver frais pendant les grandes chaleurs, on l'enveloppe ordinairement dans de la glace ; mais on peut, à défaut de glace, employer le moyen suivant : on prépare avec de la mie de pain et de l'alcool à 32 degrés une pâte de consistance moyenne dont on remplit la bouche et les ouïes du poisson ; puis on l'enveloppe d'une couche d'orties fraîches et, par-dessus celles-ci, d'une couche de paille.

On peut même conserver le poisson vivant, et lui faire parcourir de grandes distances, en employant un procédé basé sur une remarque que tout le monde a pu faire.

On avait observé que les poissons s'engourdissent dans les temps froids; plusieurs s'enfoncent la tête dans la vase, la queue en l'air, et restent ainsi immobiles pendant toute la durée de l'abaissement de la température. De là est venue l'idée d'envelopper le poisson, au sortir de l'eau, d'une couche épaisse de glaise molle, saturée de sel et d'eau. Ainsi préparé, il arrive *vivant*, même après un long voyage. On le dépose dans une glacière et on le retrouve, au bout de mois entiers, aussi frais qu'au moment où on l'y avait placé. Si l'espèce est vivace, le poisson n'a pas encore perdu l'existence, et si on le met dans un baquet plein d'eau, on le voit, peu à peu, se dégourdir et renaître.

Œufs.

Les œufs les plus employés dans l'alimentation sont ceux de poule. Ceux de canard, de dindon et d'oie sont aussi fort bons; mais ils sont plus rares.

Les œufs sont un aliment nourrissant et réparateur, insuffisant pour les gens qui se livrent à un exercice musculaire énergique, mais convenant très-bien aux femmes, aux enfants, aux gens sédentaires, aux convalescents. A poids égal, ils sont plus nourrissants que le lait. On les accommode de plusieurs façons; ils sont plus difficiles à digérer quand ils sont durs.

Les œufs employés pour l'alimentation doivent être parfaitement frais. Quand l'œuf est frais, il est rempli par le jaune et le blanc (environ 18 grammes de jaune et 36 grammes de blanc dans l'œuf de poule). Mais si on laisse les œufs à l'air, leur eau s'évapore à travers les pores de la coquille, et il entre de l'air à la place; l'œuf devient donc plus léger. Aussi un œuf n'est plus frais quand, mis dans l'eau, il surnage. L'air qui s'introduit ainsi dans l'œuf fait putréfier l'albumine ou le blanc et amène sa décomposition en hydrogène sulfuré, qui se reconnaît à son odeur d'*œuf pourri*, et en ammoniaque, qui dissout tout l'œuf. Avant d'être pourri, l'œuf subit un premier degré d'altération dans lequel il est désigné sous le nom d'*œuf couvi*.

Conservation des œufs. — Pour conserver les œufs, il faut les soustraire à l'action de l'air en bouchant les pores de leur coquille. On a proposé beaucoup de moyens; le meilleur est de les tenir plongés dans un *lait de chaux*, qu'on prépare en délayant dans de l'eau, en consistance assez épaisse, de la chaux préalablement éteinte. Si les marchands prenaient ces précautions, il arriverait moins souvent aux consommateurs de trouver dans leurs emplettes quelques œufs gâtés.

Lait, crème, fromage.

Le lait convient dans les mêmes cas que les œufs, mais il est moins nourrissant.

Le lait contient du sucre, du beurre, de la caséine et de l'albumine, et des sels divers, sans parler de l'eau, qui forme à peu près les neuf dixièmes de sa masse. La proportion de ces divers éléments varie un peu suivant les divers animaux (vache, chèvre, ânesse, jument; truie, chienne, etc.); mais les différences sont assez minimes et ne changent rien aux propriétés générales du lait. C'est surtout du lait de vache que nous parlerons, comme étant le plus employé.

Une cause qui influe sur la composition et les effets du lait, c'est la nourriture de l'animal. Ainsi le lait des vaches est parfois purgatif, par l'effet de la gratiole qu'elles ont mangée. De même, quand les animaux se nourrissent d'absinthe, leur lait et leur chair contractent une amertume remarquable.

Au sortir de la mamelle, le lait contient des carbonates

de soude et de potasse qui lui donnent la réaction alcaline. A l'air, le sucre du lait se transforme peu à peu en acide lactique; cet acide coagule la caséine dissoute dans l'eau du lait, et dont la dissolution tenait le beurre suspendu. Le beurre monte à la surface sous forme de *crème*, et on voit au-dessous une masse blanche prise en gelée, qu'on nomme *lait caillé* et qui sert à faire le fromage.

Le premier lait qu'on tire est moins gras que la fin de la traite, parce que le beurre surnage dans le pis. Les animaux vieux ont du lait moins sucré et moins gras. Les boissons abondantes augmentent la quantité du lait, mais aux dépens de sa qualité et au grand dommage de la bête. A Paris et aux environs, les vaches qu'on pousse à boire par une nourriture salée, et qui fournissent par là des quantités considérables de lait, meurent assez promptement poitrinaires.

Quelques estomacs digèrent mal le lait, parce qu'ils contiennent un suc gastrique trop acide qui le coagule, et le lait ainsi caillé, en passant immédiatement dans l'intestin, provoque la diarrhée. Dans ce cas, il faut ajouter au lait, soit un peu d'eau de chaux (une cuillerée à bouche par verre), soit du bicarbonate de soude (un gramme par verre).

Un des emplois les plus habituels du lait, c'est comme premier repas, le matin, soit avec du chocolat, soit avec du café. C'est un déjeuner très-hygiénique, quand les éléments qui le composent sont de bonne qualité. Le café au lait, tant proscrit par les médecins parisiens, ne doit ses inconvénients qu'à la mauvaise qualité du lait et du café employés.

Le lait est blanc et opaque, d'autant plus opaque qu'il est plus riche en beurre. Aussi, quand les marchands y ajoutent de l'eau, il devient plus clair. On mesure l'opacité du lait à l'aide d'un lactoscope. C'est un instrument composé de deux lames de verre mobiles, entre lesquelles on met le lait. On place une bougie derrière, on essaye de combien il faut rapprocher les lames de verre pour apercevoir la flamme de la bougie, et on compare l'opacité de ce lait à une mesure prise pour type avec du lait pur. Quelquefois, pour rendre le lait opaque après en avoir soustrait la crème, on y ajoute de la fécule. On reconnaît cette fraude à ce que ce lait donne, par l'eau iodée, une coloration bleue.

La densité du lait, mesurée au pèse-lait ou lactodensimètre, marque de 1030 à 1033, l'eau étant 1000. Quand les marchands retirent de la crème, la densité augmente; mais ils la diminuent en ajoutant de l'eau. Aussi les moyens les plus ordinaires de falsification du lait sont l'écrémage et l'addition d'eau. Mais cette fraude se reconnaît au lactoscope ou au crémomètre ; c'est une éprouvette graduée où l'on met le lait à essayer. Il faut qu'en vingt-quatre heures la crème qui surnage forme un dixième de la hauteur totale. On peut hâter la formation de la crème en ajoutant au lait quelques gouttes d'acide acétique concentré et en le maintenant au bain-marie : au bout d'un quart d'heure on a la crème (Leconte).

Le lait d'ânesse est surtout employé pour la guérison des maladies de poitrine. Le lait de chèvre est fort usité pour l'alimentation des enfants nouveau-nés ; il est très-bon pour remplacer le lait d'une nourrice. On prétend qu'il rend les enfants plus vifs.

Conservation du lait. — Pour conserver le lait, il faut empêcher la fermentation lactique, qui s'opère dans sa masse au contact de l'air, ou saturer l'acide lactique qui se forme, par l'addition d'un alcali. Voici les principaux moyens employés :

1° On place le lait dans de la glace ou dans un lieu

très-froid (au-dessous de 8 degrés) : on empêche la fermentation.

2° On fait bouillir le lait deux fois par jour : on tue ainsi le ferment.

3° On enferme hermétiquement le lait tout chaud par le procédé Appert, dont il sera parlé plus loin.

4° On ajoute au lait un alcali, soit 60 grammes d'eau de chaux par litre (Bretonneau), soit 1 gramme de bicarbonate de soude ou sel de Vichy (Trousseau), soit quelques gouttes d'ammoniaque pour le lait qu'on doit faire bouillir (Bouchardat) : par l'ébullition l'excès d'ammoniaque s'évapore. On peut ajouter au lait, pour l'empêcher de tourner ou le rétablir quand il a tourné, une cuillerée d'une solution assez concentrée de sous-carbonate de soude.

5° Certains végétaux, comme le raifort sauvage, les feuilles de menthe, servent encore à conserver le lait où on les plonge, tandis que d'autres, par leurs acides ou leur tannin, comme les feuilles d'artichaut, servent à le cailler et à le faire prendre en masse pour la confection des fromages où l'on fait entrer la crème en même temps que le caillot de caséine.

6° Enfin on a imaginé de conserver le lait en le concentrant par l'évaporation de l'eau. On diminue en même temps son volume, ce qui facilite son transport. Pour s'en servir, on y ajoute une quantité d'eau égale à celle qui a été enlevée. La manipulation du lait concentré, à Cham, près de Zoug (Suisse), promet de prendre une grande extension entre les mains de la compagnie américaine qui l'exploite. Le lait est placé dans un appareil où la partie aqueuse se trouve enlevée par une sorte de pompe pneumatique. On y ajoute une certaine quantité de sucre, et quand le lait a pris la consistance d'un miel épais, on le met dans des boîtes de fer-blanc, qui sont hermétiquement fermées. Chaque boîte contient 350 centimètres cubes de lait et pèse de 400 à 470 grammes. On a compté que 1 litre de lait concentré renferme la substance de 4 litres 43 de lait frais.

Produits du lait. — Les produits les plus importants que l'on tire du lait pour l'alimentation, sont : la *crème*, le *beurre*, le *petit-lait* et les *fromages*.

La *crème* tient le milieu entre le lait et le beurre. La crème fraîche est un très-bon aliment; cependant, prise en grande quantité, elle provoque souvent la diarrhée. Le docteur Fonssagrives, à l'imitation des Anglais, la donne aux poitrinaires pour remplacer l'huile de foie de morue.

Par le battage, la crème se sépare en deux parties : le beurre et le petit-lait. La partie au-dessus de laquelle surnage la crème ou le lait caillé, se sépare également en deux : un caillot, nommé *fromage blanc*, et un liquide où il est baigné, nommé *petit-lait*. Le petit-lait, soit qu'il provienne de la crème ou du lait caillé, contient du sucre de lait, de l'acide lactique et différents sels dissous dans l'eau. Il convient aux gros mangeurs, aux gens pléthoriques. On le donne aussi aux poitrinaires. Il y a en Suisse et en Allemagne des établissements médicaux où l'on soigne la phthisie par l'usage du petit-lait.

Le *beurre*, on le sait, n'est autre chose que la réunion de toutes les petites bulles de graisse que contient le lait en quantité plus ou moins forte. Pour séparer ces globules graisseux du petit-lait où ils sont enfermés, il faut battre la crème violemment, et l'on a imaginé pour cela diverses machines nommées *barattes*, qu'on emploie surtout pour préparer des quantités considérables de beurre. Quand on n'en veut faire qu'une petite quantité, il est un moyen très-simple et fort expéditif : on remplit, aux trois quarts seulement, une carafe avec de la crème fraîche, et on secoue violemment la carafe pendant quelques instants. Les globules de beurre ne tardent pas à apparaître et à se réunir en petites masses.

L'arome du beurre, comme celui du lait, varie suivant les aliments de la bête qui l'a fourni. Quand le beurre est pâle, les marchands lui donnent souvent une belle couleur jaune par l'addition d'un peu de safran. Quand le beurre est rance, on peut lui enlever sa rancidité en le faisant bouillir pendant deux heures avec son poids d'eau et moitié poids de carottes pilées.

Le beurre est surtout employé comme assaisonnement en cuisine ; c'est par excellence une matière grasse. Pris en grande quantité, le beurre est laxatif : il purge doucement.

Le beurre se conserve par la salaison ou par la cuisson. Ce sont les deux moyens les plus employés dans les campagnes, où le beurre salé et le beurre fondu font toujours partie des provisions d'un ménage. Le sucre peut aussi conserver le beurre. Anderson a indiqué comme préférable un mélange d'une partie de sucre et de deux parties de nitre ou salpêtre ; pour une livre de beurre, il faut une once (ou 32 grammes) de ce mélange.

Les marchands, qui falsifient tout, n'ont pas épargné le beurre. M. Chevalier a constaté tour à tour les falsifications du beurre avec de la farine, de la fécule, des pommes de terre cuites, du lait durci au feu, du fromage, du suif de veau, de la craie, du carbonate et de l'acétate de plomb.

Quant au *fromage*, c'est du lait coagulé. S'il est coagulé avec le beurre, avant que la crème ait surnagé, on l'appelle *fromage gras* ou *fromage de crème*. Si on attend que la crème se soit séparée, on a le *fromage maigre*[1].

---

1. Pour hâter la coagulation du lait, on emploie le plus souvent de la présure, matière acide qu'on trouve dans le quatrième estomac

Le fromage s'emploie comme condiment digestif ou assaisonnement à la fin des repas.

On peut diviser les fromages en deux grands groupes.

1° Le fromage récent, tels sont le fromage blanc, le fromage de Neufchâtel, le fromage suisse, etc. Les fromages récents et sans sel diffèrent peu de la crème ou du lait caillé.

2° Les fromages salés et fermentés, tels sont le fromage de Brie, celui de Marolles ; ceux de Gruyère, de Hollande, de Chester, de Sassenage, préparés par pression et soumis à l'action du feu, qui, en fondant le beurre, le répartit plus également dans toute la masse; le fromage de Roquefort, fait avec du lait de brebis et aromatisé avec des graines de plantes ombellifères, et dans lequel la fermentation développe de petits champignons qui le verdissent (fromage persillé) et lui donnent une saveur piquante.

Dans les fromages fermentés ou alcalins, il se développe de l'ammoniaque qui se révèle par sa seule odeur et qui leur donne leurs propriétés digestives, mais qui en même temps les rend un peu irritants, surtout pour ceux qui ont des maladies de peau. Les plus employés sont le fromage de Brie et celui de Gruyère. Le gruyère a l'avantage de n'être jamais envahi par les vers.

On a vu de vieux fromages acquérir des propriétés malfaisantes, sans que l'analyse ait pu en révéler la cause ; mais le plus souvent cette cause est due à quelque falsification. Ainsi, on arrose quelquefois les fromages avec de l'eau légèrement ammoniacale, pour les faire *passer* plus vite. Dans certains fromages, on met de la mie de pain, afin d'y déterminer des moisissures simulant des mar-

ou la caillette du veau. Les fleurs et les feuilles de l'artichaut servent souvent à cailler le lait, et les fromages ainsi préparés passent pour être meilleurs que ceux qui ont été caillés par la présure.

brures. D'autres fois, on imite les marbrures vertes du Roquefort avec un sel de cuivre qui donne lieu à des troubles digestifs très-graves, et qu'on retrouve dans les matières rendues. On a eu aussi l'idée, pour empêcher les fromages d'être rongés par les insectes, de les arroser avec une solution arsenicale.

Légumes verts.

Les légumes verts ou végétaux herbacés sont les salades (chicorée, laitue, pissenlit, etc.), les épinards, les choux, les asperges, les haricots verts, les salsifis, les panais, les navets, etc.

Ces végétaux contiennent des sels de chaux nécessaires à la formation de la partie dure des os ; mais ils contiennent surtout une trame ligneuse abondante, laquelle n'est pas attaquée par les sucs digestifs et forme dans l'intestin un résidu très-propre à entretenir la régularité des fonctions du ventre.

Les herbes sont donc peu nourrissantes ; elles servent à compléter l'alimentation, et surtout à prévenir la constipation. A ce seul titre, elles doivent faire partie de toute alimentation bien entendue. Les herbes seules seraient une nourriture insuffisante, surtout pour ceux qui se livrent à de grands travaux musculaires.

Par leur alcalinité, elles sont utiles aux gens bilieux, qui ont des engorgements du foie et le teint jaune, à ceux qui ont des maladies de peau ou des dartres, aux gens qui ont la goutte, la gravelle, la pierre dans la vessie. Pourtant certains végétaux peuvent contribuer à donner la pierre et doivent être interdits aux graveleux, telles sont l'oseille et la tomate.

Matières grasses.

Après les aliments réparateurs viennent les aliments respiratoires, c'est-à-dire servant à l'entretien de la chaleur animale. Ce sont d'abord les matières grasses.

Les corps gras entrent pour une grande partie dans l'alimentation de tous les peuples : au midi, c'est l'huile d'olive ; plus au nord, c'est le beurre et la graisse des animaux ; chez les Cosaques, c'est la chandelle ; chez les Esquimaux, c'est l'huile de poisson pourri.

On emploie surtout dans l'alimentation les huiles végétales et ordinairement l'huile d'olive, l'huile d'œillette, l'huile de faîne (la faîne est le fruit du hêtre), l'huile de noix, etc. L'huile d'olive est la meilleure de toutes. Sa densité, l'eau étant 1000, est de 917. Quelquefois on la falsifie avec l'huile d'œillette (extraite des graines de pavots), dont la densité est de 925. Le mélange a pour densité 921, ce qui permet de reconnaître la fraude. L'huile d'olive *vierge* est verdâtre ; on la prépare avec les olives fraîches. L'huile de seconde qualité se prépare avec des olives fermentées ; elle est jaune.

La viande de porc et surtout le lard si employé dans les campagnes, sont encore des aliments gras par excellence. Il en est de même de la graisse de veau, de bœuf, de mouton, d'oie, et de toutes les graisses en général, y compris le beurre, dont il a été parlé plus haut.

Il faut ranger aussi parmi les aliments gras les fruits huileux : olives, pistaches, noix, noisettes, amandes, faînes, cacao, etc.

Le cacao, dont le beurre forme plus de la moitié du poids, s'emploie surtout à l'état de chocolat, qui est composé de cacao, de sucre et d'un aromate.

Le chocolat nous est venu du Mexique : il fut, dit-on,

9.

introduit en France vers le milieu du seizième siècle ; mais le goût en fut surtout répandu chez nous par Anne d'Autriche. Le cardinal de Richelieu en fit un grand usage. Louis XIV, par lettres patentes données à Toulouse le 28 novembre 1659, permit à David Chaliou « de faire faire, vendre et débiter dans toutes les villes et autres lieux de ce royaume que bon lui semblera, une certaine composition qui se nomme *chocolat*, soit en liqueur ou pastille, en boîte ou telle autre manière qu'il lui plaira, et ce, pendant l'espace de vingt-neuf ans. » Le chocolat fut d'abord vivement attaqué, comme toute chose nouvelle ; mais il trouva des défenseurs. Mme de Sévigné écrivait : « J'ai pris avant-hier du chocolat pour digérer mon dîner afin de bien souper ; j'en ai pris hier pour me nourrir et pour jeûner jusqu'au soir. Voilà de quoi je le trouve plaisant : c'est qu'il agit selon l'intention. » Le régent et plus tard Marie-Antoinette firent une grande consommation de chocolat.

Aujourd'hui tout le monde use de chocolat, surtout pour le déjeuner, et c'est un bon aliment quand il n'est pas trop falsifié[1]. Pourtant, tous les estomacs ne supportent pas également bien le chocolat. C'est pour le rendre plus facile à digérer qu'on y ajoute souvent des aromates, de la vanille en France, de la cannelle en Espagne.

Tous les aliments gras dont nous venons de parler conviennent surtout dans les climats froids, dans les saisons froides, et proportionnellement à l'activité musculaire. Ils

---

1. La falsification la plus commune consiste à ajouter beaucoup de sucre et beaucoup de farine ou de fécule à une quantité très-petite de cacao. Une autre falsification, c'est l'addition d'amandes grillées et réduites en poudre. Ce sont là d'ailleurs des fraudes assez inoffensives pour la santé. On reconnaît très-facilement au goût les chocolats de mauvaise qualité. Il vaut mieux payer un peu plus cher, et se fournir chez les fabricants justement renommés : c'est encore une économie.

sont utiles spécialement aux nourrices, aux enfants, aux poitrinaires, aux scrofuleux. Ils sont nuisibles, au contraire, dans les pays chauds, dans les saisons chaudes, chez les gens sédentaires ; ils doivent surtout être proscrits chez les gens bilieux et chez les dartreux, et en général dans toutes les maladies du foie ou de la peau, que leur usage prolongé suffit pour engendrer.

Aliments sucrés.

Les principaux aliments sucrés sont : le sucre, la mélasse, la cassonade, le miel, la betterave, la carotte, le navet, le sucre d'orge, le sucre candi, les bonbons sucrés, les fruits sucrés.

Les aliments sucrés sont peu nourrissants. Ils conviennent dans les pays chauds, dans les saisons chaudes, chez les gens sédentaires et dans les maladies du poumon, de la peau, du foie.

On connaît les fruits sucrés : ce sont la pomme, la poire, la pêche, l'abricot, la figue, la fraise, la framboise, la cerise, l'orange, le raisin, le melon, etc.

Un arboriculteur a imaginé de transformer le goût des fruits sur l'arbre, en les piquant de plusieurs trous assez profonds à l'aide d'une grosse aiguille et en les plongeant immédiatement dans un godet contenant une liqueur choisie d'après le goût qu'on veut communiquer au fruit. Au bout de quelques secondes, les trous absorbent la liqueur, qui se loge ainsi dans l'intérieur du fruit. On renouvelle deux ou trois fois l'opération dans l'intervalle de dix jours, et on laisse mûrir le fruit, qui peut acquérir par ce moyen une foule de saveurs étrangères.

La conservation des fruits est une question fort importante. Souvent on met les fruits dans un endroit frais, comme une cave, sur des planches de sapin ou sur de la paille, en ayant soin, autant que possible, que les fruits ne se touchent pas. Les pommes et les poires se conservent assez bien par ce moyen. Quelquefois on met les poires sur une couche de paille de seigle et on les recouvre de plâtre en poudre. On les entasse ainsi par couches successives dans des caisses, où l'on peut les conserver fort longtemps.

Certains fruits, comme les pêches, sont fort difficiles à conserver. Voici un moyen souvent employé. On verse dans un litre d'eau six gouttes de créosote, et on se sert de cette eau pour éteindre de la chaux. La chaux, une fois éteinte, est écrasée et mêlée avec du charbon en poudre. On dispose les pêches par couches successives que l'on ensevelit soigneusement dans cette poudre composée.

Mais le procédé le plus ordinaire pour conserver les fruits consiste à les mettre en confitures ou en sirops. Les marchands falsifient parfois les confitures en y faisant entrer du potiron, des navets, des carottes. Souvent aussi ils y ajoutent de la teinture, et le docteur Parolari signalait récemment, dans la *Gazette de la Lombardie,* un empoisonnement par des confitures teintes.

Le raisin peut se conserver de plusieurs manières. Une des plus simples consiste à le laisser simplement sécher, suspendu dans un grenier, en ayant soin de tenir les grappes bien séparées de leurs voisines. Le raisin se dessèche un peu et se ratatine légèrement ; il reste très-agréable au goût et se conserve fort avant dans l'hiver.

Quelques horticulteurs coupent la grappe avec une tige assez longue, couvrent la coupure avec de la cire, et mettent le rameau plonger dans un flacon d'eau contenant du charbon en poudre, ou conservent simplement les grappes suspendues à sec. D'autres fois, on enfouit les grappes, couches par couches, dans un tonneau contenant du son.

Le raisin est exposé à une maladie causée par un champignon nommé *oïdium Tuckeri* (découvert en 1847). Ce champignon, tout extérieur, est muni de crampons qui pénètrent dans l'intérieur des parties vertes (feuilles, tiges, et surtout grappes vertes). Il attaque plutôt les treilles élevées que les vignes basses, et a moins de prise sur les raisins à pellicule dure que sur les autres. Les soufrages sont très-efficaces pour prévenir et pour guérir la maladie[1]. On a proposé aussi, pour guérir la maladie, l'eau de mer, l'acide phénique, l'huile de pétrole, la mélasse délayée dans l'eau, etc. Le vin fait avec du raisin malade ne paraît pas nuisible.

M. Conté a présenté à l'académie des sciences de Paris une note où il conclut que l'oïdium apparaît généralement quand la vigne est soumise à l'une des six causes de débilité suivantes : 1° humidité en excès ; 2° direction horizontale des branches à fruit ; 3° surcharge ; 4° voisinage des plantes adventices ; 5° vieillesse du cep ou de l'un de ses bras ; 6° absence d'engrais. Un certain nombre d'expériences, instituées d'après ces données, ont permis de préserver certains pieds de l'oïdium ou de donner la maladie à d'autres.

Tous les aliments sucrés dont nous venons de parler favorisent la digestion quand on les prend en quantité modérée. Pris en excès, le sucre rend la salive acide et attaque les dents ; il donne des maux d'estomac connus sous le nom d'*aigreurs*, d'*acidités gastriques*, de *renvois acides*, suivis même de vomissements ; enfin, il peut engendrer la pierre dans la vessie (gravelle oxalique). C'est surtout chez les enfants qu'on observe ces accidents.

Le sucre peut se transformer dans le corps en matière grasse. Ainsi, dans des expériences de MM. Milne-Edwards et Dumas, des abeilles cloîtrées, nourries exclusivement

---

1. Les premières expériences sur l'efficacité du soufre contre la maladie de la vigne ont été faites à Versailles, en 1850, par M. Duchartre, professeur de botanique à la faculté des sciences de Paris.

de miel, ont fait beauçoup plus de cire que celle qu'elles avaient prise [1].

Aliments féculents.

Les principaux aliments féculents sont le blé ou froment, le seigle, l'avoine, l'orge, le sarrasin ou blé noir, le maïs ou blé de Turquie, le riz, le sorgho, la pomme de terre, les marrons, les châtaignes, les haricots, les pois, les lentilles, etc. On y peut ajouter toutes les fécules qu'on retire de ces substances.

Parmi ces aliments, les plus utiles à l'homme sont le blé et la pomme de terre ; c'est d'eux surtout que nous parlerons en détail.

Le blé et les autres graminées sont formés de matière azotée (surtout du gluten ou fibrine végétale et un peu d'albumine), de matière grasse, de substance féculente avec un peu de matière sucrée (dextrine et glucose) et de quelques sels (chlorure de calcium, phosphate de chaux et de potasse, silice, cellulose). Voici un tableau qui montre leur composition comparative moyenne :

	FROMENT.	SEIGLE.	ORGE.	AVOINE.	MAÏS.	RIZ.
Gluten.	17,25	13.50	14,00	14,50	12,50	7,00
Matière grasse.	2.25	2,25	2,75	5,50	9,00	0,80
Substance féculente. . .	75,00	78,00	75,00	70,00	72,00	90,00
Sels divers. . .	5,50	6,25	8,25	10,00	6,50	2,20
Total ..	100,00	100,00	100,00	100,00	100,00	100,00

1. *Académie des sciences,* séance du 19 septembre 1843.

Dans les blés durs (blé dur de Vénézuéla, blés du Midi), il y a de 22 à 23 pour 100 de gluten et 2,75 de matière grasse ; dans les blés blancs ou tendres (blé Tussel, blés du Nord), il y a seulement 11 ou 11 et demi pour 100 de gluten et 1,85 de matière grasse. C'est le gluten qui permet à la pâte d'enfermer l'acide carbonique de la fermentation.

Par la mouture, le grain du blé est réduit en deux parties : le son et la farine. Quand on mêle le son avec la farine pour faire le pain, on a le pain de tout grain, utile souvent pour entretenir la liberté du ventre, en laissant dans l'intestin un résidu formé par le son, trame végétale que n'attaquent pas les sucs digestifs. Mais le plus souvent on emploie la farine seule pour fabriquer le pain.

On distingue les farines en farines premières, provenant de la première mouture et du centre du grain, plus blanche, contenant plus d'amidon, moins de gluten et de graisse, et en farines secondes, ou de remoulage, moins blanches, mais plus nourrissantes. Quand on retire 75 kilogrammes de farine blanche pour 100 kilogrammes de froment, on dit que le blutage est à 25 pour 100. Pour la farine de munition, on ne blute qu'à 15 pour 100. En Russie, on ne fait aucun blutage pour le pain de munition.

La fabrication du pain comprend trois opérations :

1° On met la farine en pâte avec le quart de son poids d'eau, et on y mélange en même temps du levain ou de la levûre de bière, c'est-à-dire une substance contenant un ferment.

2° On abandonne ensuite la pâte à la fermentation. La glucose (transformation de l'amidon) se dédouble en alcool et en acide carbonique, qui boursoufle la pâte où il est emprisonné par le gluten. Si la pâte n'était pas *levée,* elle serait très-compacte et difficilement attaquée par les liquides digestifs.

3° Enfin, on fait cuire la pâte dans un four chauffé à 200 degrés environ. L'acide carbonique se dilate et boursoufle le pain ; l'excès d'eau, qui nuirait à la conservation du pain, s'évapore ; la surface du pain se caramélise et se change en croûte, qui est plus aromatique, un peu amère et plus digestive ; elle·convient mieux aux estomacs paresseux.

100 kilogrammes de farine donnent 130 kilogrammes de pâte ; avec 115 kilogrammes de pâte, on obtient 100 kilogrammes de pain. 100 kilogrammes de pain frais ne contiennent que 60 kilogrammes de pain sec.

Souvent le pain, dit de quatre livres, présente une fente que le boulanger a faite avec son coude rapidement dans la pâte ; cette fente prouve que la farine est bonne, sans quoi la pâte se réunit.

C'est à juste titre que le pain est d'un usage général. Sa matière azotée (fibrine végétale) est la plus nourrissante parmi les substances végétales. Il faut surtout qu'il soit pur. Cependant il ne peut suffire à l'alimentation, et la nourriture exclusive par le pain amène l'appauvrissement général de l'économie.

La farine du blé, mise en pâte et pétrie sous un filet d'eau, se sépare en deux parties : une trame grisâtre, élastique et molle, qui reste entre les doigts, c'est le gluten ; et une poudre blanche qui se dépose au fond de l'eau, c'est la fécule.

Le gluten sert à faire du pain pour les diabétiques (malades qui rendent du sucre par les urines). Il sert aussi à composer des pâtes alimentaires dont on se sert pour épaissir le bouillon, et qui constituent de la sorte les potages. Pour reconnaître si ces pâtes (pâtes d'Italie, tapioca, etc.) sont pures, on les fait bouillir cinq minutes dans un peu d'eau et on y verse quelques gouttes d'acide sulfurique, qui y déterminent aussitôt une odeur aigre semblable à celle de la colle de pâte, si le gluten n'est pas pur. De même, le gluten qui bleuit par la teinture d'iode contient encore de l'amidon.

Le pain peut être falsifié ou altéré de diverses façons. On falsifie quelquefois la farine de froment avec d'autres farines ou avec du plâtre. On reconnaît ces falsifications de la façon suivante. Par une solution de potasse au centième, les grains de fécule de la pomme de terre se dilatent en grandes cellules, qu'on peut teindre en bleu par l'amidon ; les grains de la farine de froment ne se dilatent pas. On reconnaît les farines de légumineuses (vesce, féveroles) à ce qu'elles prennent une couleur rougeâtre quand on les chauffe rapidement avec de l'acide azotique et qu'on ajoute de l'ammoniaque. La solution de potasse au dixième transforme la farine de froment pure en une pâte homogène, et les autres farines (d'orge, de maïs, de riz) en une pâte où apparaissent des fragments volumineux de cellulose. Le plâtre se reconnaît à ce que la farine croque sous la dent, et, si on la délaye dans l'eau, le plâtre se dépose au fond de l'eau, où il est facile à reconnaître.

Quand la farine est altérée, le gluten est devenu diffluent et le pain ne lève plus. Le même effet se produit avec l'eau des puits de Paris, qui, suivant M. Boussingault, est très-chargée de salpêtre, et par ce motif dissout le gluten, empêche le pain de lever et est impropre à la boulangerie. Dans ce cas, on peut quelquefois rendre au gluten son élasticité par l'addition de sulfate de cuivre (vitriol bleu). On reconnaît la présence de ce sel par le ferrocyanure de potassium, qui le colore en rouge, ou mieux encore par l'incinération du pain, qui laisse un résidu où l'on retrouve facilement le sel de cuivre. On emploie aussi, surtout en Belgique, le sulfate de cuivre à la dose d'une partie pour 10,000 de pain pour le blanchir. Par sa couleur bleue, ce sel efface la teinte jaune des farines inférieures. On emploie quelquefois l'alun au même usage.

La carie ou rouille du blé peut aussi rendre le pain nuisible. C'est une maladie constituée par un petit champignon microscopique qui se met entre les valves du grain et donne au pain une couleur rougeâtre. On la combat par le chaulage préalable des grains, par un lait de chaux, une solution d'arsenic blanc, du carbonate de chaux (craie), du sulfate de cuivre (vitriol bleu), qui tuent les champignons parasites[1]. Mais il faut réserver ce froment pour la semence. En Silésie, au mois d'avril 1867, on employa par mégarde à l'alimentation du froment vitriolé (imprégné de vitriol bleu) et destiné à servir de semence. Avec le pain que donna sa farine, cent personnes furent empoisonnées, non pas cependant mortellement; et le son provenant de ce même froment empoisonna mortellement huit vaches.

Les farines avariées, moisies, employées dans les années humides, dans les moments de disette ou de famine, font également un pain dangereux.

Mais le pain est surtout altéré par des moisissures de diverses sortes : tantôt c'est une moisissure verdâtre, tenant à l'humidité et à l'âge avancé du pain ; d'autres fois, il s'y développe un champignon rouge, nommé par M. Léveillé *oïdium aurantiacum*, et qui apparaît principalement dans les grandes chaleurs et dans les casernes. On l'observa surtout en 1843 dans le pain de munition ; le pain était rouge et s'émiettait comme de la terre.

---

1. Quant aux insectes qui ravagent les tas de blé, on les tue d'une façon assurée jusqu'au dernier en mettant les grains dans des cylindres en tôle où l'on fait le vide, comme cela se pratique à la ferme impériale de Vincennes.

Les maladies par altération du pain, très-fréquentes jadis (il y eut cent cinquante épidémies de ce genre à diverses époques en Allemagne), ont beaucoup diminué par les progrès du criblage, de la mouture, de la panification, et aussi grâce à l'usage général du pain blanc, où les moisissures seraient promptement révélées par leur couleur, leur odeur, leur saveur.

Le grain d'avoine, débarrassé de ses enveloppes dures, est employé, sous le nom de *gruau*, à faire un pain très-blanc, très-délicat, mais moins nourrissant que le pain ordinaire.

Le seigle, dont on fait un pain grisâtre très-nourrissant, et qui sert, avec le miel, à la confection du pain d'épice, est exposé aux mêmes altérations que le blé; mais, en outre, il contient souvent une production parasite, un champignon qui se développe sur l'ovaire du seigle, entre les valves, à la place du fruit. Ce parasite apparaît surtout sous l'influence de l'humidité, dans les pays marécageux comme la Sologne. Il est long de 2 centimètres et a 4 millimètres de diamètre. Sa forme, qui rappelle beaucoup celle d'un ergot de coq, lui a fait donner le nom d'*ergot de seigle*. L'usage prolongé du pain de seigle contenant de l'ergot détermine la gangrène des extrémités, précédée de douleurs très-vives et de refroidissement.

Le maïs et sa farine sont de bons aliments quand la graine est de bonne qualité; mais quand le maïs est mal mûri, ou récolté par la pluie, ou mal conservé, quand sa farine est humide, il s'y développe, au printemps et en été, un champignon produit par la fermentation, le sporizorium maïale, qui donne lieu à la pellagre endémique ou mal de misère.

Le riz ne contient pas assez de gluten pour être paniiable.

Les fécules ou farines servent à composer des aliments légers, restaurants, très-utiles aux enfants, aux vieillards, aux femmes. Toutes les farines de santé les plus vantées n'agissent pas autrement. Ces fécules se retirent soit des légumes, soit des marrons, soit de la pomme de terre.

Les légumes secs, haricots, pois, lentilles, etc., contiennent beaucoup de fécule, et, en outre, de la caséine végétale ou légumine[1]. Ces légumes sont moins nourrissants que le pain ; cependant ils conviennent à certains estomacs délicats, et leur farine a été beaucoup vantée sous le nom de *revalenta, ervalenta, revalescière, etc.* La plupart des farines, dites *de santé,* sont des farines de légumineuses ou de maïs, souvent additionnées de cacao.

On connaît l'usage alimentaire des châtaignes, connues dans le commerce sous le nom de *marrons de Lyon,* et qui contiennent surtout de la fécule et du sucre. Les marrons d'Inde pourraient être employés de même à l'alimentation, s'ils ne contenaient un principe amer qui les fait rejeter. Mais on peut leur ôter cette amertume quand ils sont réduits en farine. Pour cela, on leur enlève l'écorce, on les râpe, on les lave sur un tamis : la fécule se dépose au-dessous, dans une cuvette. On la lave trois ou quatre fois, et on ajoute 2 pour 100 de carbonate de soude (sel moins cher que le sel de cuisine). De la sorte, l'amertume est enlevée, et l'on a une fécule parfaite, que l'on fait sécher, qui se garde aussi bien que la fécule de pomme de terre, et qui peut s'employer aux mêmes usages culinaires (pâtes, gâteaux, etc.). Aujourd'hui, plusieurs

---

1. La caséine des légumes permet d'en faire des fromages. Les Chinois prennent des pois, qu'ils réduisent en bouillie claire ; ils font cailler cette bouillie, comme nous le lait, par les mêmes moyens. Ils pressent bien le caillot, le salent, le mettent dans des formes, et ont de la sorte un vrai fromage composé de véritable caséine.

amidonneries sont exclusivement occupées à extraire la fécule des marrons d'Inde.

On ne connaît pas exactement le lieu natal de la pomme de terre, non plus que la date de son introduction en Europe. Elle y est parvenue dans la seconde moitié du seizième siècle, par deux points différents : elle fut apportée du Pérou par les Espagnols, qui la propagèrent les premiers en Italie, en Belgique, en Bourgogne, en Allemagne (1588); d'autre part, elle fut apportée de l'Amérique septentrionale (la Caroline) en Angleterre et en Irlande par sir Walter Raleigh, envoyé par la reine Élisabeth avec une flotte pour la conquête de nouvelles terres (1586). La pomme de terre se répandit peu à peu en Europe ; c'est d'abord en Angleterre et en Allemagne qu'elle fut appréciée, puis en Belgique et en Hollande. En France, elle a eu plus de peine à se propager, surtout dans les contrées ignorantes. Les paysans ne voulaient en donner qu'à leurs animaux. On sait l'artifice qu'employa à la fin Parmentier. En voyant que ses offres et ses exhortations les plus pressantes étaient repoussées, il fit tout juste le contraire, entoura de palissades ses plantations de pommes de terre et défendit d'y toucher. L'attrait du fruit défendu produisit son effet ordinaire, et Parmentier vit avec bonheur qu'on venait lui voler ses pommes de terre les unes après les autres. L'usage s'en répandit de la sorte. Grâce aux efforts de Parmentier et aussi de Turgot, de François de Neufchâteau, de Cadet de Vaux, de Mathieu de Dombasle, la pomme de terre est aujourd'hui connue et appréciée dans toute la France.

La pomme de terre ou parmentière (du nom de Parmentier, qui a employé sa vie à la propager) est, avec le blé, la production la plus utile à l'alimentation. Elle pousse dans tous les climats, à toutes les hauteurs, et elle

produit dans un même espace huit fois plus que le blé.
On a calculé qu'un arpent de terre rapporte environ 12 à
13,000 kilogrammes de pommes de terre par an, qui peuvent nourrir vingt-quatre personnes pendant un an ; de
sorte qu'un quart d'arpent de terre assurerait la nourriture d'un ménage ordinaire. La pomme de terre vient dans
tous les terrains, pourvu qu'ils aient du fond et qu'ils
soient légers et un peu frais. Elle est tendre et farineuse
dans un sable gras, pâteuse dans un terrain glaiseux et
humide. On augmente beaucoup le rendement des pommes
de terre en coupant les fleurs, pour faire profiter les tubercules de la séve que détournent ces parties.

On compte aujourd'hui cent variétés ou sous-variétés
de pommes de terre. Ce végétal réussit très-bien à l'engraissement des animaux, même de la volaille. L'abondance des bestiaux dans un pays est en raison de la culture
de la pomme de terre, et c'est ce qui fait que l'Angleterre
est si riche en ce genre. L'introduction de la pomme de
terre en Sologne, où elle remplace le foin et les céréales,
a beaucoup amélioré la condition de cette malheureuse
contrée.

La pomme de terre peut se prêter à mille préparations
alimentaires différentes. Elle peut remplacer, ou à peu
près, le pain comme aliment. Les Anglais mangent presque uniquement avec leurs viandes de la pomme de terre
en guise de pain. En France, on ajoute souvent de la
pomme de terre cuite et écrasée dans le pain. On la met
à poids égal de farine de froment ; elle tient le pain plus
frais, plus savoureux, mais un peu compacte. Si elle est
en trop grande proportion, elle le rend pâteux et gras. Le
pain fabriqué uniquement de pomme de terre est massif et
noirâtre. Plusieurs boulangers préparent un pain où ils
mettent 50, 60, et jusqu'à 70 pour 100 de fécule de
pomme de terre, ce qui lui donne de la délicatesse et de

la blancheur. Les pâtissiers s'en servent dans plusieurs gâteaux, et surtout pour les biscuits.

On conserve la pomme de terre dans des lieux frais pour l'hiver, mais difficilement au delà d'une année : il faut prendre garde qu'elle germe, parce que sa fécule disparaît en servant à nourrir la pousse nouvelle. En effet, la pomme de terre est une branche souterraine transformée (nommée tubercule), où le bois est remplacé par un amas de fécule, et qui porte, régulièrement disposés en spirales, de petits bourgeons nommés des *yeux*. Ce sont ces bourgeons qui, dans un air tiède et humide, se développent, et la pomme de terre *germe*. Il faut aussi garantir la pomme de terre de l'humidité, qui la pourrit. D'autre part, il faut la préserver de la gelée : si elle gèle, elle se ramollit, aigrit et devient sucrée ; pourtant, elle garde encore une partie de sa fécule et elle peut encore germer.

Un autre moyen employé de longue date par les Péruviens pour conserver les pommes de terre, c'est la dessiccation. On les pèle, on les coupe par tranches, et on fait sécher ces rouelles au four ou à l'étuve sur des claies d'osier. Il faut conserver ces rouelles dans un endroit sec. Avant de les dessécher, Liébig conseille de tremper les tranches dans de l'eau contenant un millième d'acide sulfurique (huile de vitriol). On les met tremper dans l'eau pure avant de s'en servir.

D'autres fois, pour conserver la pomme de terre très-longtemps, on la fait d'abord à demi cuire à l'eau et on la coupe par tranches qu'on fait sécher à l'étuve ou au four. Dans cet état, elle est transparente et cassante, et, si on la tient dans un lieu sec, elle se garde indéfiniment. Si alors on la casse par morceaux, on en fait des espèces de gruau, de polenta, de sagou, de riz, de vermicelle, qui s'emploient à la place de ceux-ci et les remplacent jusqu'à un certain point.

La fécule de pomme de terre s'obtient à l'aide de la râpe et du lavage. Comme aliment, elle est fort recherchée par les malades, les personnes délicates, épuisées. On en fait des potages de toutes sortes, des pâtisseries plus légères qu'avec la farine, des crèmes, des gelées, etc. ; on en met dans le chocolat et dans le pain. Les enfants surtout s'en trouvent très-bien. C'est un aliment excellent, peu coûteux, facile à conserver, égal ou supérieur à toutes les farines exotiques si vantées, telles que le salep, le tapioca, l'arrow-root, le sagou, etc.

La pomme de terre sert encore à faire de l'eau-de-vie, dont la consommation est très-grande ; 100 kilogrammes de pommes de terre fournissent environ 12 litres d'alcool, et le marc se donne aux bestiaux. On fabrique encore avec la pomme de terre du vinaigre, du sucre, du papier, des couleurs grises assez solides, etc.

On comprend suffisamment l'importance de ce végétal, qui vient au premier rang après le pain comme substance alimentaire. Pendant longtemps même on lui a cru sur le blé une grande supériorité : on s'était flatté que la pomme de terre était exempte de maladies ; mais on a reconnu qu'il n'en était pas ainsi. Le 16 août 1842, M. Martins a fait connaître à l'académie des sciences qu'un champignon microscopique, qu'il nomma *fusisporium solani*, envahissait ses tubercules et les rendait durs et pierreux. Depuis, ce champignon a reçu le nom de *botrytis infestans* : c'est à lui qu'est due ce qu'on appelle la *maladie des pommes de terre*.

La maladie des pommes de terre fut signalée en 1843 aux États-Unis. En 1845, elle fit son apparition en Europe, s'introduisit en France par le nord, venant de Belgique, et ne gagna que plus tard le midi. A cette marche, on reconnaît la propagation d'un parasite, et non l'effet de l'intempérie des saisons. D'ailleurs, jusqu'à cette époque, les années pluvieuses avaient été en Europe celles où la pomme de terre prenait le plus de volume, sans jamais se gâter. L'année 1845 fut signalée par des froids prolongés jusqu'en avril et mai, par des pluies fréquentes en été, par une température très-irrégulière et peu élevée, très-propre au développement des végétaux inférieurs, des moisissures, des fermentations de toute sorte. C'est alors qu'apparut cette maladie des pommes de terre, bien distincte de la putréfaction, et que des épidémies successives ont permis de bien étudier.

La maladie se montre d'abord sur les feuilles; on voit se développer des moisissures à leur face inférieure, dans leurs stomates. Des taches brunes apparaissent sur les feuilles, sur la tige; et la tige s'affaisse, souvent très-vite, en un jour. La maladie se propage ensuite au tubercule, qui se couvre de petites taches rousses, nombreuses; ces taches envahissent d'abord la zone corticale ou l'écorce, qui est la partie la plus abondante en fécule. La fécule, facile à reconnaître par une solution aqueuse d'iode qui la colore en bleu, diminue dans les portions envahies, et dans ce point les cellules sont plus fortement reliées entre elles. La putréfaction, au contraire, désagrége et sépare les cellules et laisse intacts quelque temps les grains de fécule. La substance rousse s'étend et forme de vastes marbrures; à la cuisson, elle durcit, tandis que les parties saines environnantes deviennent farineuses (M. Payen).

Les principaux remèdes contre cette maladie sont :

1° La limitation de la culture;

2° Le choix des variétés les plus résistantes à l'invasion du botrytis (les variétés Saint-Jean, Marjolin);

3° Les procédés de culture : planter les pommes de terre à l'automne; sitôt qu'apparaît le mal, arracher les fanes ou tiges, ou, pour aller plus vite, les faucher, et

10.

fouler le terrain, pour mettre une barrière entre le champignon parasite et le tubercule ;

4° La culture de plantes supplémentaires : l'igname de Chine, pour les hommes ; les grosses espèces d'arum pour les porcs.

On peut tirer parti des pommes de terre malades, soit en les envoyant à la féculerie, soit en les corrigeant. Pour cela, suivant M. Bouchardat, il faut les laver, les peler, les couper par tranches d'un demi-centimètre, les jeter dans de l'eau acidulée (3 grammes d'acide chlorhydrique, ou, d'après Liébig, 30 grammes d'acide sulfurique par litre), les laisser tremper pendant trente heures, soutirer cette eau acidulée, la remplacer par de l'eau pure qu'on renouvelle trois fois en douze heures, puis dessécher au soleil sur des claies les tranches ainsi préparées ; elles peuvent se conserver indéfiniment et servir à tous les usages. Avec 10 centimes d'acide chlorhydrique, on peut conserver ainsi 100 kilogrammes de pommes de terre.

Quand les pommes de terre commencent à se gâter, on peut les donner cuites aux porcs, pour le quart ou le cinquième de leur ration, avec des aliments de bonne nature.

Effets hygiéniques des aliments féculents. — Les substances féculentes se transforment dans le foie en une matière d'apparence laiteuse, qui est, comme le lait, une émulsion graisseuse (Claude Bernard). C'est le foie surtout qui fabrique de la graisse dans l'économie animale ; c'est lui qui subit le premier la transformation graisseuse (chez les ivrognes et chez les oies de Strasbourg). Boussingault a montré que des porcs, arrivés à leur complet développement, et nourris exclusivement de pommes de terre et de graines, font de la graisse. M. Persoz a fait remarquer que les oies, aveuglées et cloîtrées, nourries uniquement de maïs et autres féculents, font de la graisse, et subissent cette transformation graisseuse si recherchée des gourmands, qu'on nomme le *foie gras* [1]. Tout le monde aujourd'hui sait que les féculents ou les farineux font engraisser : tels sont les légumes farineux, le pain, les gâteaux, les pâtisseries. L'excès de fécule produit donc l'obésité, et doit être interdit aux gens gras. Les féculents doivent être également proscrits dans les maladies du foie, et souvent aussi dans les maladies de la peau, de la même façon que les aliments gras.

Insectes nuisibles à l'agriculture. — Après avoir parlé des maladies du blé, de la vigne, des pommes de terre, nous dirons un mot des moyens employés pour combattre d'autres ennemis des végétaux, à savoir, les parasites animaux.

On a vanté beaucoup de moyens pour éloigner ou détruire ces animaux. Il en est un qui paraît pouvoir être d'une application universelle, et qui mérite, à ce titre, d'être signalé.

« Nous lisons, dit un journal, dans une revue d'horticulture qu'un jardinier, dont la maison était infestée de rats et de souris, fut débarrassé de ces hôtes malfaisants peu de temps après l'introduction dans sa cave d'un dépôt d'huile de pétrole. Ce même jardinier, ayant eu l'idée d'arroser son jardin avec de l'eau qui avait séjourné dans des tonneaux vides ayant renfermé du pétrole, vit disparaître toutes les limaces.

« Si les faits signalés par cette note se vérifient par l'expérience, les pharmaciens pourraient préparer pour les agriculteurs des liquides qui seraient d'une grande utilité. L'huile de pétrole, si employée aujourd'hui pour

---

1. C'est un consul romain, nommé Métellus Scipion, qui inventa, selon Pline, l'art d'engraisser les oies et de rendre leur foie délicat.

l'éclairage, est un insecticide d'une efficacité incomparable. La meilleure pour cet effet est la non épurée. Elle se vend à très-bas prix dans le commerce de droguerie en gros. L'arrosage des fraisiers avec de l'eau à laquelle on a ajouté par arrosoir quelques grammes d'huile de pétrole, détruit ou éloigne le mans ou ver blanc du hanneton, qui fait tant de mal à cette culture. Un peu de pétrole brut mêlé à beaucoup d'eau (30 grammes par litre, on agite le mélange avant de s'en servir) est un poison sûr pour les courtilières. Avec un entonnoir, on verse un peu de ce mélange dans leurs trous; elles ne tardent pas à mourir. La peste immonde des cafards, cette vermine tenace de nos maisons, est obligée de battre en retraite devant le pétrole comme devant la benzine; mais le pétrole a bien moins d'odeur. Des injections d'eau pétrolisée (60 grammes par litre) sous les fourneaux et dans les crevasses et trous de murs purgent infailliblement les maisons de ces hôtes incommodes. Mais il faut y revenir à plusieurs reprises, afin de détruire les jeunes générations écloses des œufs pondus avant la première opération.

Champignons et Truffes.

Il existe des aliments intermédiaires aux aliments proprément dits et aux condiments. De ce nombre sont les *champignons* et les *truffes*.

Les *champignons* sont consommés en grande quantité dans certains pays, comme aliments et comme condiments. « Dans le département de la Creuse, dit le *Moniteur d'hygiène*, les cèpes font les délices de toutes les classes de la société, et l'on en mange à tous les repas pendant la saison de ces champignons. Mais c'est surtout à Bordeaux que l'on fait une consommation prodigieuse de cèpes provenant des bois de Podensac, Barsac, Préignac et Langon. Depuis l'établissement des voies ferrées, il en vient notamment de Bayonne, des Landes, de Montauban, du Mas d'Agen et de plusieurs points du département de Lot-et-Garonne, de Périgueux et d'Angoulême, et des localités environnant Bordeaux. En temps d'abondance, la classe ouvrière les recherche avidement, et l'on suspend la consommation des autres comestibles pour ne savourer que ceux-là. »

A Paris, on autorise la vente de quatre espèces de champignons comestibles à l'état frais : 1° le *champignon de couche*, qui s'y vend toute l'année ; 2° la *morille*, que l'on y trouve en avril ; 3° la *chanterelle comestible*, petit champignon à nervures sous le chapeau, d'un jaune d'or, qui fait son apparition à la halle depuis juin jusqu'à l'automne, et nous est apporté de Fontainebleau, 4° la *truffe*. On vend aussi à Paris, mais à l'état sec, le *bolet comestible*, appelé vulgairement *cèpe*. L'inspecteur chargé de l'examen des champignons visite tous les matins ces végétaux exposés sur le carreau des halles ; il visite aussi les autres marchés, et il est rare d'y rencontrer des champignons vénéneux ou trop vieux, parce que les marchands savent qu'en faisant de grandes provisions ils s'exposent à les voir détruire. Grâce à cette surveillance, les accidents dus à l'usage des champignons nuisibles par leur nature ou par leur ancienneté sont extraordinairement rares à Paris aujourd'hui.

Il n'existe pas de caractères auxquels on puisse infailliblement reconnaître les champignons comestibles. On doit rejeter tous ceux qui ont une odeur fétide, une saveur âcre, amère ou acide ; ceux dont la chair est coriace, analogue à celle du liége, ou dont la chair, molle et aqueuse, change de couleur quand on la casse. Même

chez les champignons qui ne sont pas d'espèce vénéneuse, les feuillets qui tapissent le dessous du chapeau
contiennent des corpuscules (des *spores* ou sortes de
graines) donnant souvent lieu à des accidents (vomissements, coliques, etc.).

Il est possible de rendre inoffensifs les champignons les
plus dangereux, en les faisant bouillir dans l'eau pendant un quart d'heure. En effet, le principe vénéneux des
champignons nuisibles, nommé *amanitine*, est soluble
dans l'eau; par l'ébullition dans l'eau, les champignons
perdent leur propriété vénéneuse, mais l'eau de cuisson,
donnée à un chien, le tue. L'amanitine est encore soluble
à froid dans le vinaigre, l'alcool, l'eau salée ou alcaline.
Dans le Nord, où l'on conserve les champignons dans de
l'eau salée, on fait usage indifféremment de toutes les
espèces. Pour chaque livre (500 grammes) de champignons coupés de médiocre grandeur, il faut un litre d'eau
acidulée par deux ou trois cuillerées de vinaigre, ou deux
cuillerées de sel gris si l'on n'a pas autre chose. Dans le
cas où l'on n'aurait que de l'eau à sa disposition, il faut
la renouveler deux ou trois fois. On laisse les champignons tremper à froid pendant deux heures entières; puis
on les lave à grande eau. Ils sont alors mis dans l'eau
froide, qu'on porte à l'ébullition; et, après une demi-
heure, on les retire, on les lave encore, on les essuie et on
les apprête comme mets spécial. Il est inutile de dire que
toutes les eaux qui ont servi à laver les champignons doivent être jetées.

Le docteur Lebon rappelle en ces termes des expériences
concluantes faites à ce sujet : « Le principe vénéneux des
champignons est soluble dans l'eau additionnée d'une petite
quantité de vinaigre ou de sel marin. On peut donc les en
dépouiller, en les faisant macérer dans un de ces liquides.
En 1851, un naturaliste du Muséum, M. Gérard, entreprit

à ce sujet une série d'expériences très-concluantes, qu'il répéta devant une commission nommée par le conseil de salubrité. En présence des membres de cette commission, dont faisaient partie Cadet de Gassicourt et Flandin, il consomma des quantités considérables de champignons réputés les plus dangereux, tels que la fausse oronge et l'agaric bulbeux. Le moyen qu'employait M. Gérard pour priver les champignons de leur principe actif est très-simple. Il suffit de les faire macérer pendant deux heures dans de l'eau additionnée d'une cuillerée de vinaigre par litre, de les faire ensuite bouillir pendant un quart d'heure dans de l'eau ordinaire, et de les laver à l'eau froide. On peut alors les préparer comme on le désire. Quelques amis de la routine ont prétendu que les champignons préparés par ce procédé perdent toute saveur. Nous nous sommes convaincu par expérience de l'inexactitude de cette assertion. Les champignons soumis à des lavages ne perdent leur parfum que si on les soumet à une ébullition trop prolongée dans l'eau vinaigrée. »

Dans les empoisonnements par les champignons, il faut faire vomir au plus vite, ou, s'il est trop tard, purger; car il n'existe pas de contre-poison. Contre les accidents consécutifs, on donnera du café noir à haute dose.

La *truffe* est un champignon souterrain, charnu, compacte, de forme arrondie, irrégulière, d'un volume variable, depuis celui de la noisette jusqu'à celui du poing. Elle a une odeur particulière très-forte. L'odeur et la saveur des truffes sont très-volatiles, car elles passent à la distillation. Pourtant, une chaleur douce dessèche les truffes sans leur faire perdre leur arome. On pourrait donc employer la dessiccation pour les conserver.

Les truffes croissent, se développent et se reproduisent sous terre, sans rien faire paraître au dehors ; aussi les

Italiens leur ont donné le nom de *tartuffo* (qui se cache, qui se déguise). On les trouve dans les terrains légers, sablonneux, dans les bois de châtaigniers, de chênes, à 15 centimètres environ de profondeur (on dit qu'elles remontent à leur maturité et qu'elles arrivent à 2 ou 3 centimètres du sol). On reconnaît leur gisement à l'odeur, au son que rend la terre, au fendillement qu'elle présente souvent. On dresse des chiens et surtout des porcs à ce genre de recherches.

Au printemps, la truffe n'est qu'un tubercule rougeâtre, de la grosseur d'un pois ; elle s'accroît pendant l'été et elle devient alors blanche et charnue (truffe blanche) ; vers la fin de l'automne, elle se colore et acquiert l'odeur forte qui la caractérise. Les années où les truffes sont le plus abondantes sont en général les années pluvieuses[1].

En France, la truffe la plus estimée est celle de Sarlat, en Périgord. Pour qu'elle soit parfaite, il faut, disent les paysans périgourdins, *que sio negro çoumo l'amo d'un donnâ* (qu'elle soit noire comme l'âme d'un damné). C'est le froid qui lui donne cette couleur d'ébène et son incomparable parfum. Après celles du Périgord, les meilleures truffes viennent du Dauphiné et de la haute Provence. Le Piémont est très-fier de ses truffes blondes, qui sont, en effet, assez délicates. L'Arabie produit des truffes blanches comme la neige et d'un goût exquis. L'Inde aussi récolte des truffes blanches, dont les Indiens font une liqueur excellente. Il y a des truffes grosses comme le poing. Ces truffes géantes peuvent bien faire un étalage, mais ici le mérite ne se mesure pas à la taille, comme chez les potirons, et ces phénomènes n'ont rien de commun avec le « diamant de la cuisine » exalté par Brillat-Savarin.

1. Aujourd'hui on obtient des truffes par la culture artificielle. M. Payen, de l'Institut, en a parlé longuement dans la *Revue des deux Mondes* du 1er février 1869.

On connaît l'usage culinaire des truffes. On en met dans les ragoûts, dans les sauces, dans les pâtés de foie gras ; on en farcit particulièrement des volailles, qu'elles conservent pendant un temps assez long. Elles étaient connues des anciens, qui les estimaient beaucoup. Chez les Romains, Apicius et Lucullus en faisaient venir à grands frais de la Libye, de Carthage. Chez les Grecs, on accorda à Athènes le droit de bourgeoisie aux enfants de Chérips, pour avoir inventé une nouvelle sorte de ragoût aux truffes.

On conserve les truffes dans une portion de leur terre, afin qu'elles se dessèchent moins. On les préserve de la gelée, dit-on, en les entourant d'un papier de soie. En général, les truffes sont difficiles à conserver. On a pourtant essayé divers moyens de les garder. M. Bonafous a conservé la truffe du Piémont (après l'avoir dépouillée de la terre qui l'environne au moyen du lavage et de la brosse) en l'enfouissant dans le millet, et mieux encore dans la farine de maïs ou dans le beurre fondu.

La truffe est un aliment sain, agréable, de facile digestion, à condition qu'on en mange modérément et après les avoir bien divisées par la mastication. Les indigestions qu'on leur attribue sont souvent dues soit aux grands repas dans lesquels elles figurent, soit aux aliments lourds qu'elles parfument, comme le pâté de foie gras.

Des condiments ou assaisonnements.

Les *assaisonnements* ou *condiments* ont pour objet d'exciter l'appétit et de faciliter la digestion. Ils conviennent surtout dans les pays chauds ou pendant les saisons chaudes, quand il y a langueur des fonctions digestives. Pourtant il n'en faut pas abuser ; l'excès des condiments et surtout du piment dans les pays chauds peut amener des maladies du foie et du tube digestif (estomac, intestin).

Les condiments conviennent surtout avec les aliments fades, comme le veau, le poisson, les viandes blanches, les légumes, ou de digestion difficile, comme le porc, et les substances grasses de toute sorte.

On peut diviser les assaisonnements en trois groupes principaux : les condiments salés, les condiments acides et les condiments aromatiques.

Condiments salés. — Ils ont pour type le *sel marin* ou *sel de cuisine*, nommé le *sel* par excellence.

Le sel se tire des mines de sel gemme, ou de l'eau de la mer, ou de certaines eaux thermales salées. Le sel gris, plus amer que le sel blanc, est moins pur ; mais c'est un meilleur stimulant de l'appétit et de la digestion.

Le sel a une importance capitale dans l'alimentation. Il fait partie de la composition du sang ; et comme l'homme perd, en vingt-quatre heures, environ 10 grammes de sel par toutes ses excrétions, il faut en prendre par jour une quantité équivalente pour réparer les pertes du sang. Tous les peuples mangent du sel.

On sait que le sel est également bon pour les animaux, surtout pour les ruminants. Il convient mieux aux moutons et aux vaches qu'aux chevaux.

L'insuffisance de sel produit l'atonie digestive et l'affaiblissement de la nutrition. L'excès de sel n'a guère d'autre inconvénient que d'exciter la soif.

Il faut rapprocher du sel les *salaisons*, comprenant le jambon, le saucisson, les harengs saurs, les sardines, les anchois, le thon mariné, le caviar, fait avec des œufs d'esturgeon et si employé en Russie.

Condiments acides. — Le type des condiments acides est le vinaigre.

Le vinaigre est le produit de la fermentation acide des liqueurs alcooliques, telles que le vin, le cidre, la bière, etc. Le vinaigre le plus usité pour la salade est le vinaigre de vin ; le plus renommé se fabrique à Orléans. On emploie aussi quelquefois comme vinaigre de table du vinaigre de bois (obtenu par la distillation du bois), bien purifié, convenablement étendu et aromatisé, nommé *vinaigre de Mollerat*.

On falsifie souvent le vinaigre avec les acides sulfurique, chlorhydrique, azotique, tartrique, oxalique, ou avec des substances âcres, telles que le poivre long, le piment rouge, le pyrèthre, la moutarde, le garou. Le vinaigre contient aussi quelquefois de l'arsenic, du cuivre ou du plomb[1]. Tous ces vinaigres sont nuisibles.

On doit rattacher au vinaigre les assaisonnements dont il forme la base, comme les *cornichons* et les diverses *conserves* vinaigrées.

Les autres condiments acides sont le *jus de citron* et le *verjus*. On pourrait y ajouter l'*oseille* et les *tomates* ; ces deux dernières substances doivent être interdites dans la gravelle oxalique : ce sont elles qui le plus souvent engendrent chez les enfants la pierre dans la vessie.

Les condiments acides conviennent comme stimulants de l'appétit et comme rafraîchissants contre la soif, sous forme d'eau vinaigrée ou de limonades, dans les pays chauds ou les saisons chaudes, chez les gens à travaux énergiques. Les vins aigrelets et la piquette des campagnes agissent de la même façon.

Condiments aromatiques et âcres. — Les *poivres* com-

---

1. C'est à l'aide des réactifs chimiques appropriés qu'on décèle ces acides et ces métaux nuisibles ; mais il serait trop long d'indiquer ici tous les moyens de reconnaître ces falsifications. Les falsifications des substances alimentaires composent à elles seules un ouvrage considérable dû à M. Chevalier.

prennent le piment, le gingembre, le curcuma, le karri à l'indienne, le tchatni.

Les *aromates divers* sont : le laurier, la vanille, la cannelle, la muscade, le safran, les clous de girofle, les baies de genièvre, le persil, le cerfeuil.

Les *condiments âcres* sont : le radis, le raifort, le cochléaria, la moutarde, l'ail, l'oignon, l'échalote, la ciboule, etc.

Tous ces condiments doivent leur arome à une essence et leur âcreté à une résine. Ils sont nuisibles chez les gens qui ont des maladies de l'estomac, du foie ou de la peau, par laquelle ils s'éliminent en produisant une irritation vive et souvent une odeur marquée.

Mais ils conviennent aux gens dont la digestion est languissante, ce qui est le cas ordinaire dans les pays chauds. Aussi les gens qui ont habité les climats chauds y prennent l'habitude de ces condiments : tels sont les Anglais à leur retour de l'Inde[1].

Conservation des substances alimentaires.

Les matières organiques en général peuvent être détruites par divers animaux parasites, comme les mouches qui déposent leurs œufs sur les viandes, les vers qui se forment dans les fromages, les charançons qui rongent le blé, les petites chenilles des vieux vêtements, etc. Mais, en outre, les substances organiques, et en particulier les

---

1. Tel est aussi mon excellent ami le docteur Benet-Duperraud, qui fut pendant sept ans médecin du roi de Lahore Runjet-Sing, et qui, depuis trente ans qu'il est revenu de l'Inde, a conservé l'habitude du *tchatni;* il doit à cette moutarde indienne, dont il garde le secret, non-seulement la conservation de son formidable appétit, mais encore la guérison de certaines atonies digestives, gastralgies et dyspepsies, rebelles à tous les remèdes de la pharmacie.

aliments, se transforment ou se détruisent par l'action d'êtres vivants microscopiques qu'on nomme des *fer-ments*. Ce phénomène s'appelle la *fermentation*.

Chaque substance a son ferment particulier. Les sub-stances végétales subissent les fermentations alcoolique et acide, et les substances animales la fermentation pu-tride. C'est la fermentation alcoolique qui transforme le raisin en vin, le houblon en bière, la farine en pain. C'est la fermentation acide qui transforme les liqueurs alcoo-liques en vinaigre, et qui dédouble le lait en crème et en lait caillé. C'est la fermentation putride qui décompose les viandes de toute sorte, le poisson, les œufs, et même les végétaux.

Aucune de ces fermentations ne peut s'accomplir sans la présence d'êtres vivants microscopiques, animaux (in-fusoires, vibrions) ou végétaux (mycodermes). M. Pas-teur, qui a démontré cette vérité, a prouvé en même temps que le seul rôle de l'air dans les fermentations consistait à fournir les germes ou les spores de ces ferments. En effet, si on met de la viande, du sang, du lait ou toute autre matière animale ou végétale, dans un ballon de verre, et qu'on ne fasse arriver dans ce ballon que de l'air filtré à travers un tube contenant une mèche de coton suf-fisamment longue et serrée, la viande ou les autres ma-tières se conservent dans cet air privé de spores sans se putréfier. Mais si l'on examine la mèche de coton, on la trouve imprégnée des spores qui engendrent les ferments. On prive l'air encore plus sûrement de ces spores, en le faisant passer à travers un tube incandescent. En effet, la chaleur poussée à un certain degré, de même que le froid quand il est vif, tuent le ferment et empêchent la décom-position putride. Il faut aussi, pour que le ferment se dé-veloppe, un certain degré d'humidité.

Les trois conditions indispensables pour une fermentation sont donc : 1° l'air ordinaire, contenant les germes ou les spores des ferments ; 2° de l'humidité ; 3° une chaleur modérée (de 8 degrés à 55 degrés, mais surtout de 20 à 30 degrés).

Par conséquent, on empêche la fermentation et la décomposition des substances organiques soit par la privation d'air (en faisant le vide), soit par la destruction du ferment au moyen de la dessiccation, du froid, de la chaleur ou de certaines substances, comme l'alcool, le sel marin, le salpêtre, le vinaigre, les huiles essentielles, qui tuent le ferment.

Le meilleur procédé actuellement connu pour la conservation des substances alimentaires, c'est le procédé d'Appert. Il s'applique également bien aux substances animales et aux substances végétales. Ce procédé est fondé sur le principe de la soustraction à l'air. On enferme la substance à conserver dans des bouteilles à large col, ou mieux dans des boîtes de fer-blanc, et on les met au bain-marie pendant un quart d'heure, à une chaleur de 75 à 100 degrés, pour chasser l'air. Puis on ferme hermétiquement, soit avec du goudron, soit avec une soudure métallique.

Le procédé Appert conserve parfaitement, et avec toute leur fraîcheur, les viandes et toute espèce d'aliments. Des boîtes préparées de la sorte ont été, par les soins de l'amirauté anglaise, envoyées sous les tropiques, ramenées en Angleterre, abandonnées dans les glaces polaires par le capitaine Parry, retrouvées par le capitaine Ross, et ouvertes seize ans après leur préparation : les viandes qu'elles contenaient étaient excellentes.

Voici d'autres procédés employés dans le même but, mais tous bien inférieurs :

1° Le froid : on conserve le poisson dans la glace ;

2° La dessiccation des viandes à l'air sec et chaud : quatre livres de viande fraîche sont réduites à une livre ;

mais la viande reste toujours un peu dure ; ce moyen est employé dans l'Inde.

3° La salaison : on l'emploie pour le porc, pour le bœuf (en Amérique surtout), pour le hareng ; les viandes salées sont difficiles à digérer et ont perdu une partie de leur valeur nutritive ; le lard salé se conserve dans le foin ou dans les cendres.

4° Le boucanage : on enfume la viande après l'avoir salée. La créosote et les autres essences âcres contenues dans la fumée tuent les germes de la fermentation. Mais la viande boucanée est plus dure.

Pour les autres moyens employés à la conservation des viandes, du poisson, du lait, du beurre, des œufs, on se reportera aux articles qui concernent ces aliments.

Pour conserver les farines, il faut les tenir dans un grand état de sécheresse, comme dans les silos des pays chauds. Le pain ordinaire est difficile à conserver ; dans un endroit sec, il perd de son eau par évaporation (100 grammes en deux jours pour un pain de 4 livres), et il devient dur ; dans un endroit humide, il moisit (par le développement de champignons microscopiques). Les pain et les farines seraient impossibles à garder dans les traversées maritimes. C'est pour y suppléer qu'on a imaginé le biscuit de mer, sorte de pain peu cuit, fait avec très-peu d'eau (un dixième seulement du poids de la farine). Ce pain est sec et dur, et encore il s'altère quelquefois, par suite de la présence de larves que conserve une partie de la substance farineuse.

Les plantes légumineuses (pois, haricots, etc.) se conservent très-bien par le procédé Appert. Pourtant, il est un autre procédé reconnu supérieur et approuvé par l'académie des sciences et l'administration de la marine : c'est le procédé Masson. On dessèche les légumes à une température modérée dans une étuve, puis on les soumet,

à l'aide de la presse hydraulique, à une compression énergique. Lorsqu'on veut s'en servir, on les plonge pendant
trente à quarante minutes dans de l'eau à 40 ou 50 degrés, où ils reprennent l'eau qu'ils avaient perdue. Bien
préparés, ces légumes se conservent parfaitement, et sont
difficiles à distinguer des légumes frais.

Les racines (carottes, betteraves, navets) se gardent
très-bien dans un lieu un peu frais et pas trop humide,
par exemple dans une cave sèche. Souvent on enterre les
carottes dans du sable ou de l'avoine pour les mieux conserver. Il faut en couper le collet, pour empêcher qu'elles
ne germent. Il en est de même des bulbes d'oignon et d'ail,
ainsi que du chou, que l'on garde aussi à l'état de chou-
croute[1].

Certains végétaux se conservent dans le vinaigre : cornichons, oignons, betteraves, choux-fleurs, carottes, etc.

Les abricots, les poires, les figues, les pommes, les
prunes, les raisins, se conservent bien par la dessiccation,
ou par le sucre (gelées, sirops, confitures), ou par l'alcool (cerises, prunes à l'eau-de-vie).

Aliments nuisibles.

Plusieurs causes peuvent rendre les aliments nuisibles.
Nous allons les indiquer sommairement pour les principales
classes d'aliments.

Viandes. — Dans les grandes villes, où l'on exerce à la
halle une surveillance active sur toutes les substances alimentaires, et en particulier sur la viande, la viande est
réputée malsaine lorsque du sérum (sorte d'eau claire)
suinte à sa surface, lorsqu'elle est molle au toucher, lorsque la coupe transversale présente des taches brunâtres

---

1. Pour les pommes de terre, on se reportera à l'article qui leur a
été consacré.

ou des infiltrations séreuses, lorsqu'elle répand une odeur ammoniacale ou une odeur aigre, lorsqu'elle se réduit facilement en pulpe par la pression. Ces signes indiquent un commencement de décomposition, et c'est là l'altération la plus fréquente de la viande. A un degré plus avancé, il y a putréfaction véritable, et l'odorat la découvre facilement.

La viande peut aussi avoir été altérée par une maladie de l'animal, soit la cachexie séreuse dans les pays de marais, soit la phthisie chez les vaches, soit, chez les autres animaux, la fièvre de sang, les maladies charbonneuses, la rage, la morve, etc.

Quel que soit le genre de mort, la chair cuite n'a aucune propriété malfaisante. Cependant il vaut mieux ne pas manger la chair des animaux morts de maladie.

Quant aux animaux morts du charbon, on ne doit les utiliser dans aucune de leurs parties ; il faut les enterrer tout entiers et profondément, sinon les insectes ou les animaux carnassiers qui rongent leurs dépouilles transportent le virus charbonneux.

Certains animaux mangent impunément des plantes vénéneuses, et leur chair devient vénéneuse à son tour. Ainsi, la chèvre mange de la ciguë et le lapin de la belladone sans en être incommodés. Dans ces dernières années, il y eut à Londres un procès d'empoisonnement par la belladone, dans lequel il fut reconnu que l'empoisonnement avait été accidentel, et qu'il avait été causé par un repas fait avec un lapin qui s'était nourri de cette plante.

Enfin, les parasites, comme la trichine dans le porc ou le lapin, rendent encore la viande très-nuisible, ainsi qu'il a été dit plus haut.

Poissons. — Certains poissons ou certaines parties du poisson sont nuisibles par leur nature même. Les œufs de brochet, de barbeau, sont dans ce cas. Pline parle d'un

11.

genre de poulpe (aplysie) que Néron et Domitien faisaient servir à des empoisonnements, et qu'on employa pour faire mourir Titus. Dans les pays chauds, sous les tropiques, certains poissons, en dehors de toute maladie et de toute altération, sont toxiques et empoisonnent ceux qui les mangent. Aussi, à bord, avant de manger des poissons inconnus, on en fait l'essai sur des chats ou sur des poules, surtout en leur faisant manger les intestins, le foie et le frai.

Les poissons salés et mal conservés éprouvent souvent une altération spéciale, qui survient aussi dans les autres salaisons, et dont on n'a pas encore bien déterminé la nature; mais on en a constaté les effets nuisibles : c'est une sorte d'empoisonnement lent, qui altère peu à peu toutes les fonctions, et qui peut amener la mort au bout de plusieurs mois.

Quelquefois la qualité nuisible du poisson est due à un empoisonnement de l'animal, soit par certains procédés de pêche (comme l'emploi de la coque du Levant, un poison violent), soit par le cuivre des vaisseaux, soit par la nourriture des poissons. Ainsi, quand les fruits du mancenillier tombent à la mer, les poissons ou les crabes qui en mangent n'en périssent pas, mais ceux qui mangent ces animaux en sont empoisonnés.

Les escargots se nourrissent volontiers de feuilles de ciguë et surtout de belladone. Aussi il ne faut les manger que quand ils ont été parqués et nourris de laitue, de feuilles de carotte, etc.

Souvent les coquillages connus sous le nom de *moules* déterminent tous les symptômes de l'empoisonnement; et s'il fallait s'en rapporter à la croyance populaire, ces accidents devraient être attribués, soit à la présence de petits crabes, soit au frai des étoiles de mer, soit encore à la présence dans les coquillages de vers myriapodes, munis d'un appareil à l'aide duquel ils distillent un venin subtil qui pénètre la moule tout entière et se communique ensuite par l'ingestion. Cette croyance est surtout répandue chez les riverains de l'Océan. D'autres personnes encore donnent une nouvelle cause aux empoisonnements par les moules. Ces coquillages, suivant elles, s'attachent parfois aux armatures en cuivre des navires, et s'imprègnent alors de sels de cuivre, qui, sans attaquer la vitalité de l'animal, n'en constituent pas moins un poison violent dont la présence peut amener les plus dangereux résultats.

Les accidents causés par l'ingestion des moules doivent le plus souvent être attribués à une disposition individuelle. Un des phénomènes les plus ordinaires en pareil cas, c'est l'apparition d'une urticaire plus ou moins générale, c'est-à-dire d'une éruption pareille à celle que provoque la piqûre des orties. Pour éviter ces accidents, les pêcheurs préparent les moules avec du vinaigre et du poivre, et ils n'en mangent jamais sans boire, après, un petit verre d'eau-de-vie. On peut ainsi manger impunément des moules du mois d'octobre au mois de mai; pendant les autres mois de l'année, la moule est nauséabonde et même dangereuse; il est donc préférable de s'en abstenir.

Végétaux. — On a déjà vu l'effet de certains végétaux sur l'homme par l'entremise des animaux (ciguë, belladone), et les dangers des champignons vénéneux. Il serait trop long de parler de toutes les plantes qui sont des poisons. L'une de celles qui causent le plus fréquemment des méprises funestes, c'est la belladone.

Les fruits de la belladone sont charnus, d'abord verts, puis rougeâtres et presque noirs, à peu près de la grosseur d'une cerise. Ils ont une saveur douceâtre qui n'est pas désagréable, et ont souvent été pris pour l'espèce de cerises appelées *guignes*. Les paysans bretons les appellent *guignes de côtes*. En petite quantité (deux ou trois), les baies de belladone sont à peu près inoffensives ; mais en plus grande quantité il n'en est pas de même. Billiard a rapporté le fait de quatorze enfants de l'hospice de la Pitié qui s'empoisonnèrent au jardin des Plantes en 1773 avec ces baies. **M.** Gaulthier de Claubry cite l'histoire de cent cinquante soldats français qui s'empoisonnèrent avec ce fruit. Le premier remède consiste à provoquer le vomissement et les autres évacuations.

Une autre méprise dans les assaisonnements de la cuisine a fait prendre de la ciguë pour du persil, ou la racine de la ciguë vireuse (ciguë d'eau) pour celle du panais, et cette méprise a causé des accidents plus ou moins sérieux[1].

Des ustensiles de cuisine.

Les ustensiles de cuisine en plomb, en zinc, en cuivre peuvent être très-nuisibles. Les grains de plomb qu'on emploie au nettoyage des bouteilles, et qui parfois restent fixés dans le fond, les poteries vernissées avec des oxydes de plomb, et dans lesquelles on fait bouillir des substances acides, peuvent causer des accidents dus à la présence du plomb dans les aliments ou les boissons.

Les vases de cuisine en cuivre sont souvent attaqués par les acides (vinaigre, citron, oseille), soit à chaud, soit quand on y laisse refroidir des aliments, et ils deviennent ainsi la source de fréquents empoisonnements. Pour remédier à cet inconvénient, on étame les casseroles, c'est-à-dire on les enduit à l'intérieur d'une couche mince d'étain, métal inoffensif. Il faut avoir soin de faire étamer de nouveau les casseroles de cuivre quand l'étamage s'en va.

L'étain sert également à fabriquer des vases des-

1. On trouvera dans la quatrième partie de cet ouvrage des détails sur les empoisonnements et sur les secours qu'ils réclament.

tinés à contenir des boissons. Mais l'étain est un métal cher, et les fabricants y mêlent volontiers une quantité énorme de plomb, dont le prix est peu élevé. Le plomb est facilement attaqué par les aliments ou les boissons, et produit chez le consommateur un empoisonnement lent, mais redoutable. Ces fabricants y mêlent quelquefois même de l'antimoine, autre métal également pernicieux.

Au mois d'octobre 1868, à l'académie de médecine de Paris, M. Gobley fut le rapporteur d'une commission nommée au sujet d'un mémoire de M. Jeannel, de Bordeaux, sur les étamages et sur la poterie d'étain.

« Les ordonnances de police, dit M. le rapporteur, prescrivent depuis longtemps déjà de n'employer que de l'étain pur pour l'étamage de tous les vases destinés aux usages alimentaires. M. le ministre de la guerre, dans une instruction adressée le 11 juin 1864 à tous les chefs des hôpitaux militaires, ordonne de s'assurer si dans ces établissements les prescriptions de l'autorité sont exécutées. M. Jeannel a été chargé de ce travail pour l'hôpital militaire de Bordeaux, et c'est le résultat de ses observations qu'il a envoyé à l'académie.

« M. Jeannel s'est proposé particulièrement de rechercher quelle était la proportion de plomb que contenait l'étain dont se servent les étameurs. Après avoir examiné les étamages de l'hôpital militaire de Bordeaux, M. Jeannel en a analysé un grand nombre en dehors de cet établissement, et il a reconnu que dans la ville de Bordeaux les étameurs employaient de l'étain qui renfermait jusqu'à 25 et 50 pour 100 de plomb.

« La commission a soumis elle-même à l'analyse un grand nombre d'étamages, et elle a reconnu qu'à Paris, chez les étameurs qui méritent confiance, l'étamage est toujours fait avec de l'étain pur; mais elle a constaté aussi que chez le plus grand nombre, et surtout chez les étameurs ambulants, l'étamage renferme toujours du plomb dont la proportion est quelquefois considérable.

« M. Jeannel a également soumis à l'analyse la poterie d'étain de l'hôpital militaire de Bordeaux, et il a trouvé qu'elle était formée de 85 d'étain et 15 de plomb. La commission, de son côté, a analysé plusieurs des objets en étain que l'on trouve dans le commerce, et elle a constaté que plusieurs de ces objets contenaient une proportion considérable de plomb. »

M. le rapporteur, après avoir fait ressortir les dangers que peuvent entraîner ces alliages pour les objets destinés à contenir des matières alimentaires, termine en ces termes : «Des faits consignés dans ce rapport, nous croyons pouvoir tirer les considérations suivantes : 1° maintenir pour les étamages l'emploi de l'étain fin ne contenant pas plus de 1 à 2 pour 100 de métaux étrangers, parce que ce métal est sans danger pour la santé publique, et qu'il peut être employé seul pour cet usage; 2° fixer le titre de l'étain de 5 à 6 pour 100 de plomb pour tous les vases et ustensiles destinés à contenir des aliments ou des boissons, parce que cet alliage n'offre pas de danger sérieux et qu'il est suffisant pour la solidité du métal; 3° exiger le contrôle sur tous les objets en étain, comme on le fait pour les mesures, ou tout au moins le nom et l'adresse du fabricant ; 4° substituer à l'essai par la balance hydrostatique l'analyse chimique, qui seule permet d'apprécier d'une façon exacte le titre de l'alliage. »

SECTION II. BOISSONS.

Les boissons sont aussi nécessaires que les aliments. Elles sont destinées à faciliter la digestion quand on les prend aux repas ; et, en dehors des repas, elles remplacent dans le sang l'eau qui s'est échappée du corps par les urines, par les sueurs, par l'évaporation des liquides à la surface de la peau et à l'intérieur des poumons.

On peut distinguer les boissons en quatre grandes classes :

1° Les boissons aqueuses, dont le type est l'eau ordinaire ;

2° Les boissons acides, telles que l'eau de Seltz, les limonades diverses ;

3° Les boissons aromatiques, représentées surtout par le café, le thé, le chocolat ;

4° Les boissons fermentées, comprenant le vin, la bière, le cidre, etc., et les diverses liqueurs ayant pour base l'alcool, tels que l'eau-de-vie, le rhum, le kirsch, l'absinthe, etc.

Boissons aqueuses.

L'eau distillée, ou chimiquement pure, est uniquement composée d'hydrogène et d'oxygène. Mais l'eau destinée à l'alimentation contient, en outre, diverses substances, les unes utiles, les autres nuisibles.

Les substances utiles sont : l'air, l'acide carbonique, les carbonates, les chlorures, iodures, bromures alcalins

Les substances nuisibles sont : les azotates, les sulfates, la matière organique.

La présence de l'air dans l'eau est un témoignage de sa pureté, car les matières putréfiées absorbent tout de suite l'oxygène de l'air ainsi dissous dans l'eau. L'absence d'oxygène dans l'eau donne le goître, suivant les médecins américains. L'acide carbonique donne à l'eau une saveur aigrelette qui facilite la digestion. L'absence des iodures et des bromures alcalins donne le goître (Chatin). Certaines eaux, riches en silice, ont été accusées de faire tomber les dents. Les azotates ou nitrates et les sulfates proviennent toujours d'une matière organique décomposée. L'eau des puits de Paris, abondante en azotates, n'est pas bonne à boire et, on l'a vu, est impropre à la boulangerie. La présence du sulfate de chaux donne le goître (M. Grange). La matière organique peut n'être pas nuisible; mais elle finit toujours par se décomposer et gâte l'eau.

Eau potable. — L'eau potable, c'est-à-dire bonne à boire, doit remplir les conditions suivantes :

1° Être bien aérée;

2° Contenir peu de matière organique, et surtout n'en pas contenir à l'état insoluble;

3° Contenir de préférence la chaux à l'état de carbonate plutôt que de sulfate ;

4° Autant que possible, ne pas donner par litre plus de 50 centigrammes de principes fixes, c'est-à-dire de résidu de l'évaporation. M. Bouchardat accorde 1 gramme de principes fixes par litre, pourvu que les trois quarts au moins de ce gramme ne soient pas du sulfate de chaux.

L'eau potable doit être fraîche : aussi, l'eau de source est préférable à celle de rivière. Elle doit être parfaitement limpide et incolore, inodore, à peine alcaline, ce qui démontre l'absence de matière organique. Elle doit avoir peu de saveur et être d'un goût agréable, ce qui prouve qu'elle ne contient pas un excès de sels. Sa densité doit être voisine de celle de l'eau distillée. Elle doit dégager avant l'ébullition des bulles de gaz nombreuses, dues à la présence de l'oxygène et de l'acide carbonique. Enfin, elle ne doit pas troubler fortement par l'ébullition, ne pas précipiter abondamment par l'oxalate d'ammoniaque, bien dissoudre le savon et bien cuire les légumes (pois, haricots) sans les durcir : toutes circonstances qui prouvent qu'elle contient peu de sels de chaux.

Les anciens, les Romains surtout, jugeaient de l'eau d'un pays par la santé de ses habitants.

Choix des eaux potables. — Les principales eaux potables sont : 1° l'eau de source, 2° l'eau de puits, 3° l'eau de pluie, 4° l'eau de rivière ou de fleuve.

Eau de source. — Elle est très-fraîche, limpide, non encore souillée par les matières organiques, et par conséquent elle ne nécessite pas la filtration. Telles sont les eaux de la Dhuys et de la Somme-Soude qu'on a amenées à Paris. Mais les eaux de sources ne sont pas assez abondantes pour alimenter un grand centre de population, et la plupart d'entre elles sont trop chargées de matière calcaire.

Eau de puits. — On donne ce nom aux eaux de nappes ou filets d'eau courant entre deux couches géologiques plus ou moins profondes, que l'on va chercher à l'aide d'un puits au fond duquel elles s'accumulent.

L'eau de puits, comme l'eau de source, est appréciée pour sa fraîcheur ; mais elle est souvent trop chargée de matière calcaire et de silice, ou même d'azotates, à Paris. Elle est mauvaise pour dissoudre le savon, faire la lessive et cuire les légumes.

L'eau des puits artésiens a la même origine que celle des puits ordinaires ; mais, comme elle vient de nappes très-profondes, elle est très-chaude : on la reçoit dans des bassins de refroidissement. Refroidie, elle est potable.

Eau de pluie. — L'eau de pluie est celle qui se rapproche le plus de l'eau distillée [1], par son peu de richesse en principes minéraux.

L'eau de pluie qui tombe la première n'est pas très-pure, entraînant avec elle les corpuscules qui voltigent dans l'air, les émanations de la terre, les principes ammoniacaux, etc. D'après Liebig, la pluie d'orage renferme un peu d'acide azotique libre ou combiné.

L'eau de pluie, dans les pays qui n'ont ni puits ni rivières, est amenée des toits jusque dans des réservoirs souterrains appelés citernes. Elle contient de l'air et de l'acide carbonique ; il suffit donc de la recevoir dans une citerne construite en pierre calcaire, pour lui ajouter du carbonate de chaux ; en y ajoutant encore du sel marin, on a une eau très-potable.

Pourtant l'eau de citerne est souvent variable dans sa composition. Si les citernes sont construites dans le voisinage des cheminées en cuivre des usines, leur eau peut contracter des principes nuisibles. Quelquefois aussi elle se charge, par un long séjour avant son emploi, de sels calcaires qu'elle emprunte aux matériaux de construction des parois, et qui la rendent crue. Un journal anglais recommande l'application d'une couche de goudron de houille sur le fond des citernes et réservoirs d'eau en maçonnerie, pour prévenir la dissolution des sels calcaires contenus dans les ciments. L'eau contracte, il est vrai, un goût légèrement bitumineux, mais qui disparaît au bout de quelques jours.

L'eau des citernes a la fraîcheur des eaux de puits, fraîcheur que craignent les animaux domestiques, et qui oblige de la tenir quelque temps à l'air avant de la leur faire boire.

---

1. L'eau distillée est désagréable à boire, et souvent nuisible, parce qu'elle ne contient ni air ni principes salins, et parce qu'elle contient souvent soit des traces de matière organique brûlée, soit des traces de plomb provenant des tuyaux des appareils de distillation.

Eau de rivière ou de fleuve. — Ces eaux ont des avantages et des inconvénients. Elles sont abondantes et peuvent suffire à la consommation d'une population nombreuse; elles sont douces, c'est-à-dire peu chargées en sels, et conviennent pour cuire les légumes et faire la lessive. Mais elles nécessitent des frais d'ascension avec les machines pour leur distribution dans les villes. De plus, elles peuvent être viciées par les industries riveraines, par des débris organiques de toute sorte, par des végétaux nuisibles, par des cadavres d'infusoires, etc. Par conséquent, elles nécessitent de grands frais de purification ou de filtrage.

L'eau des étangs, des marais, des mares, qui est toujours chargée de matières végétales et animales en putréfaction, est une boisson insalubre qui peut déterminer des maladies putrides chez les animaux. On cite même des faits où, embarquée à bord de vaisseaux et servant de boisson, elle a produit des fièvres paludéennes ou intermittentes graves. Si l'on est forcé d'en faire usage, il est indispensable de la désinfecter en la filtrant dans un tonneau contenant du gravier et du charbon de bois concassé, ou d'y ajouter une liqueur alcoolique avant de la boire, ou mieux encore de la faire bouillir avec du café ou du thé.

On voit donc qu'on peut diviser les eaux potables en deux grands groupes : les unes *crues* ou *dures*, c'est-à-dire chargées de matières calcaires, mais pures ; les autres *douces*, mais impures. On peut corriger ces inconvénients par les moyens suivants.

On nomme *eaux crues*, ou *dures*, ou *lourdes*, les eaux trop chargées de carbonates calcaires et magnésiens ou de sulfate de chaux, qui, incrustant les légumes qu'on y met cuire et les laissant durs, font dire qu'elles les cuisent mal. Ces eaux dissolvent mal le savon, parce qu'elles forment avec les stéarates et margarates alcalins qui le composent des sels gras calcaires insolubles sous forme de grumeaux blancs.

Ces eaux calcaires sont riches en acide carbonique. C'est cet acide carbonique qui permet à l'eau de dissoudre les sels calcaires qu'elle contient ; s'il s'évapore, ces sels, n'étant plus dissous, se déposent au fond du vase, et l'eau devient *légère*. C'est ce qui arrive aux eaux des rivières ou des fleuves. Dans leur long parcours et avec la température douce qu'elles traversent, leur acide carbonique s'évapore et les sels se déposent, ce qui n'a pas lieu dans les eaux froides et dormantes des puits et des sources. Les sels calcaires des eaux de puits et de sources se déposent de même, si on chasse leur acide carbonique par l'ébullition. Il suffit donc de faire bouillir ces sortes d'eaux calcaires, pour les rendre propres au savonnage et à la cuisson des légumes. Un autre moyen de les débarrasser de leur excès de chaux consiste à y ajouter une très-faible dose de bicarbonate de soude.

Quant aux *eaux douces*, mais impures, le procédé de purification par ébullition, puis infusion avec du thé ou du café, est le plus rationnel et le mieux éprouvé. Si au préalable on peut les aérer par le battage et les filtrer, on ajoutera une garantie de plus. Leur mélange avec le vin, l'eau-de-vie et autres liqueurs alcooliques ou contenant des essences (absinthe, anis, etc.), est suffisant aussi pour atteindre ce but.

Il existe plusieurs moyens de purifier l'eau trouble. Ainsi, on peut la laisser reposer dans des bassins où se déposent toutes les impuretés ; mais c'est un moyen lent : il faut dix jours pour que l'eau soit complétement éclaircie. Un moyen rapide consiste dans l'addition d'une petite quantité d'alun, 10 centigrammes par litre. L'alun précipite l'argile en sous-sulfate d'alumine. M. Jeùnet, à Alger, ajoute par kilogramme d'eau 45 centigrammes d'alun potassique en poudre : une eau trouble quelconque devient ainsi potable en quinze minutes. M. Birth, de Birmingham, prépare une dissolution neutre de trisulfate d'alumine, et il ajoute cette dissolution à l'eau à purifier dans la proportion d'une partie pour sept mille, soit une cuillerée à bouche dans un seau de dimension ordinaire. En six heures, le dépôt des matières organiques est complet, aussi bien pour mille litres que pour un seul.

Mais le procédé le plus employé, c'est la filtration. Les principaux filtres sont les suivants :

1° Le filtre à charbon avec pierre poreuse. Il est employé pour les fontaines de ménage.

2° Le filtre de sable. Le premier fut établi à Toulouse. Il en existe un dans l'île Saint-Louis, à Paris. L'eau ne passe que lentement, et ces filtres, qui s'encrassent rapidement, sont très-difficiles à nettoyer.

3° Le filtre Fonvielle. Il se compose de deux couches d'éponges, un peu serrées, où l'eau se sépare des plus grosses impuretés, et de sept couches formées alternativement par du gravier fin et du grès pilé, qui filtre aussi bien que le sable et plus vite. On y ajoute quelquefois même, comme désinfectant, du charbon de bois ; mais il en faut beaucoup et il s'encrasse très-vite.

4° Le filtre Souchon. Il est formé de laine tontisse, c'est-à-dire provenant de la tonte des étoffes. Cette laine est comprimée entre des grillages. Ce filtre est fort bon et très-facile à laver. Le nettoyage du filtre dure dix minutes ; son renouvellement complet, une heure.

On peut se faire un filtre avec un simple pot de fleur, de la manière suivante. On garnit le fond d'une éponge non comprimée. Une couche de charbon concassé, de 25 millimètres d'épaisseur, recouvre l'éponge et se trouve elle-même recouverte d'une couche de sable de même épaisseur, d'une couche de gros gravier, et enfin de petites pierres. On a ainsi un filtre parfait que le premier venu peut se construire avec la plus grande facilité.

A bord des bâtiments de mer, on conserve l'eau potable dans des tonneaux charbonnés à l'intérieur, dans une grande épaisseur, moyen déjà expérimenté en 1803 par le chimiste Berthollet.

Quand on n'a plus d'eau douce sur les vaisseaux, on s'en procure en distillant l'eau de mer, qu'on sépare ainsi en deux parties : l'eau douce, qui passe à la distillation, et les différents sels, qui restent dans la chaudière.

Distribution des eaux. — La distribution des eaux ne doit pas se faire dans des tuyaux de plomb, car il peut se former des sels de plomb toxiques. C'est ainsi que se sont produits les cas d'empoisonnement de la famille d'Orléans au château de Claremont en 1849 ; telle fut aussi la cause de l'épidémie qui frappa l'école militaire de Saint-Cyr en 1864. L'eau distillée elle-même, surtout quand elle est aérée, attaque le plomb, quand le plomb est impur, ce qui arrive le plus souvent. C'est surtout par l'oxygène de l'air dissous dans l'eau que les tuyaux de plomb sont attaqués.

On avait essayé, en France et en Angleterre, d'étamer la surface interne des tuyaux de plomb ; mais la couche d'étain ainsi appliquée par voie de fusion forme avec le plomb un alliage plus oxydable encore que le plomb seul. On y a renoncé.

M. Hamon a imaginé de doubler à l'intérieur les tuyaux de plomb d'une lame d'étain inaltérable, parfaitement adhérente, d'une épaisseur constamment régulière d'un demi-millimètre au moins. Ces tuyaux ont été approuvés et recommandés par MM. de Lapparent, Lefuel, Tresca, et par le conseil d'hygiène publique, qui reconnaît que les tuyaux Hamon constituent un véritable progrès au point de vue sanitaire.

M. Bouchardat propose pour la distribution des eaux les genres de conduits suivants : 1° comme conduits principaux ou de premier ordre, des aqueducs en ciment romain ; 2° comme conduits de second ordre, embranchés sur les premiers, des tuyaux de fonte d'un diamètre exagéré, parce qu'ils se rétréciront très-vite, soit par le carbonate de chaux (comme avec l'eau d'Arcueil), soit par des tubercules ou dépôts ferrugineux formés aux dépens des tuyaux ; 3° comme conduits de troisième ordre, embranchés sur les précédents et destinés à porter les eaux à domicile, des tuyaux en étain d'un titre assez pur pour que le plomb qu'il contient ne soit pas nuisible.

Règles hygiéniques. — L'eau agit comme substance digestive, et aussi comme aliment ; car elle prolonge les jours des malheureux privés de toute autre nourriture.. Elle sert surtout à calmer la soif, et à réparer les liquides que l'homme perd incessamment par la peau, par les poumons, par les urines.

L'eau potable doit être prise en quantité moyenne. Prise en quantité excessive, elle rend la digestion difficile et lente et affaiblit l'estomac et toute l'économie. Suivant Chomel, l'excès d'eau peut engendrer la phthisie pulmonaire, et, suivant M. Bouchardat, causer le diabète.

Mais, en revanche, l'insuffisance des boissons aqueuses rend les digestions lentes et pénibles, amène la constipation et un genre de pierre dans la vessie, la *gravelle urique,* dont c'est la première cause.

Si les boissons aqueuses sont prises à une température trop élevée, elles arrêtent momentanément la digestion et facilitent, suivant M. Andral, le développement du cancer de l'estomac. A une température moins élevée, les boissons chaudes (tisanes diverses) sont utiles à la suite d'un refroidissement, pour prévenir le développement de maladies inflammatoires aiguës. Tiède, l'eau provoque le vo-

missement, et est souvent employée à ce titre en médecine.

L'eau fraîche ou l'eau froide (4 à 10 degrés) stimule
l'appétit, favorise les sécrétions salivaire et stomacale et
active les mouvements intestinaux : c'est ainsi qu'elle favorise la digestion. L'eau fraîche pure, en petite quantité
(un quart de verre), une demi-heure ou une heure avant
le repas, est le meilleur moyen de s'ouvrir l'appétit.

L'eau et les autres boissons froides ou glacées (de 0
à 3 degrés) sont nuisibles lorsqu'elles sont prises dans
l'intervalle des repas, si l'on ne combat pas aussitôt cet
effet par un exercice physique soutenu. A jeun ou après
quelque exercice musculaire, quand le corps est en sueur,
l'ingestion abondante de l'eau glacée, suivie de repos,
peut être cause de serrement de cœur (*cardialgie*) ou de
coliques violentes, parfois même d'inflammation de l'estomac et des intestins, ou de fausse fluxion de poitrine
(*pleurésie*). L'eau froide détermine des contractions énergiques de l'intestin chez les animaux, et c'est là sans doute
la cause des coliques violentes, avec ou sans *volvulus*
(coliques de *miserere*), dont ils sont atteints souvent,
lorsqu'en les mettant à l'écurie on leur donne de l'eau de
puits ou de citerne non mélangée ou non dégourdie.

Les boissons glacées ou les sirops glacés, qu'on nomme
des *glaces*, sont surtout employés dans les climats très-
chauds ou les saisons très-chaudes pour combattre l'élévation excessive de la température. L'eau gelée ou la glace
proprement dite est employée utilement dans toutes les
hémorrhagies ou pertes de sang, dans les cas de vomissement, dans les maladies du cœur, du foie, de la tête.

L'eau a parfois des qualités nuisibles dues aux terrains
d'où elle provient. Ainsi le sol dolomique (sol magnésien
mêlé de calcaire) donne partout naissance au goître et au
crétinisme. Les principaux pays où cette remarque se con-

firme sont : l'est de la France (Vosges, Jura, Hautes et Basses-Alpes) et les Pyrénées ; la Belgique, le Wurtemberg, la Saxe ; la Suisse, l'Italie, le Tyrol ; certaines contrées de l'Inde et de l'Amérique. Le goître ne se développe qu'à l'époque de la puberté. Les crétins sont engendrés par plusieurs générations de goîtreux. L'iode guérit le goître ou le prévient ; il en est de même des aliments iodés, tels que le cresson, le cochléaria, le radis, les huîtres, les écrevisses, les poissons de mer, etc.

Certaines eaux, suivant le docteur Koch, peuvent donner le ver solitaire ou ténia, dont elles contiennent les œufs. A Moscou, dit-il, où l'on boit de l'eau de source, les ténias bothriocéphales sont rares ; à Saint-Pétersbourg, à Riga, à Dorpat, où l'on boit de l'eau de fleuve, ils sont communs. On a fait des observations analogues en Suisse, sur les bords du lac de Genève.

Boissons acides.

Les boissons acides sont rafraîchissantes ; mais il faut en user modérément, parce qu'à haute dose elles peuvent affaiblir l'organisme et donner des maux d'estomac.

Les principales boissons acides sont : l'*eau de Seltz*, les *limonades*.

Eau de Seltz.

L'eau de Seltz minérale naturelle est souvent remplacée par une eau artificielle qui porte le même nom et produit les mêmes effets, et qu'on fabrique avec deux poudres blanches, l'une de bicarbonate de soude, l'autre d'acide tartrique : il y a décomposition du sel de soude et dégagement d'acide carbonique. L'eau gazeuse ou eau de Seltz doit son effervescence (mousse) au gaz acide carbonique qu'elle tient en dissolution. Elle excite l'appétit et facilite

12.

les digestions ; elle calme les douleurs d'estomac et arrête les vomissements.

Mêlée au sirop de groseille, au jus de citron, elle constitue des boissons très-rafraîchissantes en été, telles que le soda, la limonade gazeuse, etc.

Limonades.

Le nom de *limonade* vient du limon, qui est une variété de citron. La limonade *cuite*, faite en jetant un litre d'eau bouillante sur deux citrons coupés par tranches, ne vaut pas la limonade *crue*, faite en exprimant fortement le suc de deux citrons dans un litre d'eau.

On fait également des limonades avec tous les fruits à saveur acide, tels que groseilles, fraises, framboises, cerises, pommes, oranges, mûres, raisins, etc. La limonade populaire nommée *coco* est faite avec du bois de réglisse et du citron.

Les limonades sont très-employées dans les pays chauds, où l'alcool est au contraire proscrit. Dans nos pays tempérés, elles sont utiles, surtout en été.

Boissons aromatiques.

Les principales boissons aromatiques sont le *café* et le *thé*. On y joint aussi le *chocolat*, dont nous avons déjà parlé, et qui est autant un aliment qu'une boisson.

Café.

Le *café* est la graine du caféier. Le caféier, ou arbre du café, ressemble au cerisier, le fruit en est rouge, gros et doux, et tellement semblable à la cerise, que, si l'on en mettait parmi des cerises, on ne le reconnaîtrait qu'en le mangeant, à son odeur et à son noyau, qui se divise en deux parties. Le goût de ce fruit est aigrelet et encore plus agréable que celui de la cerise. Le caféier ne peut être conservé en France qu'en serre chaude; ainsi cultivé, il donne rarement des graines, en petite quantité, et de mauvaise qualité.

Il existe sur la découverte du café une légende acceptée dans tout l'Orient. Un chevrier avait remarqué que ses chèvres, après avoir mangé des fruits d'un certain arbrisseau, veillaient et sautaient toute la nuit, contre leur habitude. Il en fit part au prieur d'un couvent dont les moines s'endormaient souvent pendant les offices de nuit. Le prieur fit bouillir ces fruits dans l'eau, et éprouva que cette eau tenait le cerveau en éveil. Il en donna à ses moines, et put ainsi les tenir éveillés.

Le café, dont il est fait aujourd'hui une si grande consommation, ne nous est connu que depuis le quinzième siècle, époque à laquelle il fut apporté de Perse en Arabie. Il arriva à Constantinople vers l'année 1554, et fut connu dans l'Europe occidentale en 1583. En 1644, Louis **XIV** est le premier qui prend du café en France. Les 500 grammes ou la livre, qui se vendent aujourd'hui environ 2 francs, valaient alors 140 francs. On commença à boire du café en Italie en 1645, à Londres en 1652. En 1690, les Hollandais transportèrent le caféier à Batavia (Océanie), puis de là au jardin d'Amsterdam. Ces pieds de caféier de la Hollande furent la pépinière de toutes nos plantations. « Le capitaine Desclieux, raconte M. Bouchardat, fut chargé, en 1720, d'en transporter trois pieds à la Martinique; pendant la traversée, qui fut longue et périlleuse, il y en eut deux qui périrent, et le troisième ne dut la vie qu'au dévouement de ce capitaine, qui lui prodigua les soins les plus assidus et partagea avec lui sa ration d'eau. Cet unique pied devint la source de toutes les plantations de café en

Amérique, où le climat lui fut si favorable, qu'il se multiplia en peu d'années d'une manière prodigieuse. De 1720 à 1726, les Français établirent la culture du caféier aux Antilles, à la Martinique, à Saint-Domingue, à la Guadeloupe et à Cayenne. Le caféier ne fut introduit à la Jamaïque qu'en 1756. »

A ses débuts, le café fut tour à tour vanté et proscrit ; mais plus tard il fut admis partout. Le nom de *café* fut donné aux maisons où on le vendait aux consommateurs. Le premier café de France fut établi à Marseille en 1664. En 1672, un Arménien, nommé Pascal, établit un café à la foire Saint-Germain, qui se tenait sur l'emplacement actuel du marché de ce nom. En 1689, un Sicilien, nommé Procope, vint s'établir en face de l'ancienne Comédie-Française, rue des Fossés-Saint-Germain-des-Prés, actuellement rue de l'Ancienne-Comédie. Ce café, qui existe encore, fut célèbre, et l'est toujours, par les gens de lettres, les médecins et les savants qui le fréquentaient. On ne saurait citer tous ses habitués : parmi les plus célèbres furent Boileau, La Fontaine, Fontenelle, Voltaire, Diderot, Chamfort, et nombre d'autres noms aussi illustres. En face du pont Saint-Michel, au coin de la rue Saint-André-des-Arts, existait autrefois le café Cuisinier. Ce café était devenu historique : l'on y montrait une table sur laquelle Bonaparte, lorsqu'il n'était qu'officier d'artillerie, avait l'habitude de prendre son café.

La France est restée le pays ami du café ; les Chinois, les Russes, les Anglais, préfèrent le thé. Le Français aime mieux le café, qui constitue sa boisson favorite avec les vins de France, les premiers du monde, auxquels il doit peut-être son esprit pétillant et ses généreux enthousiasmes. En moyenne, chaque habitant consomme par an, à Londres, 900 grammes de café, à Paris, 3 kilogrammes.

Les principales sortes de café sont : le *moka*, dont on

n'a que de très-petites quantités en Europe ; le *zanzibar* : c'est la sorte qui se vend sous le nom de *moka*, et qui, torréfiée, s'en rapproche le plus ; le *martinique*, le plus riche en principes actifs ; le *bourbon*, provenant de l'île Bourbon ou de la Réunion : son arome est très-agréable, mais moins parfait que celui du moka, dont il se rapproche. Il vient aussi des quantités considérables de café des îles de l'Océanie, notamment des possessions hollandaises.

Le bon café peut se conserver pendant quatre années dans un lieu sec. La première année, il gagne en qualité, comme les vins en vieillissant.

On emploie rarement le café vert. Cependant l'infusion en est bonne pour combattre la migraine, la goutte, les fièvres intermittentes. On fait le plus habituellement usage du café torréfié ou brûlé, infusé dans de l'eau bouillante. Pour la torréfaction du café, on emploie la poêle, ou mieux le brûloir usité en France. Voici les trois règles les plus importantes de la torréfaction du café : 1° griller à petit feu, autrement l'extérieur du grain est brûlé avant que le centre soit grillé ; 2° le café ne doit pas être trop brûlé, il doit avoir une teinte *rousse* et non pas noire ; en Orient, on le grille si peu, que les fèves broyées ont l'apparence d'un grès rougeâtre : de la sorte, il possède au plus haut degré l'arome franc qui le caractérise, bien distinct de l'odeur de brûlé ; 3° il faut griller séparément les différentes sortes ; le moka et le zanzibar réclament une action moins prolongée du feu que le martinique. Quand le café est grillé, on le laisse refroidir sur des plaques de tôle ou sur un marbre ; puis on le place dans des bocaux que l'on bouche avec soin, autant que possible à l'abri de la lumière.

On a eu la pensée d'ajouter, pendant la torréfaction du café, du sucre en poudre sur les grains, pour recueillir et concentrer les principes aromatiques du café grillé. Mais, suivant M. Bouchardat, le caramel qui se forme de la sorte nuit, pour un consommateur exercé, au développement de l'arome si fin du bon café.

Le café augmente de volume pendant la torréfaction, parce qu'il se forme alors de l'acide carbonique dans les grains. Cet acide carbonique se dégage et emporte à la surface de l'eau bouillante le café moulu récemment ; dans le café moulu depuis longtemps, le dégagement du gaz est beaucoup moindre. La chicorée, employée pour falsifier le café, ne laisse dégager aucun gaz par l'eau bouillante.

Pour pulvériser le café, on peut le piler dans un mortier de marbre ou de pierre, comme en Orient, ou le moudre, comme en France. Il ne faut le réduire en poudre qu'au moment de l'employer ; et même les amateurs passionnés torréfient et pulvérisent chaque jour leur café.

Il y a plusieurs façons de préparer le café. Le mode de préparation que préfère M. Bouchardat consiste à jeter avec précaution de l'eau pure bouillante (600 grammes) sur du café pulvérisé (60 grammes) et légèrement tassé sur un filtre en porcelaine. Un autre mode d'infusion se pratique en faisant bouillir l'eau, y projetant le café en poudre, retirant immédiatement le vase du feu et laissant reposer le tout pendant dix minutes environ. Cette méthode donne un café léger, mais très-parfumé. En Orient, on place le café pulvérisé dans l'eau froide, et on chauffe le mélange jusqu'aux premiers indices de l'ébullition. On boit alors avec l'eau le café en suspension dans le liquide.

Le procédé suivant tient à la fois de l'infusion et de la coction. Les trois quarts du café en poudre sont immédiatement jetés dans l'eau, que l'on porte à l'ébullition ; on laisse cuire dix minutes ; puis on jette le dernier quart et l'on retire aussitôt du feu. On couvre et on laisse reposer pendant cinq ou six minutes : le café est prêt. On peut passer rapidement le liquide au travers d'un linge, si l'on tient à enlever la petite quantité de poudre restée en suspension. Le café ainsi préparé doit posséder une coloration brune, mais jamais noire; il est toujours trouble comme du chocolat étendu d'eau. Tel serait, suivant M. Liebig, le meilleur procédé pour obtenir du café constamment bon et parfumé.

Il existe encore un moyen d'obtenir du café très-parfumé : c'est de verser sur le café, moulu et placé dans le filtre en porcelaine, de l'eau froide au lieu d'eau bouillante. On fait repasser le même liquide deux ou trois fois sur les marcs. On a de la sorte une liqueur de café un peu pâle, mais très-aromatique, qu'on peut prendre froide ou faire chauffer au bain-marie.

Les Orientaux regardent comme une profanation d'ajouter du sucre au café; mais ils trouvent tout naturel, et même indispensable, d'y ajouter du safran, de la teinture d'ambre, du girofle, de la badiane et une foule d'autres épices.

Les effets du café sont très-nombreux et tous fort remarquables. On connaît l'influence du café pour combattre le sommeil : à ce titre, il est précieux pour tous les hommes livrés aux travaux intellectuels. Mais ce n'est pas seulement aux esprits d'élite qu'il est utile; il peut encore être très-favorable aux intelligences retardées. Dans ce cas, dit M. Bouchardat, il peut exceptionnellement être donné aux enfants d'un esprit borné, pour les initier à la vie intellectuelle; mais il faut profiter de cette éclaircie et de cette excitation de l'intelligence pour faire faire à l'intelligence un pas de plus. Cet effet excitant du café sur le cerveau le rend très-utile dans les maladies cérébrales, dans la migraine et dans divers empoisonnements, notamment par l'opium, les champignons, la ciguë, etc.

Le café facilite la digestion : aussi est-il d'usage d'en prendre après les repas un peu copieux. C'est, après l'ammoniaque ou alcali volatil, un des meilleurs moyens de combattre l'ivresse produite par les boissons alcooliques. Cette efficacité était déjà connue dès 1699. Dans ce cas, il faut user d'une infusion très-concentrée (50 grammes de café pour 500 grammes d'eau). Il combat également bien l'ivresse causée par le tabac. Pour neutraliser l'effet du tabac, l'espèce d'engourdissement qu'il procure lorsqu'on en abuse, le malaise qu'il cause aux débutants maladroits, il suffit de boire une tasse de café noir. Le tannin, que le café renferme en quantité fort appréciable, est le contre-poison de la nicotine. Les directeurs de l'expertise des tabacs, forcés de fumer outre mesure, lorsqu'ils ont le sens du goût émoussé par le nombre de cigares qu'ils ont dégustés, prennent du café et retrouvent immédiatement une sûreté d'appréciation qui leur permet de continuer leur travail. En cela, les Turcs sont nos maîtres : ils ont trouvé du premier coup et à leur insu le moyen de fumer toujours avec plaisir et sans fatigue ; après chaque pipe, ils prennent une tasse de café, dont le marc sert plus tard à nettoyer le tuyau de leurs tchibouks.

Le café aide puissamment à supporter l'abstinence. Déjà M. de Gasparin[1] avait constaté que les mineurs belges de Charleroi, grâce à l'usage du café, peuvent soutenir leurs forces et supporter de grandes fatigues avec une nourriture moitié moindre en principes nutritifs que la ration ordinaire des adultes ; leur ration est même inférieure à celle des prisonniers et des trappistes. Depuis, le docteur Jomand a fait sur lui-même des expériences qu'il rapporte ainsi[2] : « 120 grammes de café en poudre et 3 litres d'infusion faite avec 200 grammes de divers

----

1. *Comptes rendus de l'Académie des sciences,* 1850.
2. Thèse inaugurale; Paris, 8 août 1860.

cafés nous ont permis de *supporter un jeûne absolu de sept jours entiers et consécutifs*, sans rien retrancher de nos occupations habituelles, et de nous livrer à un exercice musculaire plus actif et plus prolongé que celui que nous prenions ordinairement, et sans éprouver d'autres troubles organiques qu'un peu de fatigue et un amaigrissement assez faible. »

Le café est un breuvage tonique recommandé dans les cas d'épidémies, et indispensable dans les pays marécageux. « Sans le café, dit M. Bouchardat, l'Algérie serait inhabitable pour nos colons et pour nos soldats. » Depuis longtemps déjà, l'introduction du café dans l'alimentation du soldat en campagne a produit les meilleurs résultats, et le moulin affecté à sa préparation figure parmi les objets les plus essentiels du matériel de campement. Le mécanisme de ce moulin est fixé à un couvercle et s'adapte indistinctement à toutes les gamelles de soldat. La manivelle se démonte et se loge dans l'intérieur de la gamelle, qui peut ensuite être bouclée sur le sac. Le couvercle est muni d'un disque tournant qui permet l'introduction du café en grains dans la trémie et la mouture tombe dans la gamelle.

Le café est également très-utile comme boisson rafraîchissante dans les pays chauds, et dans les nôtres en été. Dans les saisons chaudes, pour les gens exposés pendant de longs travaux aux ardeurs du soleil, comme le sont les moissonneurs, le breuvage le plus salubre, le plus vivifiant et le plus tonique, c'est la tisane de café, qui s'obtient de la manière suivante. On moud le grain assez finement ; on fait bouillir un peu le marc dans un vase presque entièrement clos, et l'on fait une décoction de dix à quinze litres par kilogramme de café. On édulcore avec du sucre ou de la cassonade, et l'on ajoute une légère proportion d'eau-de-vie. Il est bon de placer le vase à boire dans un petit trou creusé exprès au milieu du champ et recouvert de gerbes ou de paille, qui est, comme on le sait, un mauvais conducteur de la chaleur. Cette boisson froide, prise à raison d'un verre ou de deux toutes les deux heures, fortifie les muscles, diminue la transpiration, contrairement à tous les autres breuvages, et raffermit les organes digestifs, dont le relâchement dégénère souvent en dyssenteries et en cholérines. On ne saurait recommander un meilleur breuvage pour tous les hommes employés aux rudes travaux des champs à l'époque des grandes chaleurs.

L'usage habituel du café convient surtout aux tempéraments lymphatiques, froids, aux personnes lentes, grasses, inertes, aux esprits lourds, aux estomacs paresseux, dont la digestion pénible s'accompagne de somnolence. Il convient mieux à l'âge mûr qu'à l'enfance, aux hommes qu'aux femmes. On doit l'interdire souvent aux femmes et presque toujours aux enfants.

Le café au lait, lorsqu'il est composé de bon café et de bon lait, est un aliment très-sain et recommandé par d'éminents médecins, tels que Trousseau [1].

« Le café, dit M. Bouchardat [2], est une source de force physique et intellectuelle; cette force ne doit être mise en jeu que lorsqu'on veut immédiatement en profiter. » M. Fonssagrives [3] conseille de ne pas abuser du café et de ne pas s'en créer une servitude. « Voltaire, dit-il, qui prenait beaucoup de café, avait eu le bon esprit de s'en tenir à une infusion très-légère : ainsi doivent faire les hommes de travail, qui tiennent plus à la profondeur et à la sûreté de leurs conceptions qu'à une fécondité intellectuelle maladive. »

1. *Traité de thérapeutique.*
2. *Annuaire de thérapeutique pour 1868.*
3. *Entretiens familiers sur l'hygiène.*

On a vainement accusé le café d'être un poison lent ; à cette accusation l'on oppose la longévité de plusieurs grands amateurs de café, tels que Voltaire, mort à quatre-vingt-quatre ans, et Fontenelle, mort à quatre-vingt-dix-neuf ans. J. J. Rousseau disait que tout ce qu'il aimait des choses de luxe, c'étaient les glaces et le café. Frédéric II usait du café à l'excès. Napoléon Ier, déjà malade, et consultant le docteur Arnott, lui disait : « Le café fort, et beaucoup, me ressuscite ; il me cause une cuisson, un rongement singulier, une douleur qui n'est pas sans plaisir. J'aime mieux souffrir que de ne pas sentir [1]. » Delille, dans son *Règne de la Nature*, a célébré le café, dont il était grand amateur, et qu'il préparait lui-même. Cabanis [2] fait le même éloge du café, celle des productions exotiques « contre laquelle une médecine minutieuse, ignorante ou prévenue s'est élevée avec le plus de fureur et avec moins de fondement. » Il ajoute que le plaisir de prendre du café n'est rien en comparaison du bien-être que l'on ressent après l'avoir pris, et que ce n'est pas sans raison que quelques écrivains ont appelé le café une *boisson intellectuelle*. Ajoutons à cette liste l'abbé Maury, et Mirabeau, qui prenait beaucoup de café avant de monter à la tribune. Aujourd'hui, il serait plus facile de compter le nombre des personnes qui ne prennent pas de café que de celles qui en prennent.

Le café est un médicament des plus puissants et qui peut rendre à la médecine d'immenses services. Nous avons traité ailleurs de son emploi thérapeutique [3] ; cependant nous rappellerons ici que le café est très-utile contre la coqueluche, l'asthme, la fièvre typhoïde, divers états de

---

1. *Extrait de pièces,* tome IV.
2. *Sur les rapports du physique et du moral.*
3. *La Médecine des campagnes, à l'aide des substances usuelles,* par le docteur George; 1 vol. in-12, Paris, Chamerot et Lauwereyns.

faiblesse; il est souvent employé contre la constipation; il peut guérir les hernies étranglées rebelles à tout autre moyen, et épargner ainsi une opération souvent mortelle. Dans les convalescences longues et difficiles, à la suite des grandes pertes de sang, le café, avec le vin et les bouillons, aide puissamment au retour des forces. Ajoutons cependant que le café est nuisible chez les gens nerveux et chez ceux qui ont des maladies du foie, du cœur ou de la vessie.

Le café n'a pas échappé plus que les autres denrées alimentaires aux falsifications les plus diverses. Sans parler du café avarié, dont les grains altérés par un excès d'humidité ont subi une double perte par l'augmentation du poids et la disparition de l'arome, on trouve dans le commerce du café vert artificiel préparé de toutes pièces avec de l'argile habilement colorée; des grains torréfiés fabriqués avec un mélange de farines de maïs, de seigle, d'orge, et quelques traces de vrai café torréfié, pétris ensemble, moulés et séchés. Quant au café torréfié et moulu, c'est le plus facile à dénaturer. Outre la chicorée (qui est elle-même souvent falsifiée), on a retrouvé dans ce prétendu café, suivant M. Chevalier, de la fécule de pommes de terre, de l'avoine, du maïs, du blé, des ronces, de la carotte, de la betterave, et même, suivant M. Fonssagrives[1], de la sciure d'acajou, du cinabre ou sulfure rouge de mercure, du foie de cheval séché et pulvérisé, de l'ocre rouge, etc. On comprend dès lors pourquoi l'hygiène recommande aux consommateurs d'acheter leur café plutôt en grains que moulu.

---

1. Ouvrage déjà cité.

Thé.

Le *thé* fut importé en Europe, il y a deux siècles environ, par la compagnie néerlandaise des Indes. L'usage s'en répandit peu à peu, mais plus lentement que celui du café. Guy Patin rapporte que le cardinal Mazarin prenait du thé, alors fort rare, comme remède contre la goutte[1]. Ce fut la Hollande et l'Angleterre qui en firent d'abord usage. Les gouvernements imposèrent bientôt cette feuille exotique. On sait que l'émancipation de l'Amérique du Nord date d'un impôt mis sur le thé, que les colons trouvèrent exorbitant. Aujourd'hui, le nord de l'Europe, la Suède, la Belgique, la Hollande, mais surtout la Russie et l'Angleterre, font du thé une consommation considérable. L'Angleterre seule en consomme chaque année 30 millions de kilogrammes; la France cent fois moins, c'est-à-dire 300,000 kilogrammes seulement. Quant à la Chine, elle en consomme 423 millions de kilogrammes.

Le thé est une plante exotique qui croît spontanément en Chine, où il est l'objet d'une exploitation et d'un commerce considérables. On peut se faire une idée de l'arbre à thé par le camélia, aujourd'hui si cultivé des amateurs et qui est d'une famille voisine. Il peut s'acclimater dans nos pays; mais la Chine et le Japon restent toujours les principaux fournisseurs du thé, à cause du peu de cherté de la main-d'œuvre dans l'extrême Orient et de l'habileté pratique des Chinois dans les nombreuses manipulations qui influent sur l'arome et la saveur de ce produit. D'ailleurs, chez nous, un pied d'arbre à thé donne seulement 100 ou 200 grammes de feuilles, tandis qu'en Chine il en fournit dix à vingt fois plus. Toutes les sortes de thé provien-

----

1. *Lettres de Guy Patin*, tome II.

nent du même végétal; mais les différences de couleur et de qualité qu'ils présentent tiennent à l'époque de la végétation où les feuilles ont été récoltées et aux procédés de préparation. La première cueillette se fait dans le mois de mars, avant le complet développement des feuilles. Un ouvrier peut en récolter jusqu'à 5, 7, 8 kilogrammes par jour, quoiqu'il soit obligé de les cueillir une à une. Cette première récolte sert à préparer les thés verts. Une deuxième cueillette se fait un mois après; on choisit alors les feuilles les plus tendres et les mieux conservées : on en prépare le thé noir, dont les effets sont moins irritants que ceux du thé vert. On fait une troisième cueillette vers le mois de juin; mais on ne récolte alors que des feuilles qui font un thé grossier, appelé *bout-jaa*. Pour préparer les feuilles ainsi récoltées, on les plonge une demi-heure dans de l'eau bouillante pour leur enlever leur âcreté naturelle, puis on les met égoutter et sécher. On les roule alors entre les doigts, et on les jette sur des plaques chaudes en les retournant vivement avec les mains jusqu'à dessiccation suffisante; puis on les enlève et on les place sur des nattes, et on les roule de nouveau pendant qu'elles sont chaudes, tandis que d'autres ouvriers les éventent pour hâter le refroidissement, dont la promptitude assure aux feuilles un enroulement plus durable. Le thé est alors trié en plusieurs sortes et serré dans des boîtes où on le garde environ deux mois; on l'en retire pour compléter son dessèchement à l'étuve, afin de lui ôter ce qui peut rester d'humidité. Il est alors prêt pour l'usage, et on le livre au commerce dans des caisses doublées en plomb, entourées de larges feuilles de végétaux du pays, après avoir été quelquefois aromatisé soit avec les fleurs du lan-hoa (sorte d'olivier aromatique), ou du camellia-thé, ou du magnolia-yulan, soit avec l'huile de galuga, etc.

Le thé de bonne qualité doit être récent, sans poussière, sans âcreté ni odeur forte, et surtout être bien sec. La dose ordinaire du thé est de 8 à 10 grammes (deux pincées) par litre d'eau bouillante. Le thé est surtout employé dans les cas de digestion difficile et pour combattre l'ivresse. Comme le café, il tient le cerveau en éveil, le thé vert surtout; mais son abus agite les nerfs et donne des tremblements. En Chine, où on lui croit de grandes vertus pour guérir la faiblesse de la vue et les maladies nerveuses des yeux, les grands buveurs de thé sont maigres, faibles, ont le teint plombé, les dents noires, deviennent diabétiques. Ces accidents se traitent par la suppression du thé et l'usage prolongé du petit-lait. Certains médecins proscrivent même absolument le thé vert, et n'admettent que le thé noir. Le thé sert également, comme le café, à purifier les eaux saumâtres avec lesquelles on le fait bouillir.

Le thé de Chine ne contient pas de cuivre dû à sa préparation, quoiqu'on l'ait cru pendant longtemps : on le prépare dans des vases de terre ou de fer. Mais les Chinois ajoutent parfois du sable ferrugineux dans le thé pour en augmenter le poids. Certains thés sont mélangés avec une poussière bleue pâle, composée de plâtre et de bleu de Prusse, pour leur donner plus de fraîcheur. Souvent aussi l'on ajoute au thé des feuilles étrangères, exotiques ou indigènes (aya-pana, verveine, houx, citronnelle, fahum de l'île Maurice, orme de Chine, thé d'Amérique, thé suisse, etc.). D'autres fois, les thés ont été infusés au préalable, colorés à l'aide de substances diverses (bleu de Prusse et indigo), mélangés de curcuma, de bleu de Prusse et de chromate de plomb, et saupoudrés de sulfate de chaux pulvérulent ou bien de graphite (mine à crayon), etc. [1] Les

1. Fonssagrives, ouvrage déjà cité.

thés verts sont beaucoup plus habituellement frelatés que les thés noirs.

On a proposé de remplacer le thé par les feuilles du caféier, qui sont à peu près identiques, et qu'on aurait bien plus facilement que le thé de la Chine. Suivant certains médecins, les feuilles de frêne, prises en infusion théiforme, sont un tonique supérieur au thé de la Chine [1].

Boissons fermentées.

Les principales boissons fermentées sont : le *vin*, le *cidre*, la *bière*, et quelques autres boissons analogues.

Vin.

Le *vin* est une liqueur alcoolique dont l'origine se perd dans la nuit des temps, et qu'on obtient par la fermentation du sucre du raisin au contact de l'air.

Fabrication du vin. — Pour fabriquer le vin, on écrase dans des cuves les grains du raisin, puis on abandonne toute la masse à la fermentation. On emploie indistinctement le raisin blanc ou le raisin noir pour faire les vins de toute couleur ; seulement, si l'on veut obtenir du vin blanc, on enlève d'abord la rafle ou le bois de la grappe, qui colore le vin.

La fermentation du jus de raisin dure plusieurs jours. On voit alors monter à sa surface de la mousse formée par les végétaux microscopiques qui constituent le ferment, et dont les germes étaient contenus dans l'air atmosphérique. De temps en temps il faut remuer cette mousse pour distribuer le ferment dans toute la masse du liquide ; mais on doit le faire avec précaution et se défier

1. Mérat et de Lens, *Dictionnaire de Matière médicale.*

de l'acide carbonique qui peut être au-dessous et causer l'asphyxie, comme on l'a vu trop souvent. Par la fermentation, le sucre du raisin se dédouble en alcool qui reste dans le vin, et en acide carbonique qui se dégage. Si l'on met le vin en bouteilles quand il contient encore du sucre, l'acide carbonique qui continue à se former rend le vin mousseux. Souvent, en Champagne, pour augmenter l'alcool et l'acide carbonique du vin, on y ajoute, au moment de l'embouteillage, une dissolution de sucre candi dans de l'alcool, désignée sous le nom de *liqueur à vin de Champagne*. Pour les vins non mousseux, on les transvase de la cuve dans des tonneaux qu'on remplit aux deux tiers : c'est le décuvage. Puis, par le pressurage des grappes restant dans la cuve, on obtient un vin de pressoir qui sert à remplir le dernier tiers des tonneaux. On laisse encore ces tonneaux ouverts pendant quelques jours; et quand le vin est bien reposé, on le soutire pour le séparer de la lie, parce qu'elle contient encore du ferment qui agirait au printemps suivant et gâterait le vin.

On fabrique ordinairement le vin avec le raisin frais. Cependant, en Alsace et dans l'est de la France, on laisse quelquefois sécher les grains jusqu'au mois de février et on les foule à ce moment seulement. On obtient ainsi un vin sirupeux comme de l'or fondu, dont chaque barrique a exigé une quantité de raisin qui, avant la dessiccation, eût produit dix barriques de vin ordinaire. Ce vin, nommé *vin de paille*, n'a besoin d'être ni soutiré ni collé, et est inaltérable. Il est exquis, mais il coûte très-cher.

La qualité des vins dépend surtout de la nature du raisin ou du cépage; les meilleurs cépages sont les pineaux blancs, noirs, gris, qui servent à fabriquer les vins de Bourgogne et de Champagne. Mais il faut tenir compte aussi des conditions diverses plus ou moins favorables à

13.

une bonne maturité, de l'exposition à l'abri du nord, de la latitude, des procédés de culture, de la nature du terrain, de l'altitude ou élévation au-dessus du niveau de la mer, etc.

Composition du vin. — Le vin contient en moyenne, pour 100 parties, 88 parties d'eau, 10 parties d'alcool et 2 parties de matières diverses. Ces matières diverses sont du sucre, qui n'a pas été détruit par la fermentation (vin de Malaga), du tannin et des matières colorantes (vin de Bordeaux), des essences odorantes qui donnent au vin son bouquet, de la crème de tartre (vins acides du Nord), et quelques autres substances en proportions très-minimes[1].

Classification des vins. — Suivant la prédominance d'un de ces éléments, on a classé les vins de la façon suivante[2] :

1° *Vins alcooliques* ou *spiritueux*, soit sucrés, soit secs. — Ils sont produits par les vignobles du Midi. Voici les principaux :

	Richesse en alcool.
Madère, Xérès.	20 pour 100.
Lacryma-Christi, Porto, Malaga. .	17 pour 100.
Vin de Chypre.	15 pour 100.

2° *Vins astringents* ou *âpres.* — Ils contiennent beaucoup de tannin et généralement aussi des matières colorantes : tels sont les vins de Cahors et ceux du Rhin.

3° *Vins acides.* — Ils sont en général produits par les vignobles du Nord : le vin de Surênes, celui d'Argenteuil, sont dans ce groupe. Ils ne contiennent que 7 à 8 pour 100

---

1. Nous ne parlons pas ici des sortes de vins fabriqués avec le suc du palmier, avec celui de l'érable et avec diverses autres liqueurs sucrées qu'on abandonne à la fermentation. Ce sont toujours des produits très-inférieurs au vin véritable provenant du raisin.

2. Bouchardat, *Matière médicale.*

d'alcool et renferment une grande quantité de crème de tartre qui les rend rafraîchissants et même purgatifs.

4° *Vins mousseux*. — Ils contiennent 11 à 12 pour 100 d'alcool et une assez forte proportion d'acide carbonique, dont l'action enivrante s'ajoute à celle de l'alcool. Ils excitent les nerfs et portent à la tête, c'est-à-dire qu'ils produisent une ivresse très-prompte, mais très-passagère. Parmi les vins mousseux, le plus célèbre est celui de Champagne.

5° *Vins mixtes*. — En dehors de ces vins possédant une propriété exclusive, il faut placer les vins mixtes ou complets, les meilleurs de tous : tels sont les vins ordinaires de Bourgogne et de Bordeaux sans bouquet, et les grands vins de Bourgogne, du Médoc, du Midi, dont le bouquet est si remarquable. Ce bouquet, attribué par la plupart des savants à un éther spécial nommé l'éther œnanthique, est dû probablement à une fermentation spéciale. On trouve en effet des globules organisés dans le dépôt des bouteilles. On sait d'ailleurs que le bouquet des vins ne se développe qu'avec le temps, et que lorsqu'on parvient, comme on le verra plus loin, à arrêter toute fermentation dans le vin, on arrête aussi tout perfectionnement possible du bouquet. Ces vins mixtes contiennent de 10 à 15 pour 100 d'alcool.

Conservation des vins. — Les vins rouges, grâce au tannin qu'ils ont emprunté au bois de la grappe, se conservent mieux que les vins blancs faits avec des raisins égrappés. On conserve les vins dans des caves qui doivent être assez profondes pour avoir une température uniforme. Les fûts ou tonneaux doivent être préalablement soumis au *méchage*, qui consiste à introduire dans leur intérieur une mèche de soufre allumée, pour les remplir d'acide sulfureux produit par la combustion du soufre. De la sorte, on chasse tout l'air que contient le tonneau. En effet, l'oxygène de l'air est nuisible à la conservation des vins. Non-seulement il les fait fermenter, mais encore il leur ôte leur bouquet ; c'est ce qu'on peut vérifier facilement en agitant un bon vin avec de l'air dans une bouteille propre renfermant seulement un quart ou un cinquième de vin : au bout d'un quart d'heure d'agitation, on a complétement altéré le bouquet du vin, et l'on a ce qu'on appelle un vin éventé.

Quand les fûts ont séjourné longtemps dans un endroit humide, il se développe dans leur intérieur des moisissures constituées par une plante cryptogame, voisine des champignons et des mousses, tellement vivace et persistante, que les agents corrosifs les plus énergiques ne peuvent toujours en arrêter la multiplication. On a employé dans ce cas l'acide sulfurique (huile de vitriol) ; mais il ne guérit que les fûts dont la moisissure est peu considérable ; et d'ailleurs, les traces qu'il laisse décolorent souvent le vin. Un moyen employé avec succès en Normandie consiste à faire bouillir des branches de genièvre et de thym dans quelques litres d'eau. On introduit cette eau dans la barrique, qui perd tout goût de moisissure après quelques minutes d'agitation.

On doit toujours tenir les fûts pleins pour éviter que le vin tourne au vinaigre ; de plus, il faut faire plusieurs soutirages la première année. Enfin, quand on veut mettre le vin en bouteilles, on provoque le dépôt des impuretés qu'il peut encore tenir, en y versant soit des matières albumineuses, comme le blanc d'œuf, le sang de bœuf, soit de la gélatine ou colle de poisson, et on y ajoute souvent du charbon végétal en poudre pour hâter la clarification : c'est ce qu'on appelle coller le vin[1].

____

1. La colle aux œufs est la meilleure qu'on puisse employer ; elle convient également à tous les vins, blancs ou rouges. Pour une pièce

L'altération des vins en bouteilles peut tenir aux bouchons ou au verre de la bouteille. On vend dans le commerce des bouchons recueillis parmi les rebuts des rivières et des égouts ; ces bouchons, bien lavés et nettoyés, sont taillés de nouveau et mis en vente à prix réduit. Ils ont à peu près l'aspect des bouchons neufs ; mais leurs pores sont imprégnés de substances malsaines qui peuvent gâter le vin complétement et lui donner des propriétés nuisibles.

Enfin la chimie a découvert une cause d'altération des vins en bouteilles qui était restée inconnue jusqu'à ce jour, et à laquelle il sera désormais facile de remédier : cette cause d'altération consiste dans la mauvaise qualité du verre de certaines bouteilles. Tout le monde sait que le verre résulte principalement de la combinaison de la silice fournie par le sable blanc avec les alcalis, savoir la soude et la potasse. Cette combinaison, indiquée par la fusion complète des matières premières, se fait dans des fours chauffés à une très-haute température, et la dépense du combustible entre pour une forte part dans le prix de revient des bouteilles. Pour peu qu'on augmente la proportion des alcalis, la fusion n'exige plus autant de feu, et est par conséquent plus économique. Mais alors le verre est altérable et devient plus ou moins facilement soluble au contact prolongé de l'eau, et surtout au contact des solutions acides, et en particulier de l'acide tartrique, l'un des principaux éléments du vin. Dans ce cas, le verre devient opaque, et le vin est complétement gâté.

La science, d'accord avec l'usage, a reconnu que l'al-

---

de vin, on prend six blancs d'œufs très-frais ; on les fouette dans six verres d'eau jusqu'à ce qu'ils moussent bien, puis on les verse dans la futaille par la bonde, et on agite fortement le vin avec un bâton. On laisse ensuite reposer le vin pendant deux ou trois semaines avant de le tirer.

cool, le froid et la chaleur sont les plus puissants préservatifs contre les altérations des vins. Ainsi, l'on sait que les vins très-riches en alcool se conservent sans altération, parce que l'alcool empêche la fermentation. Un autre moyen employé pour conserver les vins faibles consiste à les faire geler : on assure ainsi la stabilité des vins les plus altérables, mais on en arrête tout perfectionnement ultérieur.

Mais le moyen le plus employé aujourd'hui pour la conservation des vins est le chauffage, recommandé surtout par M. Pasteur[1]. D'après ce savant, lorsqu'on soumet des vins en bouteille, pendant une heure, à une température de 60 à 75 degrés en les trempant dans de l'eau qui vient de bouillir, ils perdent leur âpreté et leur verdeur et gagnent la solidité et le bouquet des vins vieux. Sous l'influence de la chaleur, des germes de fermentation, dont le développement amène l'altération des vins, sont presque complétement détruits, et le bouquet se développe avec rapidité. Le chauffage permet même de conserver des vins en vidange pendant assez longtemps, sans que sous l'influence de l'air ils subissent la moindre altération. Lorsque les vins sont chauffés en fûts, l'action s'opère avec plus de facilité[2]. Il se dégage des lies une certaine quantité d'alcool et des éthers qui augmentent à la fois la force, la vinosité et le bouquet. « Des épreuves très-multipliées sur des vins de France, dit le savant chimiste, me permettent d'établir en toute assurance que le vin qui vient d'être chauffé et qui a refroidi n'a pas changé de couleur et ne dépose point. Il suffit que la masse du vin ait été portée à la température de 50 à 70 degrés. » L'expérience a prouvé à M. Pasteur que le maximum de la température

1. *Académie des sciences*, 1864.
2. Le chauffage dans les fûts se fait en y plongeant un serpentin de métal, qu'on fait traverser par de la vapeur d'eau.

à atteindre pourra être abaissé à 45 degrés. D'un autre côté, M. de Vergnette-Lamotte, en pratiquant le chauffage du vin entre 40 et 50 degrés centigrades, déclare avoir obtenu des vins moins secs et moins maigres que les vins chauffés à 70 degrés.

Le chauffage des vins se pratique déjà sur une grande échelle à Montpellier et à Cette. Ce procédé a reçu récemment une consécration officielle. Le ministre de la marine et des colonies, ayant chargé une commission d'étudier les moyens recommandés par M. Pasteur pour prévenir les maladies des vins au moyen du chauffage, M. de Lapparent, directeur des constructions navales, a présenté au ministre un rapport dont voici les principales conclusions. Le chauffage des vins, sans qu'on puisse affirmer qu'il assure indéfiniment leur durée, les préserve, au moins fort longtemps, de toute altération et mérite d'être appliqué aux vins de campagne, particulièrement à ceux que l'on expédie aux colonies. Après avoir constaté les excellents effets du procédé de M. Pasteur dans son laboratoire, dans les caves de divers propriétaires de vignobles ou marchands de vins qui en font usage, et surtout dans les produits embarqués sur le *Jean-Bart* pendant la campagne de 1866, la commission a proposé, et le ministre a décidé, que trois nouvelles épreuves seraient immédiatement mises à exécution. La première consistait à embarquer trente et une barriques de vin chauffé sur un bâtiment partant pour un voyage de circumnavigation. La seconde reposait sur l'envoi fait au Gabon de 70,000 litres de vin chauffé sous les yeux de la commission, sauf à en laisser une petite fraction à l'état naturel, pour servir de terme de comparaison. La troisième avait pour objet une autre expédition de vin chauffé, s'élevant à un million de litres, pour la Cochinchine. Le vin a été chauffé à une température comprise entre 55 et 60 degrés centigrades et viné de 1 et demi pour 100 d'alcool, de manière à être au titre de 13 pour 100 d'alcool, titre réglementaire des vins de campagne aux colonies.

Les expériences effectuées à Toulon, sous la direction de M. de Lapparent, ont été faites avec le réfrigérant de M. l'ingénieur Perroy, employé jusqu'ici seulement pour la distillation de l'eau de mer. La vapeur y entre à trois atmosphères Pour en faire un chauffe-vin parfait, il a suffi de substituer à l'eau de mer réfrigérante le vin qu'il s'agissait de chauffer.

M. Pasteur a récemment porté de nouveau la question du chauffage des vins à l'académie des sciences, en relatant diverses expériences qui ont eu de bons résultats pour nos marins, en ce sens que les vins chauffés se conservent mieux et cessent même de s'aigrir dans les longues traversées maritimes, surtout dans les mers des régions tropicales.

D'après d'autres savants, le chauffage des vins convient tant qu'il ne s'agit que de conserver le vin et de le préserver d'une altération inévitable : tel est le cas des marins. Mais il en est autrement des vins du commerce, dont il s'agit de conserver la qualité, de laquelle dépend leur prix de vente. Dans ce cas, on remarque souvent que, si le chauffage enlève au vin les ferments qui peuvent l'altérer, il leur enlève aussi la séve et le bouquet qui étaient le principe de leur supériorité. Il y a donc un choix à faire entre les vins auxquels le procédé est utile et les vins qui doivent s'en passer.

M. Pasteur prétend cependant que tous les vins gagnent à être chauffés, et il a une dernière fois défendu sa cause à l'académie des sciences (séance du 6 septembre 1869). Il rapporte les expériences faites par six experts opérant isolément sur une vingtaine de vins ; chaque épreuve comparative a porté sur le même vin chauffé et non chauffé, de même cru et de même année, bien entendu. Les experts ont conclu en disant : « Tous les vins chauffés sont bons ; il n'y a d'altération ni dans leur goût, ni dans la couleur ; la limpidité est parfaite ; il y a supériorité constante du vin qui a été chauffé sur le même vin qui ne l'a pas été, alors même que le vin non chauffé ne s'est pas altéré. Le chauffage détruit les germes des maladies auxquelles les vins sont généralement sujets, sans nuire au développement de leurs qualités. Il suffit pour cela de porter le vin à une température de 55 degrés environ, ne fût-ce que pendant quelques instants. Pour les appareils de chauffage en grand, il est indispensable de réaliser les conditions du chauffage en bouteilles, c'est-à-dire d'éviter autant que possible le contact de l'air, car l'oxygène peut développer le goût de cuit, altérer et rendre peu solide la couleur. » Après de si nombreux témoignages, nous croyons qu'il faut se rendre à l'évidence, et accepter comme vraies les idées de M. Pasteur.

Maladies des vins. — Les principales maladies des vins, qui peuvent être nuisibles à la santé, sont les suivantes :

1° La *graisse*. Cette maladie se déclare surtout dans les vins blancs. Elle provient d'un reste de matière sucrée qui passe à l'état visqueux et qui forme une sorte d'huile qui graisse le verre. On dit alors que le vin *file* ; la goutte, au lieu de tomber avec netteté, s'allonge comme les gouttes d'huile. Cette maladie apparaît dans les vins qui ne contiennent pas de tannin capable d'en précipiter le gluten, qui agit comme ferment. L'addition de tannin prévient et même guérit quelquefois la graisse du vin. Cette maladie peut se guérir aussi par le repos pendant plusieurs mois dans une cave très-fraîche ; il se forme alors un dépôt au fond du tonneau. Quant à la consistance elle-même du vin qui file, on peut la corriger en ajoutant à chaque bouteille un demi-verre d'eau et en agitant fortement. Souvent alors la goutte se reforme avec netteté, et le vin perd la consistance d'huile qui offensait les lèvres.

2° L'*amertume*. Elle est incurable. Il faut alors mêler le vin dit *absinthé* avec un autre vin, ou l'employer en vin chaud, avec addition de sucre et d'eau.

3° Le *piquage*. Cette maladie survient surtout dans les étés chauds ; elle attaque les vins peu alcooliques. Dans cette altération du vin, il y a décomposition de l'acide tartrique et production d'acides âcres (de la série butyrique et carbonique). Les vins piqués ou bottés deviennent troubles et prennent une saveur désagréable. Au début de la maladie, il faut soutirer le vin, le faire geler, mécher les tonneaux. A la fin, le mal est incurable, et le vin n'est plus bon qu'à distiller pour en retirer l'alcool.

4° L'*acescence*, c'est-à-dire la transformation en vinaigre. Cette maladie se déclare dans les vins qu'on ne soutire pas tous les ans. Au printemps, la lie agit comme ferment et transforme l'alcool et le sucre en acide acétique ou vinaigre. Au début de la maladie, on doit employer le soutirage, le méchage, les caves fraîches. On a encore conseillé de mettre des rameaux d'absinthe dans le vin qui tourne. Mais le plus souvent la maladie est incurable, et le vin n'est bon qu'à faire du vinaigre.

Si toutes ces maladies sont difficiles à guérir, elles sont aujourd'hui bien faciles à prévenir par le chauffage des vins ; et c'est par ce motif que nous avons si longuement insisté sur la découverte de M. Pasteur.

Effets du vin. — Le vin, pris en quantité modérée, est une des substances les plus utiles à l'homme. C'est un tonique puissant, utile dans tous les cas de faiblesse, chez les convalescents, chez les vieillards, dans les pays marécageux. Le vin est utile aux diabétiques, aux phthisiques, aux scrofuleux et dans tous les cas de débilité. Il préserve les enfants des vers intestinaux. Il réussit très-bien en lavement dans les convalescences où l'estomac est encore trop malade pour le supporter. Enfin, l'usage du vin peut empêcher le scorbut, que n'empêche pas toujours l'eau-de-vie. « Deux croisières, l'une française, l'autre anglaise, stationnaient dans les mers du Sud par de gros temps ; on distribuait aux marins français du vin et aux anglais de l'eau-de-vie : les derniers furent atteints du scorbut et les premiers en furent exempts[1]. »

A dose modérée, le vin excite l'intelligence, combat l'ennui, procure des rêveries agréables. A dose élevée, il produit l'ivresse, dont il sera question plus loin.

Le vin pur est en général nuisible aux enfants ; aussi, dans les lycées, on leur donne de l'eau rougie, connue sous le nom d'*abondance*, ne contenant qu'un tiers ou un quart de vin. Pourtant, dans certains établissements d'éducation, on laisse aux enfants le soin de faire eux-mêmes leur abondance, et on leur donne aux repas un carafon de vin qu'ils étendent d'eau à leur guise ; c'est l'usage depuis un an ou deux au collége Sainte-Barbe.

Falsifications des vins. — La falsification des vins, si nuisible pour la santé publique, est activement surveillée et sans cesse condamnée par les tribunaux. Quelques marchands, pour saturer l'acide acétique dans les vins tournant au vinaigre, ajoutent au vin de la litharge (oxyde de plomb) ou de la craie. Les vins plombés ont un goût sucré très-manifeste ; ils sont très-nuisibles à la santé. Le plomb est facile à déceler ; on décolore le vin par le chlore, puis on y ajoute une dissolution d'acide sulfhydrique ou d'un sulfure alcalin qui donne un précipité noir de sulfure de plomb. Quant à la craie, on la reconnaît en ajoutant au vin, préalablement décoloré, de

---

1. Bouchardat, *Matière médicale*, tome I, page 335.

l'oxalate d'ammoniaque. Il se forme un abondant précipité d'oxalate de chaux. On obtient une réaction analogue avec les vins étendus d'eau, parce que l'eau des puits, employée d'ordinaire à cette fraude, contient beaucoup de sels de chaux.

On indique encore le moyen suivant pour reconnaître si un vin a été étendu d'eau, ou, comme on dit vulgairement, baptisé. Prenez un jonc desséché et jetez-le dans le vin : il attire à soi l'eau, s'il y en a. Au moment des mûres, on en jette dans le vin : si elles nagent dessus, le vin est pur ; mais si elles vont en bas, il y a de l'eau.

Une autre altération consiste à ajouter au vin du plâtre ou sulfate de chaux. Les Grecs connaissaient déjà cette pratique. Cette addition substitue dans le vin du bisulfate de potasse au bitartrate et pare aux inconvénients des celliers trop chauds. Les vins ainsi plâtrés ne sont pas nuisibles ; mais ce ne sont pas des vins naturels.

Souvent aussi on fabrique du vin sans raisin, avec des mûres, du bois de campêche, de la mélasse, etc. Il existe une foule de recettes pour fabriquer ces vins artificiels, dont il est superflu d'apprécier le mérite, car ils sont tous plus ou moins nuisibles à la santé.

Cidre.

Le *cidre* est du jus de pomme fermenté, contenant de 4 à 5 pour 100 d'alcool. C'est la boisson populaire de la Normandie. Il était connu des Gaulois à l'époque de l'occupation romaine.

On distingue trois variétés principales de pommes à cidre : 1° les pommes douces, qui fournissent un cidre doux, mais facilement altérable, contenant 3 à 4 pour 100 d'alcool ; 2° les pommes amères et acerbes, qui fournissent un cidre de bonne conservation, contenant de 6 à 9 pour

100 d'alcool ; 3° les pommes aigres, dont le cidre contient 4 à 5 pour 100 d'alcool, s'altère avec le temps et noircit à l'air.

Pour fabriquer le cidre, on broie les pommes et on en exprime le suc, qu'on laisse fermenter à une température de 10 à 15 degrés. Il se forme, comme pour le vin, divers produits, dont les principaux sont l'alcool et l'acide succinique. En ajoutant de l'eau aux marcs, on obtient une autre boisson aigrelette nommée *petit cidre*. Le petit cidre se prépare encore en remplissant avec de l'eau un tonneau contenant des pommes, des poires, des prunelles écrasées et divers autres fruits : c'est ce qu'on désigne souvent sous le nom de *pique* ou *piquette*.

On fait quelquefois le cidre avec le jus de poires, ou même avec les fruits du cormier (genre de sorbier). Le cidre de poires ou poiré a un goût plus agréable que le cidre de pommes, mais il est un peu plus alcoolique (6 à 7 pour 100 d'alcool), plus capiteux, et ne se conserve pas aussi longtemps : de là vient qu'il est moins recherché. Il est limpide, peu coloré, et passe facilement à l'état de vinaigre s'il est abandonné à l'air. En 587, le poiré était la boisson habituelle de sainte Radegonde, reine de France.

Effets du cidre. — En excès, le cidre enivre. Il est plus rafraîchissant, mais moins nourrissant que la bière. Étendu d'eau, on l'emploie en limonade dans les chaleurs de l'été.

L'usage prolongé du cidre peut donner des maux d'estomac, dus aux acides qu'il contient (acide malique, acide carbonique). Souvent aussi il provoque la diarrhée.

En été, quand on tire au tonneau sans le remplir, le cidre s'altère, surtout par le développement de moisissures, qui sont nuisibles à la santé.

Falsifications du cidre. — Le cidre est, comme le

vin, l'objet de falsifications souvent dangereuses. Dans les années froides et humides, où les pommes ne sont pas mûres, on emploie quelquefois soit du sulfate de chaux, soit des sels de plomb mélangés au carbonate de soude, pour clarifier le cidre. L'usage de ce cidre peut rendre malades des populations entières : tel est le cas dans la maladie souvent désignée sous le nom de colique du Poitou[1]. On reconnaît cette altération à l'aide de l'iodure de potassium, qui donne un précipité jaune d'iodure de plomb, ou bien par une dissolution d'hydrogène sulfuré, qui donne un précipité noir de sulfure de plomb.

Bière.

La *bière*, comme le vin, est d'origine fort ancienne. Elle servait déjà aux libations des prêtres d'Osiris ; on la retrouve mentionnée dans Aristote, dans Théophraste et chez tous leurs successeurs.

Il existe différentes sortes de bières. L'orge germée sert à préparer la *bière* proprement dite. Celle qu'on prépare avec le blé germé porte le nom de *faro*. Celle qu'on prépare avec le maïs germé porte le nom de *chicha*, et est surtout employée en Amérique, dans les Cordillères. Les bières anglaises très-épaisses ont reçu le nom de *porter* ; les bières légères, celui d'*ale*, et contiennent souvent du genièvre. Les bières les plus renommées sont celles de Strasbourg, de Vienne et de Bavière.

Pour fabriquer la bière, on laisse fermenter une infusion d'orge germée et de houblon. La fabrication des diverses sortes de bières est une opération très-compliquée, mais qui se termine toujours, comme dans toutes les boissons fermentées, par une production d'alcool (3 à 6 pour

1. Bouchardat, *Conférence à l'Association polytechnique*, 1861.

100) et d'acide carbonique, qui rend la bière mousseuse.

Maladies de la bière. — Les bières qui ne sont pas suffisamment garanties du contact de l'air deviennent aigres; d'autres fois, les matières sucrées se transforment en mucus végétal, et la bière est filante; enfin la bière peut aussi moisir. Ces maladies ne peuvent guère se guérir; pourtant Linné dit qu'en mettant des rameaux d'absinthe dans la bière qui tend à l'acide ou à l'aigre, on la rétablit, comme le vin qui tourne [1].

Effets de la bière. — La bière calme la soif, favorise la digestion, répare les forces de l'économie. Elle contient du sucre et de la fécule en quantité assez notable pour être nourrissante et même pour provoquer l'engraissement. A haute dose, elle produit l'ivresse, une ivresse lourde, lente à venir, lente à disparaître, tout à l'opposé de l'ivresse du vin de Champagne. Son usage habituel rend le caractère calme et paisible. Son abus conduit à l'obésité et prédispose à la glycosurie (sucre dans les urines [2]).

Les pays où l'on consomme le plus de bière sont l'Allemagne, l'Angleterre, la Belgique, et, en France, les départements du Nord, du Pas-de-Calais, du Haut-Rhin et du Bas Rhin. Chaque habitant consomme en moyenne par année, à Londres et en Belgique, deux hectolitres de bière; en France, un tiers d'hectolitre seulement.

Falsifications de la bière. — La bière est souvent falsifiée; on imite son amertume et son parfum soit par l'emploi de rameaux de buis au lieu de houblon, soit en y ajoutant de la strychnine, de la coque du Levant, de l'aloès, du poivre d'Espagne, de la gentiane, du gingembre, de l'extrait de chicorée, de la racine de pyrèthre; on force la couleur du liquide avec le suc de réglisse, le caramel,

1. Mérat et de Lens, *Dictionnaire de Matière médicale.*
2. Bouchardat, *Conférence à l'Association polytechnique,* 1861.

l'infusion de baies de sureau. Certaines bières sont falsifiées avec l'acide picrique, facile à découvrir, parce qu'il
teint en jaune serin la laine blanche qu'on fait bouillir
pendant dix minutes dans la bière suspecte. Quelques bras-
seurs font usage de potasse pour rendre la bière mousseuse, de craie ou de carbonate de soude pour corriger
son acidité, d'alun pour en accélérer la clarification. Enfin
on y ajoute quelquefois des feuilles d'absinthe, qui la rendent plus enivrante.

Liqueurs fortes.

Les liqueurs fortes sont celles qui contiennent au moins
15 pour 100 d'alcool. Elles se prennent surtout après les
repas, comme digestif. M. Bouchardat les divise en trois
sections principales :

1° *Liqueurs fortes constituées par de l'alcool et de
l'eau, avec quelques traces de matières étrangères.* Ce
sont les *eaux-de-vie* en général, auxquelles il faut joindre
le *rhum* et le *kirsch.* Pour les obtenir, on fait fermenter
les substances sucrées, puis on distille le produit de la
fermentation obtenu pour en retirer des alcools.

L'eau-de-vie fut d'abord retirée du vin. La distillation du vin remonte au commencement de l'ère chrétienne; mais les premiers appareils qu'on employait
étaient bien imparfaits. Ainsi l'on voit qu'à l'exemple des
Phéniciens recueillant dans des éponges la vapeur de l'eau
de la mer qu'ils faisaient bouillir sur le pont de leurs navires, un religieux du nom de Marcus, attaché à la personne de saint Remy, faisait condenser de la vapeur de vin
blanc dans de la laine mouillée et l'exprimait sur les blessures des soldats tombés pendant le siége de Reims; avec
le même produit et du miel il composait une espèce de liqueur qu'il faisait prendre aux mourants.

Il n'est point douteux que la distillation du vin par les alambics, qui était regardée comme un grand secret, ne fût connue depuis longtemps. Au treizième siècle, Arnaud de Villeneuve, professeur à la faculté de médecine de Montpellier, fut le premier qui s'occupa sérieusement en France de la distillation et qui modifia les appareils vicieux employés jusqu'alors. « Par des procédés chimiques, disait-il, on tire du vin un liquide qui n'a ni sa couleur ni ses effets ordinaires. Cette eau de vin est une eau d'immortalité, puisqu'elle prolonge les jours, dissipe les humeurs peccantes, ranime le cœur et entretient la jeunesse. » En mourant, il laissa ses manuscrits à son élève Raymond Lulle, qui devint le plus célèbre alchimiste du moyen âge. Raymond continua les travaux de son maître, et arriva bientôt à obtenir l'*esprit ardent* ou *alcool*.

Ce fut vers le quinzième siècle que les vins des Charentes commencèrent à être brûlés pour faire de l'eau-de-vie. Cette fabrication ne fit point des progrès aussi rapides qu'on pourrait le penser. Des ordonnances et des règlements de police ne permettaient la distillation des vins qu'à quelques privilégiés. Louis XIII, en 1614, érigea la communauté des distillateurs et des vinaigriers et leur accorda le droit de faire de l'eau-de-vie et de l'esprit-de-vin. Aujourd'hui la distillation des vins des Charentes a fait d'immenses progrès, et l'eau-de-vie dite cognac, qui en sort, est exportée sur tous les points du monde.

L'eau-de-vie proprement dite s'obtient en brûlant ou distillant le vin. L'alcool passe à la distillation avec de l'eau et en entraînant les principes aromatiques du vin. L'eau-de-vie de Cognac est tirée du cépage de la Folle-Blanche, qui fournit un vin médiocre, mais donnant, par la distillation, une excellente eau-de-vie. L'eau-de-vie d'Armagnac provient des cépages de Picpoule, et celle de Montpellier, des cépages de Teret-Bouret et d'Aramon.

14.

L'eau-de-vie ordinaire contient de 20 à 55 pour 100 d'*alcool* ou *esprit-de-vin*.

Les eaux-de-vie, comme le vin, gagnent à être soumises à l'action du chauffage. Lorsqu'elles sont nouvelles, elles perdent, en chauffant, leurs éthers rudes et âpres, et acquièrent les qualités des eaux-de-vie vieilles. Voici un autre moyen indiqué pour vieillir l'eau-de-vie : ajoutez par litre d'eau-de-vie récente trois gouttes d'ammoniaque liquide ; cette substance neutralise la petite quantité d'acide acétique contenu dans l'eau-de-vie, acide qu'elle ne perd qu'en vieillissant.

On fabrique aussi de l'eau-de-vie avec les marcs de raisin distillés ; mais le produit obtenu conserve une odeur qui déplaît souvent, et qu'on peut enlever de la manière suivante : pour 12 litres d'eau-de-vie, laissez infuser pendant six jours 30 grammes de genièvre ; passez ensuite.

Tous les liquides sucrés ou toutes les substances féculentes saccharifiables, c'est-à-dire susceptibles d'être transformées en sucre, peuvent donner des eaux-de-vie. Ainsi l'on en fabrique avec la betterave, avec les prunes, les pommes, avec les grains (on laisse fermenter complétement l'orge germée, puis on distille) ; avec le riz (*rack*) ; avec les pommes de terre (qu'on saccharifie avec de l'acide sulfurique étendu, puis qu'on laisse fermenter) ; avec les marrons, etc. Le *gin* et le *whisky* sont des espèces d'eaux-de-vie anglaises, qu'on retire des liqueurs fermentées de la drèche [1] et des autres céréales avec des baies de genièvre, et qui contiennent 52, 60, 75 pour 100 d'alcool.

On fabrique même de l'alcool avec le bois ordinaire distillé ; mais cet esprit de bois possède une odeur infecte, qui le rendrait impropre même aux usages du commerce

____

1. La drèche est de l'orge fermentée dont on a arrêté la germination au moyen de la chaleur.

et de l'industrie, si l'on n'avait trouvé le moyen de le désinfecter. Voici le résumé de l'opération : étendre d'eau en grande quantité, filtrer dans les cylindres chargés de noir granulé, et distiller doucement, en ayant soin de rejeter les premières et les dernières portions condensées.

On rehausse souvent la saveur de l'eau-de-vie faible par des substances âcres, telles que le poivre, le pyrèthre, la moutarde, le piment, etc. Si l'on évapore ces eaux-de-vie au bain-marie en consistance d'extrait, le résidu a une saveur âcre qui trahit la fraude. La falsification par les acides se reconnaît de la même façon que pour le vinaigre ; ainsi l'acide sulfurique donne un précipité blanc par l'azotate de baryte ; l'acide chlorhydrique précipite en blanc par l'azotate d'argent, etc. L'eau distillée de laurier-cerise, employée quelquefois pour donner une saveur agréable à l'eau-de-vie de grains et à celle de pommes de terre, se reconnaît au précipité bleu que la liqueur fournit par un mélange de protosulfate et de persulfate de fer. Toutes ces falsifications sont nuisibles pour la santé. L'eau-de-vie de Dantzick contient des paillettes d'or, qu'on remplace souvent dans le commerce par des paillettes de cuivre. L'eau-de-vie ainsi falsifiée peut causer des accidents d'empoisonnement plus ou moins sérieux.

L'usage de l'eau-de-vie est conseillé dans les pays froids et dans les saisons froides ; mais on arrive facilement à l'abus : de là des accidents et des maladies dont il sera question plus loin. L'eau-de-vie est quelquefois employée en médecine, à titre de remède fortifiant, dans certaines maladies de faiblesse, surtout chez les vieillards. Dans ce cas, on la donne à petites doses souvent répétées.

Le *rhum* est obtenu par la distillation de la mélasse et des écumes de sirop de canne fermentées : le plus renommé vient de la Jamaïque. Il doit sa saveur particulière à une huile volatile. Il contient 54 pour 100 d'alcool. Le *tafia*, obtenu aux Antilles par la distillation du suc de canne ou vesou fermenté, diffère à peine du rhum.

Le rhum se prend pur, mais il est surtout employé avec le thé bien chaud : il constitue ainsi le punch, tonique excellent, recommandé par les médecins dans certains cas de dérangements du ventre et particulièrement dans le choléra.

Le *kirsch* (ou *kirsch-wasser*) est une eau-de-vie de cerises noires ou de merises. On fait fermenter le jus des merises, on y jette les noyaux, qui ont une odeur prononcée d'acide prussique ou d'amande amère, et on distille. Le produit obtenu contient en petite quantité de l'acide prussique ou cyanhydrique, un des plus violents poisons qui existent, et auquel sont dus les maux de tête que le kirsch produit si souvent.

On rencontre maintenant dans le commerce deux sortes de kirsch-wasser fort distinctes, dont l'une est le produit de la fermentation et de la distillation des cerises sauvages des forêts, tandis que l'autre est tirée des cerises ordinaires, traitées de la même manière. La première se fait remarquer par un arome particulier très-apprécié, qui dépend évidemment de la constitution moléculaire du produit; elle se vend beaucoup plus cher que l'autre. Aussi n'existe-t-il dans le commerce aucun liquide qui soit sujet à de plus nombreuses sophistications. Il y a de prétendus distillateurs qui se contentent de faire infuser dans de l'alcool des noyaux concassés de cerises ; d'autres font simplement une solution alcoolique d'huile volatile d'amandes amères ou d'huile de noyaux de cerises; d'autres enfin, un peu plus consciencieux, se contentent de mêler au véritable kirsch-wasser une certaine quantité d'alcool ordinaire.

M. Desaga avait indiqué un moyen de reconnaître instantanément la falsification. Pour lui, le vrai kirsch se colore en bleu par le bois de gaïac râpé, ce qui n'arrive pas avec le faux kirsch. D'après M. Delcominette, pharmacien à Nancy, cette coloration est due à ce que le vrai kirsch contient souvent du cuivre, provenant des alambics mal étamés des paysans des Vosges et de la forêt Noire. Un autre moyen indiqué pour reconnaître la pureté du kirsch, consiste à verser dans une fiole à large ouverture une certaine quantité de kirsch et d'huile d'olive, qu'on laisse en contact intime pendant douze heures au moins, et que l'on a soin de bien agiter de temps en temps. On verse ensuite avec précaution l'huile surnageante, et on la laisse reposer pendant quelques minutes. Si le kirsch est pur, elle ne prend aucune odeur, car le principe volatil formé par la distillation ne se sépare, dans aucun cas, du produit. Le kirsch falsifié, s'il n'est préparé que par un simple mélange, cède, au contraire, à l'huile d'olive son principe odorant qui y reste combiné.

Le kirsch est surtout fabriqué en Suisse, en Allemagne, dans les Vosges, la Meurthe, etc. Le plus renommé est celui des Vosges et celui de la forêt Noire. Le *marasquin de Zara*, obtenu en Dalmatie de la fermentation des prunes et des pêches, n'est qu'une variété de kirsch.

2° *Liqueurs sucrées, avec acide.* Les principales sont : le *punch*, composé, comme on sait, de thé sucré, de rhum et de citron ; le *cassis*, fabriqué avec l'infusion, faite à froid, des grains du cassis ou groseillier noir dans l'eau-de-vie (en Bourgogne, on y ajoute du vin blanc) ; les divers *ratafias*, faits avec des fruits acides, comme la cerise, la groseille, la framboise, etc. Tous ces acides diminuent l'action de l'alcool sur le système nerveux.

3° *Liqueurs sucrées, avec essence.* Telles sont la *chartreuse* et les liqueurs fabriquées à son imitation (*trappistine, bénédictine, etc.*), le *vespétro*, le *curaçao* de Hollande, l'*anisette*, le *vermout* (qu'on écrit aussi *vermouth* ou *vermuth*) et l'*absinthe*.

L'élixir de la *grande chartreuse* de Grenoble est composé de cannelle, safran, macis, et des plantes fraîches de mélisse, hysope, angélique, infusées à froid dans l'alcool pendant huit jours ; puis on distille sur une certaine quantité de plantes fraîches de mélisse et d'hysope, on ajoute du sucre et on filtre. Les autres liqueurs fabriquées par les couvents se rapprochent plus ou moins de celle-là, qui conservera longtemps sa légitime supériorité.

Le *vespétro*, ou ratafia d'angélique et de coriandre composé, est une infusion à froid de graines de coriandre, d'anis, d'angélique, de fenouil, dans l'eau-de-vie ; on y ajoute le jus d'un citron et on sucre. « C'est, dit Dorvault, une liqueur de table fort agréable, dont le nom vulgaire fait allusion à sa propriété de prévenir les vents qui proviennent des mauvaises digestions[1]. »

Le *curaçao* est un ratafia d'écorces d'oranges amères, auquel les liquoristes ajoutent du bois de Fernambouc, qui lui donne la propriété de tourner du jaune au rouge quand on y ajoute de l'eau.

L'*anisette* est formée d'une infusion d'anis étoilé, de coriandre et de fenouil dans de l'alcool étendu d'eau, qu'on distille ensuite et qu'on sucre. Virey donne cette formule plus simple : sucre, 300 grammes ; essence d'anis, 6 gouttes ; eau commune, 2 litres ; alcool à 90 degrés, 1 litre.

Ces liqueurs, et tous les autres ratafias analogues qu'il serait trop long d'énumérer, sont stomachiques et aident la digestion. Il en est d'autres qu'on prend pour provoquer l'appétit : ce sont le *vermout* et l'*absinthe*.

Le *vermout* est une liqueur composée de vin blanc ri-

1. Dorvault, *l'Officine.*

chement alcoolisé, où l'on a mis infuser à froid pendant huit jours dix-sept plantes aromatiques. Il se prépare surtout à Turin et dans le midi de la France. Le vermout, préparé avec du bon vin blanc et des plantes de bonne qualité, est seulement excitant et ne peut être nuisible à dose modérée. Mais on trouve souvent chez les débitants de liqueurs un vermout préparé avec des vins blancs pommadés, c'est-à-dire plâtrés, gâtés, piqués et ravivés avec des liqueurs acides ou minérales. Celui-là coûte moitié moins cher que le premier[1], mais il est très-dangereux et engendre des gastrites, des vomissements bilieux, des hépatites, etc. Le docteur Maurin (de Marseille) l'accuse de ronger la peau fine (épithélium) de l'intestin, et il a rapporté vingt-cinq cas de maladies des organes digestifs qu'il attribue à l'abus du vermout.

L'*absinthe* est surtout employée comme apéritif, c'est-à-dire pour ouvrir l'appétit. Les anciens l'employaient déjà de la sorte, mais à l'état de vin d'absinthe. À Rome, on préparait le vin d'absinthe (ou *absinthites*) en faisant bouillir une livre d'absinthe dans quarante setiers[2] de moût[3] jusqu'à diminution des deux tiers, ou bien on en jetait simplement quelques poignées dans le vin. Le vin d'absinthe s'adoucissait en général avec du miel, et ce mélange se nommait *absinthium*. Les Gaulois connaissaient aussi les vins apéritifs. Ils estimaient beaucoup le vin d'absinthe, celui de lentisque, celui de *stœchas* (sorte de lavande qu'on trouve surtout en Provence, aux îles d'Hyères et en Algérie); ils faisaient bouillir dans le moût les baies ou le bois nouveau du lentisque ou du stœchas. Quant à leur vin de nard celtique, ou de nard

---

1. 30 ou 35 francs l'hectolitre, au lieu de 60 à 75 francs.

2. Le *setier* ou la *chopine* valait à peu près un demi-litre.

3. On donne le nom de *moût* au suc de raisin qui n'a point encore subi la fermentation.

sauvage et de roses, on l'obtenait par l'infusion de quarante drachmes[1] de fleurs dans vingt setiers de moût; on n'ouvrait le vaisseau qu'au bout de trois mois. Depuis un siècle ou à peu près, on a substitué, dans ces préparations apéritives, l'alcool au moût. Aussi l'absinthe actuelle est un alcool aromatisé ; le vermout seul représente l'absinthe antique.

Il existe deux sortes de liqueurs d'absinthe : l'absinthe commune et l'absinthe suisse. L'absinthe commune est une infusion à froid de la petite absinthe dans de l'eau-de-vie ordinaire ; elle contient seulement 40 pour 100 d'alcool, et s'emploie souvent dans les campagnes comme liqueur de dessert. L'absinthe suisse, au contraire, contient 72 pour 100 d'alcool : c'est là son caractère distinctif, car sa composition est très-variable. L'absinthe suisse est en effet composée tantôt avec le génipi, tantôt avec la grande absinthe amère. Souvent même l'absinthe des liquoristes, qui est aujourd'hui l'objet d'une si grande consommation, ne contient pas d'absinthe : c'est de l'alcool coloré avec des épinards, et contenant en dissolution assez d'essence d'anis et même de badiane pour lui donner la propriété de blanchir en se troublant quand on y ajoute de l'eau. Au surplus, l'absinthe des liquoristes, désignée le plus communément sous le nom d'*absinthe suisse*, est toujours nuisible, soit par l'essence qu'elle contient, soit par les falsifications qu'elle subit presque toujours. Pour donner une idée de l'action nuisible de l'essence d'absinthe, il suffira de rappeler l'expérience suivante faite par M. Bouchardat. Dans deux coupes contenant chacune un litre d'eau et où vivent des poissons, si l'on verse dans l'une six gouttes d'essence d'absinthe et dans l'autre six gouttes d'acide prussique, les poissons sont foudroyés plus vite par l'essence d'absinthe que par l'acide prussique. Quant aux

1. La *drachme* ou le *gros* valait environ 3 grammes et demi.

substances qui sont employées à la falsification de l'absinthe, ce sont le jus d'ortie, le curcuma et l'indigo, et le sulfate de cuivre ou le vert-de-gris, sous le nom de *bleu éteint*. L'absinthe suisse, même lorsqu'elle est bien préparée, produit au plus haut degré les funestes effets des liqueurs alcooliques. Elle a d'ailleurs deux grands inconvénients, suivant M. Bouchardat : c'est qu'on la prend à jeun, ce qui la rend plus nuisible pour les organes digestifs, et qu'elle dessèche le gosier, ce qui excite le buveur à en prendre une nouvelle dose pour apaiser sa soif. Aussi l'abus de l'absinthe se termine généralement par la perte de l'intelligence et des forces, et par une paralysie générale, progressive, aboutissant à la mort. Un autre danger de l'absinthe, constaté par des expériences de M. le docteur Magnan sur des animaux et par l'observation de plusieurs médecins, notamment à l'hospice de Bicêtre, c'est que l'absinthe engendre l'épilepsie [1].

De l'abus des liqueurs fortes.

Autant l'usage modéré du vin est une excellente chose, autant son abus et surtout l'abus des liqueurs fortes est une chose déplorable. A doses modérées, les boissons alcooliques augmentent les forces de l'organisme et activent les fonctions vitales : il y a accélération de la circulation du sang, augmentation de la chaleur animale, excitation du système nerveux et de l'imagination, se traduisant par la gaieté, par une parole plus vive et plus rapide et par un bien-être général. Mais, à dose croissante, l'excitation fait place à l'égarement de la raison, à l'abattement de l'esprit et des forces et au désordre de toutes les fonctions. « Alors surviennent les cris, les san-

1. *Bulletin de Thérapeutique*, 30 septembre 1859.

glots, les injures ; les membres sont lourds, les jambes vacillent, la langue s'embarrasse, la tête devient pesante, l'esprit confus, les yeux égarés [1]. » Le système nerveux éprouve un trouble profond, qui se manifeste par l'indigestion, les vomissements, la stupeur, la perte de la raison, la paralysie des mouvements, l'insensibilité. L'ivresse arrivée à ce point est un véritable empoisonnement aigu par l'alcool et peut amener la mort, soit par apoplexie, soit par asphyxie.

L'habitude de l'ivrognerie amène la perte de l'appétit, l'inflammation chronique et même le cancer de l'estomac et des intestins, l'hypertrophie et l'altération du foie, l'hydropisie du ventre et toutes sortes de troubles nerveux, tels que le tremblement des membres, la perte des forces, l'épilepsie, la paralysie générale (qui d'abord remonte des extrémités des membres au centre du corps, et qui gagne même la vessie, l'intestin, la langue, l'œsophage), l'affaiblissement de la vue, de l'ouïe, de la mémoire, le bégayement, l'abrutissement, la lâcheté du caractère, les hallucinations nocturnes avec terreurs subites, et enfin la dégradation la plus complète, se terminant souvent par la folie et quelquefois par le suicide. Tous ces symptômes ont surtout été bien observés par un savant suédois, Magnus Hus, sur des gens des pays froids, qui boivent huit à dix verres d'alcool par jour sans s'enivrer.

L'eau-de-vie amène ces accidents plus souvent que le vin, et l'absinthe plus encore que l'eau-de-vie.

Les deux signes les plus ordinaires qui traduisent l'ivrognerie habituelle sont le tremblement des mains (surtout étendues et les doigts écartés) et les hallucinations, soit pendant la nuit, soit même pendant le jour. Ces

---

1. Lucrèce, *Poëme de la Nature.*

deux genres de désordres, souvent réunis, sont désignés sous le nom de délire avec tremblement, ou *delirium tremens* des ivrognes.

Les excès alcooliques amènent fréquemment la dégénération artérielle, d'où résulte la formation des anévrismes. C'est ce qu'on voit si fréquemment en Californie[1].

Ce n'est pas seulement dans les pays froids qu'on abuse ainsi des liqueurs fortes. Au rapport de M. Rufz, les nègres s'enivrent souvent avec du tafia : ce qui entre pour les trois quarts dans le chiffre de leurs morts prématurées. Mais c'est surtout dans les pays du Nord que les liqueurs fortes font les plus grands ravages : en tête de ces pays, il faut placer l'Angleterre, l'Amérique, la Russie, la Suède. En Suède, où il n'y a que 3 millions d'habitants, il se consomme presque 200 millions de litres d'eau-de-vie. M. Tourguenef porte à plus de 100,000 par an, en Russie et en Suède, le nombre des décès dus exclusivement à l'eau-de-vie.

Mais ce qu'il y a de déplorable dans l'ivrognerie, c'est que ses funestes effets n'atteignent pas seulement l'individu ; ils retentissent sur sa race tout entière. « On a trouvé en Amérique, dit le docteur Dumesnil, que les enfants issus de parents ivrognes sont dix fois plus que d'autres exposés au crime, à l'emprisonnement et à l'échafaud : tristes conséquences de la misère, de l'entraînement, de l'exemple, de l'abandon, de la naissance même. » Le professeur Ruer a signalé, en Westphalie, la très-grande fréquence de l'idiotisme chez les enfants des ouvriers mineurs adonnés à l'ivrognerie. Enfin le docteur Demeaux a récemment communiqué à l'Académie des sciences l'observation qu'il a faite de cinq cas d'épilepsie, deux de paralysie congénitale, un d'aliénation mentale et un d'idiotisme chez des enfants conçus alors que le père était

1. *Bulletin de Thérapeutique,* 15 octobre 1868.

en état d'ivresse. Les enfants des ivrognes sont plus prédisposés que les autres aux maladies nerveuses ; ils sont portés à l'immoralité, à la dépravation, à l'abrutissement moral. A la deuxième génération, ainsi que l'a constaté le docteur Morel, médecin de l'asile Saint-Yon à Rouen, apparaissent les accès maniaques, la paralysie générale ; à la troisième, la lypémanie et les tendances homicides ; enfin, à la quatrième, l'enfant stupide ou idiot n'arrive pas à l'âge adulte et la race s'éteint.

M. Bouchardat[1] indique plusieurs remèdes contre l'ivrognerie :

1° Moyen russe et scandinave. On enferme l'ivrogne et on arrose tous ses aliments d'huile infecte, imprégnée de l'odeur de l'alcool amylique contenu dans l'eau-de-vie de grains dont il s'enivre. Quand il est dégoûté on l'élargit, et il renonce à l'eau-de-vie de grains.

2° Moyen anglais et américain. Ce moyen consiste dans l'établissement de sociétés de tempérance. Elles comprennent trois catégories : dans les unes, on s'abstient de toute boisson fermentée ; dans les autres, on fait usage du thé exclusivement ; enfin, dans les dernières, on ne prend pas de liqueurs fortes et on prend peu de boissons fermentées. Ces moyens sont si peu efficaces, qu'en Amérique on a été obligé de fonder des hôpitaux d'ivrognes (*ebrietate asylum*).

3° Moyen français. C'est un moyen tout moral, qui consiste à répandre l'instruction et les lumières, à créer des bibliothèques populaires, des cours publics également populaires, et à combattre le vice en élevant le niveau de la dignité humaine.

---

1. Ouvrage déjà cité.

SECTION III. RÉGIME ALIMENTAIRE.

L'alimentation, pour être suffisamment réparatrice, doit introduire dans le sang une quantité de matière organisable, de matières combustibles et de matières minérales, égale à celle de ces mêmes substances que l'être vivant emploie : 1° pour l'accroissement de ses organes ou la réparation des pertes subies par ceux-ci ; 2° pour l'entretien de la combustion respiratoire ; 3° pour contrebalancer les pertes dues à l'évaporation et à d'autres excrétions.

Le besoin de l'alimentation est indiqué par la faim et par la soif. La faim est diminuée par les maladies, par le repos, par l'usage du tabac, des boissons alcooliques ; elle est augmentée par les assaisonnements, les travaux musculaires, le grand air, la chasse. La soif est augmentée quand le sang a perdu beaucoup d'eau (grandes chaleurs, air sec, fièvre, sueurs, diarrhée, pertes de sang). Elle est augmentée aussi par l'usage du tabac à fumer et par les assaisonnements (sel, poivre, ail). Elle est calmée par les boissons amères, par le café, par l'usage des bains, même des bains d'eau de mer. On y résiste moins qu'à la faim.

Le sens du goût, à l'inverse de tous les autres sens, est plus développé chez les vieillards. Il est émoussé par les substances âcres, telles que le poivre, le tabac, l'alcool.

Les repas doivent se faire à des heures réglées et ne pas empiéter l'un sur l'autre, c'est-à-dire que le premier doit être digéré avant qu'on ne commence le second. Il faut deux heures environ à l'estomac pour transformer les aliments en pâte digestive et les transmettre, ainsi modifiés, à l'intestin. Il faut deux heures aux veines de l'intestin pour absorber les parties nourrissantes de cette pâte digestive, qui sont ainsi transportées dans le sang auquel elles se mêlent et qu'elles servent à réparer. La durée totale de la digestion, pour un repas qui n'est pas copieux à l'excès et chez les gens qui digèrent facilement, est donc de quatre heures environ. Il est préférable d'attendre deux heures pour dormir après le repas du soir, parce que la digestion opérée par l'estomac s'arrête souvent pendant le sommeil, tandis que l'absorption des matières digérées s'opère par l'intestin même pendant le sommeil. Cette règle est surtout applicable aux personnes âgées ; car dans l'enfance la digestion est plus énergique, et les élèves des lycées, que l'on mène coucher une demi-heure après le repas du soir, paraissent n'en ressentir aucun inconvénient.

Dans les aliments, tout n'est pas également profitable : une partie passe dans le sang, qu'elle sert à réparer ; l'autre partie est rejetée au dehors, soit par les excréments, soit par les urines. Ces résidus de la digestion deviennent, dans le corps, des substances nuisibles ; aussi faut-il surveiller leur expulsion et y satisfaire quand le besoin s'en fait sentir. Hippocrate recommandait d'aller à la selle au moins une fois par jour, et l'expérience de tous les médecins a confirmé ce précepte du père de la médecine.

En effet, il est fort important de satisfaire régulièrement les besoins naturels. La constipation amène la perte de l'appétit, donne la migraine, provoque et entretient la jaunisse et les maladies de la peau ou dartres. En outre, elle rend le caractère maussade et même cruel : Cromwell était constipé depuis huit jours quand il fit trancher la tête à son roi ; tel était aussi l'état de Henri III quand il fit assassiner le duc de Guise, et de Charles IX lorsqu'il ordonna la Saint-Barthélemy [1].

1. Voltaire, *les Oreilles du comte de Chesterfield.*

Le meilleur moyen d'obtenir la régularité des fonctions du ventre consiste dans le régime, qui devra toujours contenir en quantité notable des légumes verts, des salades, de la chicorée, des épinards, des fruits charnus ou pulpeux, etc.

Il serait également utile de donner issue aux gaz intestinaux, si les convenances sociales ne s'y opposaient trop souvent. L'empereur romain Claude accordait toujours cette permission en sa présence, prétendant qu'on pouvait mourir de s'être contraint en pareil cas. Il est certain que l'accumulation considérable de gaz dans les intestins est souvent une maladie mortelle, même chez l'homme. Elle l'est surtout chez les animaux qui ont mangé en quantité de l'herbe fraiche et mouillée, laquelle fermente dans leur intestin et dégage une masse énorme d'acide carbonique. Cette maladie a reçu le nom de *pneumatose* ou *empansement*. On la guérit en trouant la peau du ventre pour faire sortir le gaz, ou en faisant boire à l'animal de l'alcali volatil étendu d'eau : l'alcali (ammoniaque) s'empare de tout le gaz carbonique, l'absorbe, et fait ainsi diminuer et disparaître l'enflure. Chez l'homme, les aliments qui engendrent le plus ordinairement les gaz intestinaux sont les légumes farineux, tels que les haricots, les pois, les lentilles, etc.

Quand on éprouve le besoin d'uriner, il faut également le satisfaire et ne pas se retenir, sous peine de s'exposer aux maladies de la vessie, notamment aux dépôts de sable ou de gravier, dont l'agglomération constitue le calcul et la pierre.

Qualité des aliments.

L'alimentation doit introduire dans l'organisme des matériaux de qualité convenable pour ne pas nuire à la santé, et en quantité suffisante pour réparer les pertes de l'économie animale.

Le régime animal (ou la viande) convient surtout aux gens qui se livrent à de grands travaux musculaires. Les viandes les plus saines et les plus nourrissantes sont celles du bœuf et celle du mouton, et en général ce qu'on appelle les viandes brunes. Les viandes blanches, comme celles du veau, de l'agneau, de la volaille, sont très-peu nourrissantes. Le régime animal est nécessaire aux ouvriers[1], surtout dans les villes, où l'on a besoin d'une nourriture beaucoup plus substantielle que dans les campagnes[2]. Au contraire, les gens sédentaires, les oisifs, les gens de cabinet, en un mot tous ceux qui n'ont pas grande fatigue de corps, doivent user modérément de la viande, dont l'abus produit surtout chez eux la goutte, la gravelle (pierre dans la vessie), la constipation, les maladies de la peau; mais ils peuvent user des viandes blanches.

Le régime végétal (ou les légumes, les fruits, les salades) convient au contraire aux gens sédentaires, et est insuffisant pour les travailleurs. Mais l'abus de ce régime exclusif produit la diarrhée, l'appauvrissement du sang et les hydropisies.

On prétend que le régime végétal adoucit les mœurs et le caractère, et c'est pourquoi certains philosophes,

1. Les ouvriers anglais font beaucoup plus de travail que les ouvriers français, parce qu'ils sont plus exclusivement nourris de viande. On a pu en juger dans des travaux faits en commun par des ouvriers français et par des ouvriers anglais, notamment à la fonderie de Charenton et dans la construction du chemin de fer de l'Ouest; mais, dans ces circonstances, en donnant aux ouvriers français la même quantité de viande qu'aux ouvriers anglais, on a pu leur faire produire la même quantité de travail. Pour les hommes, comme pour les animaux, il est impossible de produire une grande somme de travail sans une forte nourriture, sous peine d'épuisement rapide.

2. Trousseau, *Traité de Thérapeutique*.

comme J. J. Rousseau, voulaient y ramener l'humanité. Le mieux est d'associer le régime végétal au régime animal, en faisant prédominer l'un ou l'autre suivant le genre de vie des individus.

Les substances grasses, et même les farineux, sont nuisibles aux dartreux et aux bilieux. Souvent les enfants qui ont des maladies de la peau ou qui sont prédisposés aux maladies de foie (ce qu'on reconnaît à ce qu'ils ont le teint jaune et le blanc de l'œil imprégné de bile) ont une répugnance invincible pour la graisse des aliments; il ne faut pas contrarier cet instinct, qui est un guide très-sûr en pareil cas. Les substances grasses conviennent pour combattre le froid; mais elles sont nuisibles dans les climats chauds et dans les saisons chaudes. Le régime végétal est alors préférable.

Quant aux assaisonnements ou condiments, il en a été question plus haut avec détail, et nous n'y reviendrons pas ici.

Quantité des aliments.

La quantité des aliments et des boissons nécessaires à l'homme bien portant doit être basée sur les pertes éprouvées par l'organisme. Il n'y a donc pas de chiffre fixe. Cornaro n'accordait à l'homme, pour vingt-quatre heures, que 400 grammes de nourriture solide et 500 grammes de liquide, au total 900 grammes; Haller porte ce chiffre à 3 kilogrammes, et Sanctorius à 4. La règle réelle, c'est que la réparation est subordonnée à la déperdition, et ces conditions varient suivant le volume de l'individu, suivant l'âge, le sexe, le travail musculaire, le climat, etc.

Les enfants ont besoin d'une alimentation très-substantielle, parce qu'ils ont à lutter contre le refroidissement, beaucoup plus rapide chez eux que chez les grandes personnes; parce qu'il leur faut des matériaux pour leur accroissement; parce que leur activité musculaire (les jeux, le mouvement, l'exercice) augmente encore chez eux le besoin de réparation, c'est-à-dire l'appétit. On connaît l'appétit effrayant des enfants de quinze ans. Il faut donc leur donner une nourriture abondante (quatre repas par jour), mais il ne faut leur donner ni café ni alcooliques.

La nourriture doit être proportionnée à l'énergie fonctionnelle de l'organisme. Ainsi un homme petit, faible, délicat, a besoin de moins d'aliments qu'un homme grand, fort et robuste; la femme a besoin de moins d'aliments que l'homme; le vieillard, moins que l'adulte. Le vieillard, qui d'ordinaire a perdu ses dents d'une façon plus ou moins complète, ne mâche pas suffisamment ses aliments, ce qui en rend la digestion difficile, non-seulement parce que sa nourriture n'est pas assez divisée, mais encore parce qu'une mastication incomplète ne provoque pas une insalivation abondante, condition essentielle d'une digestion prompte et facile. Les vieillards doivent donc bien mâcher leurs aliments, faire quatre petits repas plutôt que deux grands, et bien prendre garde aux indigestions, qui pour eux sont toujours dangereuses et souvent mortelles.

L'exercice musculaire, en augmentant la dépense, augmente le besoin de la réparation. Le froid extérieur, qui oblige l'homme à fabriquer une quantité de chaleur plus considérable pour y résister, augmente aussi le besoin de combustible ou d'aliments. Aussi, dans les pays chauds, et à l'état de repos, l'homme peut être réduit au minimum de nourriture; tandis que c'est dans les climats froids, et avec de grands efforts musculaires, qu'on est obligé de consommer la quantité la plus considérable d'aliments, et pour résister au froid et pour réparer les pertes causées par l'exercice.

On nomme *ration alimentaire* ou *ration d'entretien* la

quantité de nourriture nécessaire pour entretenir convenablement la vie. Les gens qui mangent à l'excès, les animaux qu'on engraisse, dépassent de beaucoup la ration d'entretien.

M. Payen (de l'Institut) fixe la ration journalière à 1 kilogramme de pain et 286 grammes de viande sans os pour un homme adulte du poids de 47 kilogrammes.

Voici la ration journalière du cavalier dans l'armée française :

Viande fraîche.	125 grammes.
Pain de munition.	750 —
Pain blanc de soupe.	516 —
Légumineux.	200 —
Boisson.	quantité variable.

Dans quelques lycées, à Paris surtout, on a augmenté le chiffre réglementaire de la viande distribuée aux élèves : on l'a élevé de 70 à 80 grammes, et même à 100 grammes pour la première division. Les analyses du vin ne doivent pas donner moins de 8 à 10 pour 100 d'alcool ; celles du cidre, moins de 5 pour 100. On devra accorder au moins vingt-cinq minutes à chaque repas[1].

Dans l'état de maladie, on peut ne vivre que de tisanes, toujours peu nourrissantes, et supporter l'abstinence des aliments pendant un temps assez long, vingt et même trente jours. Il n'en est pas de même dans l'état de santé. Cependant une vive préoccupation peut empêcher pendant plusieurs jours de ressentir la faim et la soif. Les annales de l'hygiène rapportent que douze mineurs, enfermés par un éboulement dans une galerie, restèrent quatre-vingt-seize heures sans boire et cent trente-six sans manger. Quand ils furent délivrés, non-seulement ils n'étaient pas malades d'inanition, mais ils affirmaient

---

1. Docteur Vernois, *Rapport sur l'Hygiène des lycées.*

n'avoir pas eu faim ; et ce n'était qu'au bout de quatre jours que, ayant de l'eau potable à leur disposition, ils avaient songé à boire. Il est vrai qu'ils avaient travaillé à leur sauvetage, et qu'ils étaient soutenus par l'idée qu'on viendrait à leur secours.

La nourriture peut être insuffisante par la quantité trop faible des aliments ou par leur composition, quand ils renferment une proportion trop peu considérable de principes nutritifs. L'alimentation insuffisante produit un affaiblissement général, favorise le développement de la phthisie pulmonaire, amène des infiltrations et des hydropisies ; elle diminue le nombre des naissances et la durée moyenne de la vie, en élevant le chiffre de la mortalité. L'alimentation insuffisante prolongée amène la mort, quand l'individu est réduit aux quatre dixièmes de son poids, soit 30 kilogrammes pour un homme de 75 kilogrammes. Tous les organes ne subissent pas au même degré cette perte de poids : le système nerveux (cerveau) ne subit presque aucune perte ; les reins ou rognons, le tube digestif, les muscles, le cœur, le foie, perdent environ la moitié de leur poids (40 à 50 pour 100) ; la graisse disparaît presque entièrement (93 pour 100). La température animale s'abaisse de 14 ou 16 degrés, et descend de 37 degrés jusqu'à 23 ou 22 degrés centigrades. La mort est due, dans le plus grand nombre des cas, au refroidissement[1].

L'alimentation insuffisante, quand elle frappe les masses, prend le nom de disette ou famine, fléau beaucoup plus rare de nos jours qu'autrefois, grâce aux précautions que prend à l'avance l'autorité supérieure. En 1846 et 1847, il y eut encore une demi-disette, occasionnée par le haut prix et la rareté des subsistances, et qui fit en Europe un nombre de victimes estimé à un million (Bouchardat). La

1. Chossat, *Recherches sur les effets de l'inanition.*

mortalité est plus forte non-seulement ces années-là, mais encore l'année suivante et même pendant plusieurs années. Les effets se font encore sentir dans l'année vigésimale, c'est-à-dire vingt ans après, et le recrutement à cette époque montre qu'il y a un déficit dans la population.

La famine se met quelquefois dans les armées. En pareil cas, les corps de cavalerie qui, tout en manquant de vivres, possèdent des fourrages, ont une ressource, c'est de faire aux chevaux de petites saignées répétées qui laissent vivre le cheval et qui nourrissent le cavalier. Plusieurs hordes de Tartares boivent ainsi le sang de leurs animaux domestiques. Cet usage existait déjà dans l'antiquité, au rapport d'un poëte latin, et certaines peuplades buvaient du lait caillé mêlé à du sang de cheval. La répugnance que l'on éprouve d'abord à boire du sang diminue bien vite. Il faut veiller seulement à ne point prendre ce sang sur un animal atteint de maladie. On ne saurait conseiller ce régime à l'état ordinaire; mais il a permis à certains corps de cavalerie d'échapper à la mort dans des cas de disette.

TROISIÈME PARTIE.

LE TRAVAIL PHYSIQUE ET INTELLECTUEL.

On divise en général les fonctions des êtres vivants en deux grands groupes : le premier comprend les fonctions de nutrition, dont les principales sont la respiration et l'alimentation; le second groupe comprend les fonctions de relation, c'est-à-dire celles qui mettent l'être vivant en rapport avec le monde extérieur. Nous avons traité l'hygiène de la respiration dans la première partie de ce livre (air atmosphérique), et celle de l'alimentation dans la seconde (aliments et boissons); il nous reste à indiquer l'hygiène des fonctions de relation.

Les fonctions de relation comprennent d'une part les exercices physiques, d'autre part les travaux intellectuels. Ce sont les deux grandes formes du travail, c'est-à-dire de la manifestation de l'activité humaine. Pour que la santé physique et morale atteigne son plus haut degré de perfection, il faut faire travailler également le corps et l'esprit. L'ignorance est une source de maux et de souffrances, tout aussi bien que l'oisiveté. Mais il y a là un juste milieu difficile à conserver. Dans le peuple, à la campagne, le corps travaille trop et l'esprit trop peu. A la ville, dans les maisons d'éducation, l'esprit travaille trop et le corps pas assez. C'est pour rétablir l'équilibre entre ces fonctions qu'un ministre à qui l'avenir rendra pleine justice, M. Duruy, a répandu l'instruction dans les classes pauvres et introduit la gymnastique obligatoire dans les établissements consacrés à l'enseignement de la jeunesse. Nous rapporterons plus loin les résultats vraiment merveilleux qu'on doit déjà à ces mesures encore toutes récentes.

Cette troisième partie de notre livre, consacrée au travail physique et intellectuel, comprendra deux sections principales : les exercices musculaires et les travaux intellectuels.

SECTION Ire. LES EXERCICES MUSCULAIRES.

Avantages de l'exercice. — L'exercice active la circulation du sang, la régularise, la répartit au même degré dans toutes les parties du corps, et prévient ainsi des congestions qui pourraient se produire dans des organes prédominants ou prédisposés aux maladies. L'exercice détermine aussi une combustion plus abondante du carbone dans le corps, une exhalation plus considérable d'acide carbonique par le poumon et une absorption plus énergique de l'oxygène de l'air. Par suite de cette combustion plus active, la température générale du corps est accrue, et tout le monde sait que l'exercice prolongé est le meilleur moyen de lutter contre le froid extérieur.

L'exercice, en activant la combustion des matières organiques (matières grasses, matières azotées), prévient la formation des calculs du foie, de la vessie, et les dépôts goutteux dans les jointures. Les dépôts de la goutte et des calculs peuvent en effet se comparer aux charbons que laisse une combustion incomplète, et qu'une combustion plus complète réduirait en cendres. Le moyen le plus efficace d'activer la combustion organique, c'est l'exercice.

Mais l'activité des combustions organiques ou l'augmentation de la dépense rend plus impérieux le besoin de la réparation, c'est-à-dire l'appétit.

Ainsi donc, l'exercice active la circulation, la respiration, la combustion organique. Il augmente la chaleur animale ; il favorise les fonctions de la peau en provoquant une légère transpiration ; il prévient les congestions des viscères, c'est-à-dire qu'il dégage les organes intérieurs et empêche le sang de s'y accumuler et d'y produire des maladies. Il augmente l'appétit, il développe et fortifie le système musculaire et tout le corps en général, et donne de la vigueur à une constitution naturellement débile. Il favorise même le travail intellectuel, en prévenant la congestion du cerveau et en rétablissant l'équilibre de toutes les fonctions de l'organisme. Il prévient la constipation, source de tant de maux. Enfin, il est presque toujours accompagné d'un sentiment de bien-être et même de plaisir, surtout quand on le pratique au grand air, comme c'est l'usage [1].

L'exercice d'un organe en particulier le développe et le fortifie. Les grandes marches et la danse augmentent les dimensions du mollet. L'escrime augmente le volume des muscles de l'épaule et du bras qu'on exerce de préférence : aussi l'emploie-t-on souvent pour corriger les différences de niveau des deux épaules. On l'emploie également pour favoriser le développement des poitrines étroites dans l'adolescence. Les joueurs de clarinette font beaucoup travailler leurs lèvres et leurs joues, et l'on peut constater chez eux l'augmentation de ces organes. L'exercice modéré de la voix fortifie les poumons faibles. On pourrait citer bien d'autres exemples analogues.

L'exercice est nécessaire à tout âge, au vieillard comme à l'enfant ; mais il doit être réglé suivant l'âge, le sexe,

---

1. Becquerel, *Traité d'Hygiène.*

l'habitude, la profession, le tempérament, etc. Dès qu'il commence à s'accompagner d'un peu de fatigue, il doit être suivi d'un repos suffisant. C'est là la seule règle générale qu'on puisse établir : le repos est nécessaire dès que la fatigue arrive.

Inconvénients de l'inaction. — On comprendra facilement que le repos prolongé a des effets tout contraires à ceux de l'exercice. Dans ce cas, la dépense est presque nulle, le besoin de réparation est presque nul également. De là, chaleur générale du corps réduite au minimum, grande sensibilité au froid, perte d'appétit et langueur de toutes les fonctions. C'est ce que l'on observe dans les professions dites sédentaires, comprenant beaucoup de professions intellectuelles, la plupart des métiers, et presque tout le petit commerce. Dans ces professions, l'insuffisance de l'activité nutritive amène la perte de l'appétit, la constipation habituelle, les hémorrhoïdes, les engorgements ou obstructions du foie, et les calculs biliaires, qui se traduisent par ces attaques si épouvantables de colique hépatique.

La langueur des fonctions et en particulier de la digestion engendre souvent la mélancolie, l'hypocondrie, désignées vulgairement sous le nom d'*humeurs noires*. L'inertie musculaire provoque aussi le dépôt des calculs ou pierres dans la vessie et de concrétions analogues dans les jointures : c'est ce qu'on nomme la goutte. La goutte survient surtout quand, avec un exercice presque nul, on prend une nourriture très-abondante. Alors aussi la graisse s'accumule dans les tissus, l'embonpoint augmente ; les muscles[1], qui ne fonctionnent pas d'une

---

1. Les *muscles,* que le vulgaire appelle des *nerfs,* sont cette masse rouge charnue qui constitue la viande. Ils peuvent être comparés grossièrement à un fagot ; ce sont des faisceaux de fibres parallèles qui, en se raccourcissant, produisent tous les mouvements.

manière suffisante, perdent l'habitude du mouvement ; les interstices qui séparent leurs fibres s'infiltrent de matière grasse, les fibres elles-mêmes s'atrophient ; et comme c'est en elles que réside la faculté du mouvement, il arrive, si cet état se prolonge, que le mouvement se perd de plus en plus ; il devient difficile, pénible, et les individus ne s'y livrent qu'avec répugnance. Un repos absolu détermine l'atrophie des membres et une soudure dans les articulations ou jointures ; c'est ce que l'on prétend exister chez les fakirs de l'Inde[1]. L'inaction produit encore le développement du diabète, de l'albuminurie (sucre ou albumine dans les urines), de la phthisie pulmonaire, et, plus tard, du cancer ou squirrhe.

Les attitudes vicieuses, jointes à l'immobilité, en augmentent les dangers ; c'est ce qu'on voit chez les tailleurs, qui meurent très-souvent poitrinaires, et chez les cordonniers, chez lesquels la pression de la forme sur la poitrine détermine un enfoncement du thorax très-nettement circonscrit[2].

M. Hahn a présenté récemment à l'académie des sciences une note concernant l'influence qu'exerce la tension du cou sur la production du goître. A Luzarches, presque toutes les femmes d'ouvriers étaient autrefois affectées de goître. Aujourd'hui, les jeunes filles ni les femmes n'ont plus de goître. Il semble que ces résultats proviennent, en grande partie, de ce que les femmes ne font plus de dentelle. Au siècle dernier, des ouvrières par centaines s'occupaient à ce travail ; alors, par suite de la tension du cou, pour suivre le dessin avec des épingles, l'infirmité du *gros cou* se déclarait dès l'enfance, et les générations se suivaient avec cette infirmité. Maintenant

1. Becquerel, *Traité d'Hygiène.*
2. Becquerel, *Traité d'Hygiène.*

on ne travaille plus à la dentelle, et on remarque que le goître n'apparaît plus que rarement. Enfin, dernière remarque, les hommes étaient et sont encore rarement atteints de cette infirmité. M. Morin, M. Larrey, M. Virchow présentent des faits analogues. M. le général Morin raconte qu'étant à Metz, il fut chargé, avec deux autres officiers, de dessiner des cartes sur de grandes pierres lithographiques ; ses deux collaborateurs furent, après quelque temps de travail, atteints de goître caractérisé ; ils quittèrent l'atelier et des soins convenables firent disparaître la maladie. Celle-ci reparut bientôt, lorsque les deux officiers eurent repris leur besogne depuis quelque temps. M. Larrey déclare que le nombre des goîtreux a énormément diminué dans l'armée, depuis qu'on a remplacé par un col plus souple le col naguère si raide de nos soldats. Enfin, M. Virchow, dans son *Hygiène des écoles*, rapporte, d'après M. Guillaume, que le goître a été rencontré dans une proportion notable chez les élèves des écoles. L'affection disparaît souvent pendant les vacances, ce qui montre bien à quelle cause elle est due.

Tous les individus condamnés à un travail sédentaire doivent combattre par un exercice convenable les inconvénients de l'inaction. « Nos ancêtres, dit Fodéré[1], avaient compensé par des jeux et des exercices de gymnastique établis en plein air les privations auxquelles les artisans sont assujettis par les travaux de la semaine ; ils avaient les jeux de boule, de mail, de ballon, de paume et autres, qui produisaient une grosse joie, en même temps qu'ils dégourdissaient tous les organes. Je ne puis que considérer comme très-insalubres les jeux de cartes et autres jeux sédentaires qui, depuis la révolution, ont remplacé les

---

1. *Dictionnaire des Sciences médicales*, tome XXV.

jeux d'exercice ; et ce changement mérite toute l'attention des gouvernements, tant pour l'amélioration de la santé publique que pour celle des mœurs. »

Dangers de l'exercice exagéré. — L'exercice trop prolongé produit la sueur, qui affaiblit, la courbature et l'amaigrissement. Les animaux surmenés, les bœufs à qui l'on fait faire de longues marches pendant les fortes chaleurs, contractent des affections très-analogues au charbon. Les individus surmenés, épuisés par des fatigues excessives, sont prédisposés aux gangrènes, aux altérations du sang, au scorbut, à la fièvre typhoïde.

L'exercice trop énergique, exigeant de grands efforts, expose aux hernies (fréquentes chez les bouchers, les porteurs, les maçons, les charpentiers) et aux maladies du cœur (fréquentes chez les frotteurs à Paris). Les grands efforts produisent aussi l'emphysème ou respiration courte et l'apoplexie cérébrale.

Si l'excès de travail est nuisible à tout âge, il est surtout funeste chez les enfants, et l'on a été obligé de les protéger par une loi contre l'exploitation qu'on faisait de leurs forces. En Angleterre, dès 1833, plusieurs dispositions législatives réglementèrent le travail des apprentis. En France, ce fut le 22 mars 1841, sous le ministère de M. Cunin-Gridaine, que fut promulguée la loi relative au travail des enfants dans les manufactures, les usines et les ateliers, « loi qui exigeait pour l'admission un minimum de huit ans, interdisait le travail de nuit au-dessous de treize ans, graduait le nombre d'heures de travail suivant l'âge, avec un minimum de huit heures et un maximum de douze, réservait expressément un temps consacré à l'école, proscrivait tout mauvais traitement, créait un service d'inspection pour surveiller l'observance de ces mesures et frappait de peines correctionnelles les contrevenants. La loi du 22 février 1851, relative aux contrats d'apprentissage, a complété en quelque sorte cette tutelle en l'étendant aux petites industries ; de sorte que l'esprit peut se reposer aujourd'hui sur la pensée consolante que cent mille apprentis au-dessous de seize ans sont protégés dans la mesure du possible contre l'exploitation cupide de certaines familles, l'âpreté des patrons et l'exagération d'un travail énervant et abrutissant[1]. »

Des exercices en particulier.

Il y a diverses sortes d'exercices, dont l'action n'est pas toujours la même sur la santé, et qu'il faut, pour ce ce motif, étudier en particulier. Nous allons les passer rapidement en revue, en commençant par les exercices dits *actifs*, tels que la marche, la course, le saut, la danse, l'escrime, la chasse, etc., et en terminant par les exercices dits *passifs* ou gestations, comme la navigation, la voiture, l'équitation, le vélocipède.

Marche. — La marche est le mouvement le plus simple, le plus facile, le plus naturel à l'homme ; c'est aussi le plus hygiénique à tout âge, car il exige l'action simultanée d'un grand nombre de muscles, et il s'exécute avec la plus grande facilité. Autant que possible, on doit se livrer chaque jour à cet exercice. Il est difficile de fixer le chemin qu'on doit faire : on a indiqué, comme moyenne, 2 à 4 kilomètres. La meilleure règle, c'est de s'arrêter dès

---

1. Fonssagrives, ouvrage cité. Ajoutons que l'autorité supérieure s'occupe activement d'améliorer les lois qui régissent le travail des enfants dans les manufactures. Parmi les projets de loi soumis à l'examen du conseil d'État, il en est un qui réduit la durée du travail de huit heures à six heures par jour pour les enfants de huit à treize ans, et à dix heures par jour pour les enfants de treize à seize ans et pour les femmes ou filles âgées de moins de dix-huit ans.

qu'on ressent de la fatigue[1]. Les bons marcheurs peuvent faire des courses plus longues que les autres. On a calculé qu'un bon marcheur, de taille moyenne, en faisant des pas de 86 centimètres, parcourt par seconde 2 mètres 60 centimètres, par minute 156 mètres, et par heure 9,389 mètres, en supposant qu'il ne porte aucune charge. Le soldat en campagne, avec son armement et son équipement au complet, fait, au pas ordinaire, des pas de 66 centimètres seulement; il parcourt environ 3 kilomètres par heure. Au pas de route, il fait par heure 4 kilomètres; au pas accéléré, il fait 4,680 mètres, et peut, sans être excédé de fatigue, marcher huit heures et demie dans sa journée. Un peloton isolé, ayant à faire une route un peu longue au pas accéléré, ne peut faire au delà de 6 kilomètres à l'heure. Les opérations stratégiques sont calculées d'après ces bases, établies sur l'expérience (Ysabeau).

La marche accélérée prend le nom de pas gymnastique. Le pas gymnastique ne doit pas être prolongé au delà d'un quart d'heure, pour reposer les poumons et éviter l'essoufflement.

Course. — La course est un pas gymnastique très-rapide, qu'on ne peut continuer longtemps à cause de l'essoufflement qui s'ensuit. En effet, pendant la course, la respiration est incomplète et bientôt insuffisante. Quand on prend la précaution de respirer à fond tout en courant, on se fatigue beaucoup moins vite. C'est ainsi que des coureurs de profession arrivent à faire 28 kilomètres à l'heure.

Saut. — Le saut est un bon exercice auquel il faut ha-

---

1. Cette règle est applicable aux promenades que l'on fait faire aux élèves des lycées et des colléges le jeudi et le dimanche. Ces promenades, excellentes en principe, sont parfois trop longues pour l'âge et la force des enfants.

bituer les jeunes gens ; pourtant, il ne faut pas en abuser. Quand la fatigue arrive, on perd la sûreté de ses mouvements et l'on s'expose aux entorses, aux luxations, aux chutes graves accompagnées de fractures. Quand on saute, il faut retomber sur la pointe des pieds et fléchir les jambes pour amortir la secousse. Si l'on retombe droit sur les talons, la secousse peut être mortelle, comme elle le fut pour le duc d'Orléans, fils du roi Louis-Philippe, mort à la suite d'un saut qu'il fit de sa voiture.

On peut rapprocher du saut l'action de grimper aux arbres, aux mâts, etc., qui exerce très-énergiquement tous les muscles et donne à tout le corps une grande agilité.

Ces deux exercices sont très-souvent utilisés par la gymnastique, dont nous parlerons plus loin.

Jeux divers. — La plupart des jeux des enfants peuvent rentrer dans la marche, la course et le saut ; il s'y joint souvent aussi des mouvements des bras assez énergiques. Aussi ces jeux exercent tout le corps en général et sont excellents à ce point de vue ; d'ailleurs, ils ont tout l'attrait du plaisir, que n'offrent pas toujours les mouvements commandés de la gymnastique. C'est à ce point de vue que beaucoup de médecins préfèrent les jeux à la gymnastique, comme nous le dirons plus loin. Il est probable d'ailleurs qu'on n'aurait pas remis en vigueur les décrets qui rendent la gymnastique obligatoire dans les lycées, si les enfants n'avaient eu le grand tort de renoncer de bonne heure à leurs jeux, soit par ennui, soit par un triste effet de précoce maturité.

On ne saurait énumérer tous les jeux d'exercice qui conviennent ou plaisent aux enfants et aux adultes, et qu'il faudrait encourager ; les principaux sont : les jeux de balle, de ballon, de paume, de volant, de palet, de boule, de cricket, de quilles, de cerceau, de sabot ou toupie, de barres, le saut à la corde, à cloche-pied, le saut-de-mouton, etc.

Le jeu de billard, en dehors des estaminets où l'air est vicié, est un exercice éminemment hygiénique, peu violent, et pourtant assez efficace pour mettre en jeu tous les muscles du corps. Il est très-propre à faciliter la digestion, qu'entraveraient des exercices plus énergiques; il a encore l'avantage de convenir à tous les âges et aux deux sexes.

Travaux manuels. — On peut aussi conseiller divers travaux manuels, tels que le labourage, le jardinage, l'action de piocher, de bêcher, de rouler une brouette, de scier ou fendre du bois. D'autres exercices utiles, et qui sont plutôt des jeux, c'est, en hiver, l'action de glisser sur la glace, de patiner; c'est, en été, le canotage avec la manœuvre des rames. On y peut joindre le maniement des armes avec les manœuvres qui s'y rattachent : ce genre d'exercice est en vigueur aujourd'hui dans plusieurs lycées. Pour les jeunes filles et les femmes, il existe une excellente gymnastique naturelle, qui consiste dans tous les travaux du ménage.

Danse. — La danse faisait autrefois partie de toute éducation un peu soignée ; dès l'enfance on donnait ainsi aux individus la taille souple et le maintien élégant. La danse a d'ailleurs l'avantage de déguiser sous l'attrait du plaisir un travail musculaire qu'on peut imposer de la sorte très-facilement aux personnes les plus nonchalantes. C'est un bon exercice pour les jeunes gens et les jeunes filles. La danse développe le système musculaire, exerce tout le corps d'une façon rhythmique, au bruit des instruments, et lui donne des attitudes gracieuses et dégagées qui importent non-seulement à l'élégance du maintien, mais aussi au libre jeu de toutes les fonctions. En effet, les attitudes vicieuses gênent et compriment tous les organes, comme le cœur, les poumons, l'estomac, l'intestin, etc. Ce qui nuit quelquefois aux bons effets de la danse, c'est le milieu où on l'exerce, c'est-à-dire l'air confiné des appartements où le monde élégant s'entasse pour danser. Mais en plein air la danse recouvre tous ses avantages. Après deux ans de traversée, l'équipage du capitaine Cook était en proie à la nostalgie et semblait près de mourir du mal du pays. Le médecin du bord fit danser les matelots : ils guérirent, et après trois ans d'une navigation non interrompue, Cook ramena tout son équipage : il n'avait pas perdu un seul de ses marins (Ysabeau).

Escrime. — « Telle qu'elle fut importée d'Italie au milieu du seizième siècle par les maîtres italiens, l'escrime, dit le docteur Beaugrand, se composait d'attitudes et d'évolutions diverses, variées à l'infini. Les deux adversaires tournaient autour l'un de l'autre, s'avançaient, reculaient, se repliaient, sautaient de côté, multipliant les feintes et les parades[1]. » Quoique, depuis lors, l'escrime ait été beaucoup simplifiée, elle met encore en jeu le corps tout entier. Elle est fort utile « pour donner de la souplesse et de l'aplomb, de la grâce et de l'assurance, de la justesse dans le coup d'œil, de la fermeté dans les mouvements du poignet, de la force dans le membre supérieur, pour développer la poitrine par l'*effacement*, etc.[2]. » Le bras et la cuisse du côté exercé (le côté droit ordinairement) finissent, chez les maîtres d'armes, par l'emporter en volume sur les membres du côté opposé. Ce développement exagéré du membre exercé a été utilisé chez les gens qui ont une épaule plus forte ou plus haute que l'autre, et qu'on redresse très-bien en exerçant par l'escrime le côté faible.

1. Becquerel, *Traité d'Hygiène,* annoté par le docteur Beaugrand.
2. Id., *ibid.*

16.

Chasse. — La chasse est un exercice complexe qui exige l'intervention de la marche, de la course, du saut, qui met en jeu la vue, l'ouïe, le tact, et même l'intelligence, la ruse, l'amour-propre. On comprend ainsi que la chasse puisse devenir une passion qui détourne les jeunes gens de toutes les autres. On jugera dans quels cas la chasse peut être utilisée de la sorte. Mais dans certaines conditions, chez les hommes mûrs, cette passion même est blâmable, lorsqu'elle les arrache à leurs affaires les plus pressantes et leur fait négliger et compromettre tous leurs intérêts et ceux de leur famille. Alors la chasse n'est plus un exercice physique, c'est un désordre intellectuel comme la passion du jeu et les autres perversions de l'esprit.

Natation et bains froids. — La natation est un exercice gymnastique qui donne de l'élasticité et de la force aux muscles. La lutte avec l'eau fortifie les bras et les jambes, et à ce point de vue on doit la recommander pour les enfants. Il ne faut pas oublier que l'habitude d'exercer le corps influe sur le moral : cela donne de la confiance en soi.

Les mains sont tout dans la natation : elles ouvrent l'eau, elles font avancer, elles soutiennent le corps ; les paumes se tournent en dehors pour refouler, pour saisir l'onde ; les jambes, par leur mouvement de va-et-vient, aident aussi ; mais l'habileté du nageur dépend surtout de la façon dont il fait tournoyer ses mains. La manière de tournoyer les mains dans l'eau, d'en former l'hélice ou une vis, tout est là pour la haute école, c'est-à-dire pour les tours de force dans l'eau. Plus les mains sont enfoncées profondément dans l'eau, plus on nage vite, plus on a de force, moins on se fatigue.

La natation sur le côté (droit ou gauche) est la meilleure manière d'aller vite, de franchir les torrents. Ce genre de natation est gracieux. D'une main on chasse l'eau avec force, en même temps qu'on imprime aux jambes un mouvement simultané. L'autre main, dont la paume est ouverte et appuie sur l'eau, est étendue le long du corps. La natation en moulinet est un tournoiement des deux mains imitant le mouvement des ailes de moulin. On varie, du reste, tous ces mouvements, et dès qu'on se fatigue, on fait la *planche,* ce qui repose les membres.

Tout le monde sait qu'il ne faut pas se mettre à l'eau immédiatement après avoir mangé ; il est bon d'attendre environ deux à trois heures après le repas. Il faut également, quand le corps est en sueur, attendre que la peau soit sèche pour se baigner. En outre, il est bon de plonger d'un seul coup le corps tout entier dans l'eau, parce qu'alors il n'y a pas à craindre que le sang monte à la tête.

La saison des bains froids est surtout l'été. Pourtant, avec de l'habitude, on peut les continuer jusque dans la saison froide ; mais il faut alors les prendre d'autant plus courts que la température est plus basse. Dans ce cas, les bains agissent par réaction, comme nous l'expliquerons plus loin pour l'hydrothérapie. Les bains de mer, lorsqu'on peut s'y rendre, sont très-fortifiants, mais aussi très-excitants. On doit toujours les prendre beaucoup plus courts que les bains d'eau douce.

La natation convient à tous les âges et aux deux sexes.

Exercice de la voix. — L'exercice de la voix comprend la parole, la lecture à haute voix, la déclamation et le chant.

Becquerel recommande aux orateurs et aux professeurs de « se servir largement des bras et des épaules pour donner à la parole l'animation et l'expression nécessaires. Les gestes des membres supérieurs sont non-seulement utiles pour animer les discours, mais encore ils contribuent à faire sortir le son avec plus d'énergie, et ils prennent en quelque sorte pour eux une partie de la fatigue que les muscles qui concourent à l'articulation des sons auraient seuls éprouvée par suite de leur contraction. » La parole doit être articulée nettement et lentement; le geste doit être en rapport avec le discours; la respiration ne doit être ni trop énergique ni trop faible; enfin il faut préférer les phrases courtes aux phrases longues, qui fatiguent beaucoup plus les muscles de la poitrine[1].

La lecture à haute voix et la déclamation, grâce à la lenteur ordinaire du débit, au peu d'efforts qu'elles exigent et à leur caractère rhythmique, sont des exercices hygiéniques propres à favoriser le développement de la poitrine et à perfectionner le ton, le timbre et l'énergie du son articulé. On en peut tirer un grand parti dans l'éducation de l'enfance et de la jeunesse[2].

Le chant exige des efforts assez énergiques. Aussi on ne doit le permettre qu'assez tard, vers l'âge de douze à quinze ans. A partir de cette époque, et contenu dans de sages limites, le chant est utile au développement de la poitrine.

Tous ces exercices sont bons pour développer les muscles de la poitrine et fortifier le poumon quand il est faible; mais il faut prendre garde d'en abuser. Alors les muscles se fatiguent; la bouche, le gosier, le poumon, se dessèchent; il survient une petite toux sèche, la voix se voile, s'affaiblit, et peut même s'éteindre complétement. C'est ce qui arrive souvent aux orateurs sacrés ou profanes, aux prédicateurs, aux avocats, aux crieurs publics, aux chanteurs. De plus, l'abus de la parole peut amener le développement de la phthisie, de l'emphysème pulmo-

1. Becquerel, *Hygiène.*
2. Id., *ibid.*

naire (respiration courte des asthmatiques), des laryngites aiguës ou chroniques (extinction de voix) et des maladies du cœur. Le chant peut, en outre, donner lieu à tous les accidents des grands efforts (congestions cérébrales, hernies, mort par rupture d'un vaisseau).

Les instruments à vent, tels que la flûte, le flageolet, la clarinette, le hautbois, et surtout les instruments de cuivre, cor de chasse, cornet à piston, trombonne, etc., sont beaucoup plus fatigants que le simple exercice de la voix. Aussi, l'on ne doit les permettre qu'aux individus réellement robustes.

« L'exercice des instruments à vent doit être formellement interdit aux individus atteints de maladies chroniques des poumons ou du cœur, et même à ceux qui y sont seulement prédisposés [1]. »

Gestations diverses. — On nomme *gestations* les exercices dans lesquels le corps est porté, comme par exemple la navigation, la voiture, l'équitation, le vélocipède.

La navigation n'agit guère que par l'air qu'on respire. Le bon effet des voyages sur mer dans quelques maladies, et notamment dans la phthisie pulmonaire, est dû sans doute à la respiration d'un air imprégné de molécules salines, au changement de climat, aux émotions d'un voyage, etc. Le seul balancement du navire est un exercice insuffisant pendant un voyage de long cours : aussi les marins font chaque jour d'autres manœuvres plus énergiques au milieu des mâts et des cordages, pour maintenir leur santé et leur vigueur habituelles, pour conserver leur appétit et leurs forces.

L'action de ramer transforme le canotage en un exercice très-actif et très-énergique, qui met en jeu surtout les bras, plus oisifs d'habitude que les jambes.

Les promenades en voiture sont plutôt, pour les con-

1. Becquerel, *Hygiène.*

valescents et les personnes faibles, un moyen de respirer et de changer d'air qu'un exercice proprement dit. En général, la voiture favorise la digestion. Les secousses violentes des voitures cahotées ou mal suspendues ébranlent violemment les organes intérieurs ; elles peuvent être utiles pour combattre l'embonpoint, les engorgements viscéraux, les maladies de tristesse (mélancolie, hypocondrie) ; mais elles risquent plus souvent de produire des effets fâcheux, surtout chez les femmes, et l'on doit les éviter en général. Chez les chauffeurs et les mécaniciens de chemins de fer, toujours debout sur la locomotive, le mouvement de trépidation ou de tremblotement perpétuel de la machine amène parfois une maladie de la moelle épinière qui se traduit par de la fatigue et de l'engourdissement dans tous les membres et une faiblesse des jambes qui peut aller jusqu'à la paralysie.

On range encore parmi les gestations les mouvements produits par différents meubles basculants, tels que les fauteuils vacillants où l'on se berce, le lit posé sur des pieds inégaux, la bascule, la balançoire, et enfin le bercement produit par les bras des nourrices. « Pour compléter ce tableau, il faudrait examiner les effets des litières antiques ou des palanquins sur lesquels se font porter les riches Asiatiques ; il faudrait passer en revue l'influence des lits suspendus des Romains efféminés, des hamacs des créoles nonchalants ou des chaises à porteurs, à peu près généralement hors d'usage aujourd'hui ; il faudrait, enfin, apprécier la valeur du jeu de l'escarpolette, de la balançoire, etc. ; mais il suffit de nommer tous ces exercices pour en comprendre le mécanisme et pour concevoir dans quelles circonstances on peut les mettre à profit [1]. »

L'action de monter à cheval, ou équitation, date de

1. Becquerel, *Hygiène.*

la plus haute antiquité. Les étriers, inconnus aux anciens, ont l'avantage de diviser la secousse produite par le trot du cheval et d'en faire supporter la plus grande partie aux pieds et aux membres inférieurs.

L'exercice pris à cheval se distingue des autres genres d'exercice en ce qu'il n'accélère pas la circulation et ne rend pas le pouls fréquent, comme le font la marche, la course, la danse, l'escrime. Les promenades à cheval stimulent l'appétit, favorisent la digestion, raniment les forces chez les individus faibles, délicats, lymphatiques, et hâtent la convalescence à la suite d'une longue maladie.

Pourtant, l'équitation n'est pas exempte d'inconvénients. Ainsi, le trot du cheval communique au cavalier une série d'ébranlements qui peuvent être nuisibles aux individus atteints de maladies chroniques de l'abdomen, des poumons ou du cœur. Le trot dit *à l'anglaise*, qui consiste à se dresser sur les étriers à chaque secousse, n'est guère moins fatigant. Le galop secoue moins; mais sa rapidité peut produire de la gêne dans la respiration, l'accélération du pouls, et quelquefois même une sueur abondante. Enfin, les gens qui, par goût ou par état passent à cheval la plus grande partie de leur vie, comme les sportmen, les officiers de cavalerie, sont exposés à engraisser considérablement, à avoir surtout le ventre fort gros, et à être atteints particulièrement de hernies, de varices des membres inférieurs, de varicocèle et d'hémorrhoïdes. Les hernies apparaissent principalement quand le cavalier, ne portant pas de bretelles, serre assez fortement la ceinture de son pantalon : le ventre est comprimé entre le cheval et la ceinture, et les intestins finissent par s'échapper. Les varices et les autres maladies proviennent de la difficulté et de la lenteur de la circulation du sang dans les membres inférieurs pendant l'équitation, qui laisse les jambes au repos.

Vélocipède. — La mode a adopté récemment un genre de monture qu'il est impossible de passer sous silence : c'est le vélocipède ou voiture mécanique. Il existe des vélocipèdes à deux, à trois et même à quatre roues[1]. Les plus employés ont seulement deux roues, placées l'une devant l'autre, et reliées entre elles par des pièces solides supportant la selle où s'établit le cavalier. La roue de devant, plus haute que celle de derrière, porte à droite et à gauche, vers son centre, une manivelle dont la rotation fait tourner la roue ; le manche de cette manivelle est mis en mouvement par le pied du cavalier, qui s'appuie dessus comme sur un étrier. Avec cet instrument, les boiteux marchent parfaitement ; il suffit de raccourcir une des deux manivelles sur lesquelles les pieds agissent. Les manches des manivelles sont placés de telle sorte que, lorsque l'un descend, l'autre remonte, et chaque pied appuie alternativement et non simultanément : ce mouvement imite donc tout à fait celui de la marche ordinaire. La roue de devant, mise en marche, entraîne celle de derrière.

L'invention des voitures mécaniques n'est pas toute récente. Ainsi, on lit dans le *Journal de Paris* du mardi 27 juillet 1779, sous le titre *Mécanique :* « Les sieurs Blanchard et Masurier ont construit une espèce de carrosse qui va sans le secours de chevaux, et dont la marche est même assez rapide. Cette expérience a eu lieu samedi dernier, dans la place de Louis XV, en présence de plusieurs membres de l'Académie et d'un grand concours de monde ; la voiture est sortie sur les sept heures d'un hôtel

1. Les gens compétents prétendent qu'il n'y a qu'un vélocipède possible en pratique, celui à deux roues ou bicycle. Le tricycle, qui a trois roues, va moins vite, ne peut tourner sans culbuter, et surtout est beaucoup plus fatigant ; en outre, il ne peut manœuvrer que sur une large surface unie : le bicycle, au contraire, peut filer dans la trace des roues des voitures ; quant à l'équilibre qu'il exige, ce n'est rien, et l'on y arrive très-rapidement.

voisin et a fait plusieurs tours dans la place. A la partie qu'occupe le brancard ou le timon est un aigle, les ailes déployées ; c'est là que sont attachées les guides, à l'aide desquelles la personne placée dans la voiture en dirige la marche. Derrière est un homme qui imprime à la machine un mouvement plus ou moins rapide, en pressant alternativement des deux pieds, ce qui ne paraît pas du tout fatigant et exigerait un relais d'hommes en place de relais de chevaux. Il est debout ou assis, les jambes en partie cachées dans une sorte de malle ou coffre où paraissent établis les ressorts. »

Mais le vélocipède même fut inventé et baptisé par Joseph-Nicéphore Niepce, l'inventeur de la photographie, ainsi que cela résulte d'un livre récemment publié par M. Victor Fouque [1]. D'après trois lettres communiquées par M. Fouque à M. Ernest Lacan, et toutes trois écrites d'Angleterre par Claude Niepce à son frère Nicéphore, cette priorité est incontestable : elle remonte à 1818. Nous empruntons les lignes suivantes à M. Ernest Lacan [2].

Claude Niepce était alors en Angleterre, et les lettres dont nous parlons portent le double cachet de la poste anglaise et de la poste française.

La première, datée d'Hammersmith, près Londres, le 19 novembre 1818, est ainsi conçue :

« Je te remercie beaucoup des renseignements que renferme ta lettre (du 8 du même mois) sur la nouvelle machine dont vous faites déjà usage et qui m'était entièrement inconnue. Il paraît, d'après ce que tu m'en dis, qu'elle pourrait devenir fort utile dans le pays [3] surtout, où les routes sont si bien entretenues. Je conçois qu'on

1. *La Vérité sur l'Invention de la Photographie ; Nicéphore Niepce, sa vie, ses essais, ses travaux, d'après sa correspondance et des documents inédits.*
2. *Moniteur universel du soir*, 3 novembre 1868.
3. La Bourgogne : les Niepce étaient des environs de Châlon.

peut, avec de l'exercice et dans un beau chemin, aller fort vite. On doit cependant, comme nous le disions, avoir un drôle d'air sur une pareille monture. Je pense que quelqu'un à grandes jambes, comme Isidore[1], peut aller fort vite, car il paraît que les pieds servent à se faire avancer. J'apprendrai avec grand plaisir de nouveaux détails de cette nouvelle invention, surtout si, comme tu en as l'intention, tu viens à bout de la rendre plus parfaite. »

La machine se composait de deux roues, placées l'une devant l'autre, avec une sorte de selle qu'on enfourchait, et les jambes, manœuvrant comme deux rames, vous poussaient en avant.

L'extrait suivant de la seconde lettre, datée de Hammersmith, le 21 décembre 1818, est encore plus positif :

« Je suis charmé que tu aies goûté l'idée que je t'ai communiquée, d'après la tienne cependant, sur les vélocipèdes. Je crois, comme toi, qu'on pourrait en tirer un bon parti, et je conçois que ce genre d'exercice doit être fort agréable. Je te fais mon compliment du succès que tu as obtenu ; il est assez étonnant que cette invention ne soit pas encore répandue dans ce pays-ci... »

L'importation du vélocipède en Angleterre se fit l'année suivante, d'après une troisième lettre, datée du 24 août 1849 :

« Il paraît, d'après ce que tu me dis, mon cher ami, que tu t'exerces toujours sur le vélocipède. Cet exercice me plairait aussi beaucoup ; mais je n'ai pas voulu en faire l'acquisition, comme étranger d'abord, parce que ce genre de monture excite un peu les railleries des Anglais, et ensuite parce que c'était une dépense qui était un surcroît à celles que je suis obligé de faire. J'aime mieux l'ajourner à un autre moment... »

---

1. Isidore Niepce était le fils de Nicéphore et, comme son père, il était de très-grande taille.

« J'ai reproduit textuellement, ajoute M. Lacan, ces extraits de lettres que M. Fouque a mises sous mes yeux ; et si la grande majorité du public ignore encore, malgré tout ce qui a été écrit et publié, que Nicéphore Niepce est bien réellement l'inventeur de la photographie, il est permis d'espérer qu'on ne lui disputera pas l'honneur d'avoir inventé le vélocipède. »

Le vélocipède, longtemps oublié, a reparu à Paris en 1867, et l'on peut dire qu'aujourd'hui il fait fureur. Ce ne sont plus des ateliers, ce sont maintenant des usines qui travaillent pour arriver à satisfaire la consommation. Dans l'année 1868, la douane française a constaté pour un million de francs de vélocipèdes exportés.

On sait qu'un vélocipède bien construit et bien manœuvré peut parcourir 16 kilomètres à l'heure (vitesse maximum des anciennes malles-postes) sans notables efforts de la part de son cavalier. A la vitesse moyenne de 10 kilomètres à l'heure, un vélocipédiste exercé peut faire, sur une route bien entretenue et dans un pays modérément accidenté, une traite quotidienne de 80 à 100 kilomètres pendant plusieurs jours de suite, sans être fatigué à beaucoup près autant qu'un marcheur qui aurait fait le même parcours par étapes journalières de dix lieues. On comprendra l'avantage du vélocipède en tenant compte de ce principe, c'est que l'effort accompli par un marcheur pour se porter d'un mètre en avant est le même que celui que déploie le vélocipédiste pour faire avancer son appareil d'un tour de roue, c'est-à-dire de trois mètres au moins. En somme, le vélocipède n'est autre chose qu'un utilisateur ingénieux de nos forces locomotrices ; mais c'est à la condition d'être bien dirigé et surtout bien construit [1]. On se fatigue promptement avec

1. Un bon vélocipède coûte environ 300 francs. Cependant, la concurrence a fait baisser les prix.

un appareil mal fait, et la vitesse revient à un prix musculaire énorme dès que le chemin s'élève un peu ou que le sol est légèrement boueux[1].

La mode a fait naître des courses de vélocipèdes comme il y a des courses de chevaux. La première eut lieu dans le parc de Saint-Cloud, au mois de mai 1868. Aujourd'hui, elles sont devenues très-fréquentes. Il y a les courses de vitesse et les courses de lenteur, beaucoup plus difficiles. On peut calculer la vitesse du vélocipède par le fait suivant : dans une course, en Angleterre, deux milles (3,300 mètres environ) ont été parcourus en neuf minutes et demie; ce qui donne une vitesse moyenne d'un kilomètre environ en trois minutes, ou 330 mètres par minute.

Le vélocipède n'exerce pas seulement les jambes; s'il faut en croire les vélocipédistes, il donne au corps tout entier un exercice très-énergique et très-salutaire. Les novices y font quelquefois des chutes, mais sans gravité, et qui ne sont pas un grief suffisant contre le vélocipède. Un reproche plus sérieux, ce sont les varices que son abus fait naître ou augmente, et certaines inflammations du genou qu'il peut produire. Ce véhicule peut cependant rendre des services réels, puisqu'il permet d'aller trois fois plus vite qu'à pied sans plus de fatigue. On a proposé d'en faire la monture des facteurs ruraux, et cette idée a déjà reçu son application en Amérique. Il y a même en France quelques médecins de campagne qui en font usage et s'en trouvent bien[2].

Nous ne parlerons pas des vélocipèdes à une seule roue

1. On fait depuis quelque temps des roues revêtues d'une bande de caoutchouc, qui ont l'avantage de ne pas adhérer à la boue.

2. Lettre du docteur Matthieu, de Saint-Remy-en-Beuzemont, sur le vélocipède appliqué à la pratique médicale des campagnes, dans la *Tribune médicale* du 17 octobre 1869.

avec des contrepoids. Leur invention est encore trop récente, et ils n'ont pas été expérimentés d'une façon suffisante.

Gymnastique proprement dite.

La *gymnastique* était déjà pratiquée en Chine sous le règne de Hoang-ti, 2698 ans avant l'ère chrétienne. Elle était en grande estime chez les peuples anciens, surtout chez les Grecs et les Romains. Il existait une grande variété dans les jeux antiques, se rattachant tous au développement du corps; il y avait les jeux olympiques, pythiques, ceux de la lutte et du pugilat, du ceste, etc. Au moyen âge, ces exercices furent remplacés par l'escrime, le maniement de la lance, les joutes, les tournois, etc. Plus tard, l'invention de la poudre fit négliger ces amusements plus ou moins guerriers; mais la gymnastique fut remise en vigueur vers la fin du dernier siècle.

On peut dire que l'Allemagne et la Suisse sont le berceau de la gymnastique moderne. Dans le dernier quart du dix-huitième siècle, Pestalozzi, le premier en Europe, fit concourir la gymnastique à l'éducation de la jeunesse dans son institution d'Yverdun, en Suisse. Il eut bientôt des imitateurs en Suisse et en Allemagne. En 1799, le Danemark suivit cet exemple. Puis ce fut le tour de la Suède, qui fonda à Stockholm, en 1814, un gymnase modèle destiné à l'éducation de la jeunesse et au traitement de certaines maladies; ce gymnase fut confié à Ling, maître d'escrime à l'université de Lund, en même temps que professeur de mythologie et de poésie scandinaves à l'université de Stockholm. Les professeurs de gymnastique les plus célèbres du commencement de ce siècle furent Ling en Suède, Jahn en Allemagne, Clias en Suisse et Amoros en France. Amoros, qui avait dirigé un gymnase à Madrid, vint à Paris en 1816, et, avec l'assistance du gouvernement, il fonda à Grenelle un gymnase, où il fut bientôt chargé de l'enseignement de la gymnastique à l'armée. Clias professait déjà à Berne en 1806; il publia en 1816 son premier ouvrage de gymnastique : il fit des élèves en Angleterre et vint à Paris dans un âge assez avancé, à peu près à la même époque qu'Amoros. Tous deux étaient élèves de Pestalozzi, et ils sont considérés comme les maîtres de l'école française. Amoros faisait surtout de la gymnastique athlétique, c'est-à-dire destinée à former des athlètes Cette gymnastique se compose d'exercices violents et périlleux : c'est celle que l'on enseigne à l'armée en général, et notamment aux soldats du génie et aux sapeurs-pompiers. De son gymnase sont sortis MM. Laisné, le colonel d'Argy, le capitaine Vergnes, le capitaine de Féraudy, etc. Clias, au contraire, fit surtout de la gymnastique pédagogique, c'est-à-dire destinée à l'éducation de la jeunesse. Sa méthode, beaucoup plus simple, ne nécessitait qu'un petit nombre d'instruments ; elle fut adoptée pour les écoles primaires de la ville de Paris, où jusqu'à un âge très-avancé il se voua à l'éducation physique de l'enfance.

La gymnastique se répandit bientôt partout. Déjà depuis longtemps Clias l'avait importée en Angleterre, où elle se propagea lentement ; l'émigration allemande la faisait connaître en Amérique, où de nombreux gymnases s'établirent à New-York, à Philadelphie ; enfin, en 1847, la gymnastique fut introduite en Russie, et l'empereur concourut par un don de 10,000 roubles (40,000 francs) à l'édification d'un gymnase à Saint-Pétersbourg.

Partout où l'instruction populaire est très-répandue, l'enseignement de la gymnastique l'est également. Sous ce double rapport, on voit sur un même plan et en première ligne la Prusse, la Saxe, la Bavière, le grand-duché de Bade, le Wurtemberg, la Suisse, la Hollande, le Danemark, la Suède; au deuxième plan, on trouve la **France**, l'**Angleterre** (Écosse et Irlande), la **Belgique**; au troisième, l'**Autriche**, l'**Italie** et la **Grèce**; au quatrième, la **Russie**, l'**Espagne** et les **États pontificaux**.

En France, l'enseignement de Clias dans les écoles communales cessa vers 1833; et de cette époque jusqu'en 1846, il n'en fut plus question dans les établissements scolaires, si ce n'est exceptionnellement. « Le règlement ministériel de 1846, mis en vigueur seulement en 1850, et la loi de 1850 (art. 23), qui inscrivait, en la laissant facultative, la gymnastique au nombre des connaissances exigées pour l'obtention du brevet d'instituteur, réalisèrent en peu d'années un progrès sensible. Mais c'est surtout à partir du décret de 1854, qui rend l'enseignement de la gymnastique obligatoire dans les lycées et colléges, qu'elle tend à se généraliser de plus en plus[1]. » Cependant ce décret fut mal exécuté et une organisation nouvelle devenait nécessaire. M. Duruy, ministre de l'instruction publique, par un arrêté en date du 15 février 1868, institua une commission chargée, sous sa présidence et sous la vice-présidence du baron Larrey, de l'examen des questions relatives à l'enseignement de la gymnastique dans les écoles de l'empire. Ce projet souleva plus d'une objection. En effet, certains exercices gymnastiques ne sont pas exempts de danger. Là, plus qu'ailleurs, les élèves sont exposés à des chutes et à des efforts plus ou moins violents, qui ont souvent pour résultat des fractures, des luxations, des hernies, des orchites traumatiques occasionnées par les sauts sur le *cheval*[2]. Enfin, les grands efforts souvent répétés amènent des maladies du cœur, le plus souvent incurables. Ces divers inconvé-

---

1. *Rapport de la commission de 1868.*
2. Le docteur Vernois, *Extrait du rapport sur l'Hygiène des Lycées.*

nients ont provoqué de la part des hygiénistes des réflexions sérieuses. « Sans doute, la gymnastique rationnelle, enseignée par un maître qui a quelques notions d'anatomie et de physiologie, constitue un exercice utile au développement du corps; mais il faut bien se rappeler que pendant les jeux ardents et actifs de la jeunesse tous les muscles sont en activité et représentent fort bien une leçon volontaire, préférable toujours à un enseignement obligatoire... On pourrait presque partout, au lieu de la gymnastique imparfaite ou absente, rendre l'escrime obligatoire ou faire faire l'exercice du fusil, les marches et contre-marches, les courses et les pas militaires[1]. » D'autres médecins ont proposé l'usage de la danse; et, malgré les railleries de certains journalistes, nous croyons que ce serait un exercice excellent et très-utile, à plus d'un titre. Nous avons parlé plus haut de ses avantages.

Ces questions ont été beaucoup débattues, notamment à l'académie de médecine de Paris, dans la séance du 27 octobre 1868, à propos d'un mémoire de M. le docteur Gallard, ayant pour titre : *La gymnastique et les exercices corporels dans les lycées.* La commission, composée de MM. Vernois, Barthez et Larrey, proposa des conclusions à peu près conformes à celles de M. Gallard, et émit les vœux suivants, au nom de l'hygiène utilement pratiquée : 1º limiter la prescription de la gymnastique aux petits et moyens colléges; 2º réduire à un petit nombre d'exercices faciles et en rapport avec l'âge et la constitution des enfants les programmes de cet enseignement; 3º se montrer vis-à-vis des divisions supérieures des grandes villes très-peu exigeant sur l'accomplissement de ce devoir, si l'on veut en maintenir l'exécution;

1. Le docteur Vernois, *Rapport sur l'hygiène des lycées.*

4° lui préférer, dans la majorité des cas, le simple retour à tous les jeux de l'enfance et de l'âge adulte; 5° substituer aux exercices incomplets de la gymnastique l'escrime ou l'équitation; 6° enfin, supprimer une classe ou une étude plutôt qu'une récréation quand il s'agira de donner place à une leçon de gymnastique.

M. Larrey fit quelques objections à ces conclusions. Il ne pense pas, dit-il, qu'il soit conforme à l'hygiène de soumettre les très-jeunes enfants à peine formés et en voie de développement, à des exercices gymnastiques proprement dits qui exigent des mouvements et des attitudes longtemps prolongés. D'autre part, il ne trouve pas rationnel d'exclure de ces exercices les élèves arrivés au terme de leurs études, des jeunes gens de seize à dix-sept ans dont le corps est presque complétement formé, et qui sont parfaitement aptes à profiter des avantages que les exercices gymnastiques ont pour le développement des forces physiques. Quant à l'exercice du fusil, il suffit que cette arme soit entre les mains de l'armée, de la garde mobile, de la garde nationale et des chasseurs, pour que l'on ne craigne pas d'en confier le maniement à des jeunes gens de quinze à seize ans. M. Larrey préfère aux exercices artificiels et souvent dangereux de la gymnastique, telle qu'on la pratique actuellement, une gymnastique fondée sur l'ensemble des mouvements simples et naturels enseignés à l'homme par l'instinct et la raison. « La gymnastique, ajoute-t-il en terminant, offre de grands avantages, mais il faut qu'elle soit bien dirigée. »

Cette dernière parole de M. Larrey peut servir de guide pour l'application de la gymnastique. Les exercices musculaires doivent varier selon l'âge, le sexe, les conditions individuelles. Il est bien évident que certains exercices qui conviennent à l'homme ne pourront convenir à la femme.

« Pour elle, dit M. Eugène Paz, point de courses lon-

17.

gues et prolongées, car son thorax plus étroit et son cœur
plus petit que ceux de l'homme ne comportent que modérément cet exercice ; point ou très-peu de suspension
fixe ; point ou peu de sauts en hauteur ; un peu, mais
très-peu d'anneaux et de pas volants ; à aucun prix le
trapèze et le saut en profondeur, mais, par contre, un
usage assez étendu du saut en longueur, sagement réglé
cependant, et la répétition quotidienne et obligatoire des
exercices libres : flexions, extensions, torsions des reins,
des bras et des jambes, en avant, en arrière et sur les
côtés. En un mot, peu d'exercices pouvant développer
outre mesure cette délicate musculature que la nature
ne convie point aux travaux de force. Assez cependant
pour que les nerfs ne prennent pas un dessus absolu ou
qu'à leur défaut les articulations ne tombent dans un état
voisin de l'atrophie ; assez aussi pour élargir suffisamment
le thorax et les os iliaques et développer les contours
harmonieux du corps, distinction et beauté spéciale de la
femme. A une bonne hygiène à faire le reste, avec le plus
grand concours de mouvement naturel que comportera la
position sociale. »

L'enseignement de la gymnastique a été réorganisé dans
les établissements d'éducation sur des bases nouvelles par
un décret en date du 3 février 1869. Aux termes de ce
décret, la gymnastique fait partie de l'enseignement donné
dans les lycées impériaux, les colléges communaux, les
écoles normales et les écoles primaires. Elle y est enseignée conformément aux programmes adoptés, dans la mesure indiquée pour chaque élève par le médecin de l'établissement. Le ministre détermine le nombre d'heures qui
doivent être assignées par semaine à cet enseignement ;
les leçons de gymnastique ne sont pas prises sur le temps
des récréations [1].

1. « Les leçons, y compris les exercices militaires, sont au nombre

« L'enseignement de la gymnastique est obligatoire pour tous les élèves, à l'exception de ceux que leur constitution physique, l'état de leur santé ou les exigences temporaires de certaines études spéciales pourraient.empêcher d'y participer. Dans ce cas, les dispenses devraient être individuelles et très-explicitement motivées. » (*Circulaire aux recteurs.*)

Dans ces programmes, les exercices sont sagement gradués. « La progression en est mesurée, méthodique et réellement proportionnée à l'âge, à la force et au développement intellectuel des élèves. La commission s'est surtout attachée à exclure pour le jeune âge, et spécialement pour les élèves des écoles primaires, les exercices qui nécessitent un grand déploiement de force : les tractions, les suspensions et quelques autres exercices plus compliqués, tels que ceux du cheval de bois, de la planche à rainure, des cordes ascendantes obliques, les marches en arrière sur les poutres, le trapèze de voltige, etc., qui pourraient être et qui ont parfois été la cause d'accidents. Elle a insisté particulièrement, pour les très-jeunes enfants, sur les mouvements élémentaires simples et compliqués, avec ou sans haltères[1]. Les manœuvres aux agrès du portique ont été sévèrement limitées pour les premières années, et plus largement dispensées aux élèves qui atteignent la quinzième ou seizième année[2]. Mais il est un point auquel nous tenons énergiquement, c'est

de quatre par semaine ; elles doivent durer chacune une demi-heure au moins. Dans les lycées et colléges, elles sont prises sur le temps d'étude. » (*Circulaire du 9 mars 1869 aux recteurs.*)

1. On nomme *haltère* un instrument composé de deux boules métalliques plus ou moins lourdes reliées entre elles par une tige raide qui sert de poignée. Les *mils* sont des espèces de massues.

2. Les nouveaux programmes de 1869 indiquent pour chaque ordre d'établissement et pour chaque âge la nature des exercices gymnastiques auxquels les élèves peuvent se livrer. Nous n'entrerons pas dans ces détails, qui seraient beaucoup trop longs.

que les exercices de la natation à sec et la natation elle-même soient enseignés avec une grande persistance. Enfin, bien que la commission sache ce que l'on peut obtenir, au point de vue de la force et de la souplesse, des exercices de la lutte corps à corps et de la boxe française, elle s'est décidée à les supprimer, au moins jusqu'à nouvel ordre, quoiqu'ils soient adoptés dans quelques établissements scolaires, où les élèves les acceptent avec un grand plaisir. La pensée qu'ils pourraient parfois dégénérer en luttes plus sérieuses a été le seul mobile de cette suppression[1]. »

La commission insiste sur un point : c'est que tous les mouvements d'ensemble soient rhythmés, et que les élèves soient astreints à compter à haute voix les divers temps qui les composent. « Il y aurait même un grand intérêt à ce que ces exercices fussent accompagnés de chants appropriés, tels que les chants gymnastiques d'Amoros et ceux que M. Laisné a publiés dernièrement. »

Le maniement du fusil a été introduit dans le programme des lycées et des colléges pour les élèves de seize à dix-huit et à vingt ans. Ces exercices « sont réglés par la théorie spéciale que le ministère de la guerre a préparée pour la garde nationale mobile. Introduits à titre d'essai dans les lycées de l'académie de Paris, ils y ont parfaitement réussi. Les instructeurs s'étonnent de la promptitude avec laquelle nos élèves apprennent ces exercices, qui se combinent avec la gymnastique ordinaire et qui les mettront en état de réclamer le bénéfice du dernier paragraphe de l'article 9 de la loi du 1er février 1868, sur l'organisation de l'armée, aux termes duquel : « Sont exemptés des exercices les jeunes gens qui justifient d'une connaissance suffisante du maniement des armes et de l'école du soldat[2]. »

---

1. *Rapport de la commission.*
2. *Circulaire du 9 mars 1869 aux recteurs.*

Tout le monde a compris facilement l'importance de la gymnastique dans les établissements d'instruction publique et surtout dans les lycées et les colléges, où les enfants manquent de mouvement ; voici ce que dit le ministre pour démontrer l'utilité de la gymnastique même dans les écoles rurales : « Au village, l'enfant a l'air et l'espace qui lui manquent dans les villes ; mais les jeux gymnastiques remplaceraient d'une manière heureuse le vagabondage dans les rues ou sur les places, le maraudage dans les champs ou la destruction des nids d'oiseaux dans les bois. La gymnastique serait d'ailleurs excellente pour corriger l'attitude embarrassée et lourde d'un grand nombre de conscrits des communes rurales, pour fortifier les enfants épuisés par le travail prématuré dans les manufactures, pour donner à tous le courage, l'adresse, la force, qui permettent de porter rapidement secours aux personnes en danger, dans les cas d'incendies, d'inondations, d'accidents graves. »

La pensée qui a présidé au rétablissement de la gymnastique dans les écoles est résumée dans les paroles suivantes, empruntées à la circulaire que nous venons de citer : « La gymnastique de l'armée a pour but d'habituer ceux qui s'y livrent à des exercices difficiles, et même, jusqu'à un certain point, dangereux, afin que le soldat arrive à la plus grande puissance de force musculaire, d'adresse et d'agilité, en même temps qu'il s'habitue à triompher d'obstacles en apparence périlleux. La gymnastique des lycées et des écoles, au contraire, ne doit chercher qu'à développer d'une manière normale et progressive les forces du corps, à en rétablir, au besoin, l'équilibre et l'harmonie. C'est un exercice hygiénique que le médecin surveille et contrôle, et non pas un moyen de produire des prodiges d'agilité ou de hardiesse. Telle est la règle qui présidera dans nos écoles à cet enseignement et dont vous surveillerez avec le plus grand soin l'exécution. » Plus loin, la circulaire ajoute : « Le décret du 3 février 1869 impose aux proviseurs, principaux et directeurs d'écoles normales primaires l'obligation de faire apprécier par un médecin l'aptitude physique de chaque élève aux exercices gymnastiques et la mesure dans laquelle il peut se livrer à ces exercices. » Il est des enfants à qui les exercices gymnastiques seraient nuisibles, ou qui ont besoin d'exercices spéciaux : tels sont les faibles, les rachitiques, ceux qui toussent ou s'enrhument facilement, ceux qui ont des palpitations de cœur, qui sont vite essoufflés, ceux qui ont des maux de tête habituels, ceux qui sont affectés de hernie (ombilicale ou inguinale), etc.

Les instants les plus propices aux exercices gymnastiques sont le matin et l'après-midi, c'est-à-dire une heure avant ou deux heures après le repas du milieu de la journée.

En terminant son rapport, la commission pense qu'il y aurait lieu d'encourager dans les récréations « tous les jeux gymnastiques, c'est-à-dire ceux qui demandent un déploiement de force, de la souplesse, de l'agilité et une certaine intelligence : tels sont le jeu de balle et de ballon, la corde, les barres, le volant, le cricket, etc. La commission attache une grande importance à la multiplication des jeux dans les récréations. Depuis longtemps on remarque que les élèves ne jouent plus, que les récréations se passent en promenades et conversations, surtout chez les élèves des classes supérieures, ce qui n'est pas fait pour les reposer des travaux intellectuels assidus... Il pourrait y avoir une grande utilité à adopter une mesure analogue à celle depuis longtemps introduite dans quelques établissements, où l'un des maîtres est chargé de ce qui est relatif aux jeux durant les récréations. C'est une sorte d'intendant des jeux, dont la principale occupation est d'en rechercher, de les ordonner et de les faire accepter aux élèves, avec lesquels il y prend part. »

Dans le grand-duché de Bade, la gymnastique a été introduite dans plusieurs écoles de filles. « Les évolutions, les marches et les contre-marches, les mouvements élémentaires, et plus tard les exercices avec les instruments fixes, forment la base de cet enseignement, qui est complété par des jeux gymnastiques, tels que les danses d'ensemble, les rondes, les jeux de cerceaux, de raquettes, de la paume, etc. » La commission s'était occupée du programme de la gymnastique des jeunes filles ; mais le ministre a voulu le laisser encore à l'étude.

Massage.

La gymnastique se complète par le massage et l'hydrothérapie, qui ont également une grande importance pour favoriser les fonctions de la peau. Avant d'aller plus loin, il est nécessaire de donner une idée de ces fonctions.

La peau excrète ou rejette au dehors des matières grasses, de la sueur et de l'épiderme. La sortie de ces substances, qui dégage les organes intérieurs et contribue puissamment à l'entretien de la santé générale, est favorisée non-seulement par l'exercice musculaire, mais encore par le massage, l'hydrothérapie, les bains, les lotions, les cosmétiques : toutes choses que, dans un instant, nous allons successivement passer en revue.

La peau exhale en outre, comme le poumon, de l'acide carbonique et de la vapeur d'eau. Elle possède une fonction respiratoire et calorifique bien remarquable et dont on pourra se faire une idée par les exemples suivants :

On raconte[1] que, dans une ville principale d'Italie, à

1. Le docteur Robert de Latour, *Lettres à la Tribune médicale.*

l'occasion de la célébration d'une fête, on avait organisé une grande cavalcade. Le cortége était nombreux, et en tête de ce cortége s'avançait un char sur lequel on avait eu l'étrange idée de placer un *enfant d'or*. Un jeune garçon d'une douzaine d'années avait été choisi pour cette singulière représentation ; et en exécution du programme convenu, on lui avait très-exactement collé sur tout le corps du papier doré. Le cortége, marchant lentement, mit six heures à parcourir sa carrière ; et, une fois le but atteint, quand on voulut délivrer le malheureux patient, on ne rencontra qu'un corps refroidi : cette enveloppe dorée n'était plus qu'un linceul. Profondément émue de ce déplorable événement, la multitude crut au prodige ; à ses yeux, une telle mort était un châtiment du ciel, infligé à l'opulence vaniteuse. Cependant un physiologiste était là, qui, frappé du fait, voulut éclaircir le mystère. Ce physiologiste était Fourcault. Il institua immédiatement des expériences sur des animaux vivants, chiens, lapins, moutons, chevaux, etc. ; et, s'attachant à reproduire les conditions dans lesquelles s'était trouvée la malheureuse victime, il les enduisit de résine, de manière à isoler de l'air toute la surface du corps. Refroidissement progressif et mort après sept ou huit heures, alors que la température organique était descendue à 25 degrés à peu près : tel fut le résultat constant, infaïllible de l'épreuve. Et, fait important à noter, le refroidissement s'accomplit alors, bien que le sang continue, comme à l'état normal, de s'enrichir d'oxygène dans le poumon, et de parcourir les vaisseaux en restant d'un rouge vif. Depuis, ces expériences ont été souvent répétées, et toujours on a vu que les animaux auxquels on recouvre toute la surface du corps d'un enduit imperméable (vernis, dissolution de gomme arabique, collodion) meurent au bout de six à huit heures, avec un refroidissement considérable.

En revanche, on peut supprimer chez certains animaux les organes respiratoires ; leur respiration s'exécute alors par la peau sans trouble notable dans leur santé. C'est ce qu'on observe chez les axolotls, ces curieux batraciens à branchies [1] extérieures importés du Mexique. Les axolotls ont été l'objet, de la part du professeur Duméril, d'expériences fort intéressantes, et qui ont établi que privés, dans un court espace de temps ou même subitement, de leurs organes de respiration aquatique, ils n'éprouvent pour la plupart aucun trouble et continuent à vivre comme si les branchies n'avaient point été enlevées. Ne venant pas plus souvent que les axolotls non opérés prendre de l'air à la surface de l'eau, ils n'ont offert, dans leurs allures et dans leur genre de vie, aucune modification apparente, la respiration cutanée ou par la peau remplaçant la respiration branchiale. Déjà Spallanzani et Edwards avaient constaté qu'en enlevant à des grenouilles leurs poumons ou en mettant un obstacle absolu au jeu de ces organes, on voyait la vie persister plus ou moins longtemps dans l'air humide.

Nous allons maintenant, après ces quelques mots sur l'importance des fonctions de la peau, passer en revue tous les moyens de les favoriser, en commençant par le massage.

Le massage consiste à pétrir méthodiquement les muscles avec les doigts, « à faire jouer en tous sens les surfaces articulaires, de manière à éloigner et à rapprocher mécaniquement les points d'attache des muscles et des ligaments, à frapper doucement avec le talon de la main les parties les plus charnues des membres, à exercer sur la peau des frictions manuelles et de légers pincements, à l'aide

---

1. Les branchies sont des organes qui servent de poumons aux animaux aquatiques ; chez les poissons, ce sont des espèces de peignes rouges qu'on aperçoit en soulevant les ouïes.

desquels on fait sortir de la cavité des cryptes sébacés l'espèce de suif qu'ils contiennent....

« Le massage, en tant que moyen hygiénique, est employé chez presque tous les peuples de l'Orient et dans le nord de l'Europe. Les personnes qui s'y soumettent prétendent éprouver par cette manœuvre une indicible sensation de bien-être et d'excitation; il leur semble que l'élasticité musculaire de la jeunesse se réveille sous la main qui les presse, que les forces se rétablissent, que le jeu de toutes les fonctions s'exerce plus librement. La fatigue, surtout celle qui résulte de l'abus de la marche, de la veille ou des plaisirs, disparaît pendant l'acte même du massage[1]. »

On pratique surtout le massage pendant ou après un bain chaud (bain liquide ou bain de vapeur). Il est très-fréquemment employé à la suite de la gymnastique. Quelquefois, pour reposer la main, on emploie deux petits battoirs, soit en caoutchouc, soit en bois recouvert de flanelle, avec lesquels on frappe sur les parties charnues, d'abord à petits coups, puis en augmentant de force peu à peu.

Le massage est beaucoup employé aujourd'hui comme moyen de guérison, surtout pour les entorses. C'est en somme le procédé des rebouteurs, qui lui doivent leur réputation universelle. C'est une pratique qu'il serait bon de répandre, et nous dirons avec le docteur Phélippeaux (de Saint-Savinien) : « Aujourd'hui que, dans les lycées, colléges et autres institutions destinées à la jeunesse, l'enseignement de la gymnastique a pris un développement heureux..., il est à présumer que, dans les courses, les sauts ou autres exercices gymnastiques, l'entorse pourra se produire plus souvent. Je considère donc comme urgent que le médecin et le professeur de gymnastique con-

1. Trousseau, *Traité de Thérapeutique*.

naissent le massage. En leur absence, des infirmiers ou des garçons de salle bien dressés aux manipulations pourraient masser les articulations les plus importantes[1]. »

Il faut rapprocher du massage les frictions faites soit avec la main seule, soit avec des objets plus ou moins durs, tels que la flanelle, la laine, les serviettes en toile rude, les brosses de flanelle, de caoutchouc, de crin, de chiendent, les lanières et les gants en caoutchouc, formant une sorte d'étrille ; et enfin la flagellation avec des lanières en caoutchouc, en cuir, avec des cordelettes, des verges, etc., et en général tout ce qui peut servir à frapper vivement la peau. La main nue pourrait, au besoin, remplacer tous ces objets.

Par ces frictions on peut, suivant **M. Bouchardat**, suppléer presque complétement au travail corporel et à l'exercice. La circulation est activée et les ecchymoses (ou taches brunâtres produites par les coups à la peau) sont moins durables. Ces frictions réveillent la sensibilité du tact et activent le jeu d'un million de petits organes situés dans l'épaisseur de la peau, qui servent à rejeter au dehors la graisse et la sueur, et qu'on nomme des glandes[2].

Hydrothérapie.

L'*hydrothérapie*[3], comme le massage, est souvent combinée avec la gymnastique. Elle a surtout pour effet d'appeler vivement le sang à la peau.

L'hydrothérapie consiste dans l'application très-courte d'eau froide à la surface de la peau. Voici le principe sur lequel elle est fondée. Tout le monde a pu remarquer qu'en

1. *Étude pratique sur les frictions et le massage.*
2. Suivant le docteur Sappey (*Traité d'anatomie*), le seul nombre des glandes de la sueur s'élève, pour la surface totale du corps, au chiffre *minimum* de *six à sept cent mille.*
3. Étymologie grecque : *guérison par l'eau.*

hiver, quand les mains ou la figure ont été exposées à un froid violent, il survient un réchauffement excessif dans une température tiède (comme celle d'une chambre bien chauffée) : c'est ce qu'on nomme une réaction. Le sang revient d'autant plus vivement affluer à la peau qu'il en a d'abord été chassé par un froid plus intense. En revanche, le sang abandonne d'autant plus vivement la peau qu'il y est plus fréquemment appelé par la chaleur extérieure : par exemple, les boulangers, les forgerons, les verriers, exposés souvent à une haute température, ont en général, par réaction consécutive, la peau très-pâle. Ainsi donc, pour obtenir énergiquement l'un de ces deux effets, l'afflux du sang à la peau ou son reflux, il faut commencer par provoquer l'action opposée, qui sera, à sa cessation, suivie d'une action contraire, ou réaction. Pour chasser le sang de la peau, il faut d'abord l'y appeler par la grande chaleur ; pour l'y appeler, au contraire il faut d'abord l'en chasser par le froid ou par l'application d'eau froide, nommée hydrothérapie.

L'hydrothérapie a pour règles principales : 1° que l'eau soit froide, 6 à 10 degrés, et même au-dessous : les Russes emploient un morceau de glace en guise de savon ; 2° que l'application de l'eau froide ou de la glace soit très-courte : quinze secondes, une demi-minute, une minute au plus ; 3° que la réaction ou le réchauffement soient favorisés par les frictions énergiques, le mouvement, l'exercice, et que l'on aide l'effet de ces pratiques par l'action d'un bon régime, fortifiant et réparateur.

Pratiques hydrothérapiques. — Les principaux moyens employés en hydrothérapie, ou les pratiques hydrothérapiques, sont : les *lotions,* l'*immersion dans l'eau froide,* les *douches.* Ces pratiques ne nécessitent pas des appareils très-compliqués ; elles peuvent s'exécuter, comme on va le voir, avec les appareils les plus simples.

Lotions. — Le patient, nu dans un baquet vide (ou sur une toile cirée, un gros linge plié en plusieurs doubles), se passe rapidement une éponge mouillée d'eau froide sur tout le corps, ou s'applique une serviette mouillée sur toute la surface de la peau, puis s'essuie énergiquement avec un linge rude, s'habille rapidement et prend de l'exercice pour se réchauffer : une marche soutenue au grand air est ce qu'il y a de meilleur en pareil cas.

Immersion dans l'eau froide. — On se plonge rapidement dans l'eau froide et on y reste très-peu de temps : une minute, deux minutes au plus. Il y a des bains généraux ou des bains locaux : bain de siége, bain de pieds jusqu'à la cheville (pour guérir du froid aux pieds habituel), etc.

Douches. — Les douches ont un avantage : elles frappent la peau avec une certaine force, et à l'action de l'eau froide se joint l'effet du choc ou de la percussion, qui, comme les frictions, favorise le réchauffement. Elles sont plus actives, en ce qu'elles sont suivies d'une réaction plus énergique. Il y a deux espèces de douches : les unes dites *en colonne*, les autres *en arrosoir*. La douche en colonne forme un seul jet : on peut fort bien la donner avec une seringue, un clysopompe, un irrigateur ; pour avoir un jet plus volumineux et plus fort, on peut employer une seringue de cheval ou une pompe à arroser les jardins. Pour la douche en arrosoir, plus divisée que l'autre et plus désagréable comme sensation, on pourra la donner en versant de haut sur le patient de l'eau froide contenue dans un arrosoir garni de sa pomme. La durée des douches doit être très-courte : une minute, deux minutes au plus. Comme pour toutes les pratiques hydrothérapiques, il faut rarement dépasser une minute, et le plus souvent se tenir en deçà, surtout quand la température de l'eau est basse et qu'on commence l'hydrothérapie.

Il existe encore en hydrothérapie d'autres pratiques,

mais moins importantes ou plus rarement employées, du moins en hygiène : tels sont la friction du drap mouillé, le bain d'air, les affusions, le maillot sec ou humide, la ceinture hydrothérapique, etc. Toutes ces pratiques sont employées à la guérison de certaines maladies et n'ont pas à trouver place ici.

Les pratiques de l'hydrothérapie, suivies des frictions rudes, ont pour effet, suivant Bouchardat, de réveiller toutes les fonctions de la peau, d'augmenter la production et l'élimination de l'épiderme, d'activer les sécrétions cutanées (graisse, sueur), et de ranimer la chaleur à toute la surface du corps. L'hydrothérapie est surtout bonne pour prévenir les maladies par refroidissement, telles que les maladies de la poitrine, le rhumatisme, la goutte, les névralgies, les humeurs froides, l'albuminurie, etc. Pour cela, la simple lotion froide le matin peut suffire. Les douches sont préférables au bain froid pour s'aguerrir contre le refroidissement.

Bains.

« L'usage des bains remonte à la plus haute antiquité, et semble la conséquence d'un instinct naturel à l'homme, et qui le pousse à se plonger dans l'eau pour débarrasser la surface de son corps des impuretés qui ont pu s'y accumuler... Les bains sont tellement indispensables, que la plupart des religions antiques les ont rendus obligatoires, et qu'ils font partie de l'hygiène de tous les peuples [1]. »

A Rome, au temps de la république, les grands personnages avaient des bains chez eux; et le peuple se baignait dans l'eau du Tibre. Les premiers bains publics remontent à l'époque de l'empereur Auguste, et sont dus à Mé-

---

1. Becquerel, *Traité d'Hygiène.*

cène. Ces bains étaient organisés d'une façon très-complète : il y avait de grands bassins d'eau froide, tiède, chaude, tous assez vastes pour permettre la natation ; on y trouvait des bains de vapeur (étuve humide, étuve sèche) ; enfin une foule d'esclaves étaient attachés au service de l'établissement : les uns frictionnaient la peau et la grattaient avec des étrilles, les autres pétrissaient les muscles, d'autres épilaient le corps, d'autres enfin le frottaient d'huile ou d'essences. Les Romains de la décadence avaient même, dans un raffinement de mollesse, inventé les *baignoires-balançoires*.

L'absence du linge de corps rendait les bains beaucoup plus nécessaires que chez nous. Aussi leur usage régna dans toute l'antiquité ; et les peuples de l'Orient en ont conservé la tradition fidèlement et sans interruption. Mais en Europe, où, par un inconcevable abus de fausses interprétations des Écritures saintes, toute purification était regardée comme une souillure, l'emploi des bains disparut pendant cinq cents ans, de l'an 900 à l'an 1400. L'Europe y gagna les furieuses démangeaisons du treizième siècle, la lèpre, la gale, et toutes les sortes de maladies de peau. Au seizième siècle, l'emploi des bains fut repris. Sous Louis XIV surtout, ils furent en honneur plus qu'à aucune autre époque. Depuis lors, leur usage est devenu de plus en plus général, et le nombre des établissements publics qui y sont consacrés, soit bains chauds, soit bains froids de rivière, est chaque année plus considérable. En 1816, il n'y avait à Paris que 500 baignoires publiques ; en 1864, il y en avait près de 6,000.

Les bains et les ablutions ont, entre autres avantages, celui de débarrasser la peau des résidus laissés à sa surface soit par la *matière grasse* contenue dans de petites glandes cutanées, soit par l'*évaporation de la sueur*, qui laisse un dépôt de matière saline et de matière animale, soit par la *sécrétion de l'épiderme*.

La *matière grasse* est surtout sécrétée par certaines peaux, dites huileuses. Elle est plus abondante chez les gens bilieux, dans les contrées ou les saisons chaudes, et par l'usage de l'alcool et des matières grasses. On l'enlève par des lotions avec de l'eau de savon.

La *sueur* est fournie par des glandes appelées sudoripares, sortes de petites bouteilles dont le goulot s'ouvre par une multitude de trous qui constituent les pores de la peau. Même à l'état de transpiration insensible, c'est-à-dire d'évaporation lente qui ne mouille pas le linge de corps[1], l'homme perd par la peau, en vingt-quatre heures, environ un kilogramme ou un litre de sueur. Dans les grandes chaleurs, la sueur rafraîchit la peau et tout le corps. Pour éviter le refroidissement produit par l'évaporation de la sueur, surtout dans un courant d'air, les gens délicats font sagement de porter de la flanelle. Les grandes sueurs ôtent l'appétit, parce qu'elles tarissent le suc gastrique, ou liquide digestif de l'estomac. Les grandes sueurs sont utiles pour faire avorter les maladies produites par le refroidissement, pour combattre les affections nerveuses (rage, tétanos) et les douleurs. Les sueurs des pieds doivent en général être respectées malgré leur incommodité[2], parce que leur suppression peut amener diverses maladies des organes intérieurs. Les sueurs de la tête font tomber les cheveux, car l'eau est

1. C'est l'eau provenant de cette évaporation lente qui s'accumule et se condense sous les vêtements ou dans les chaussures imperméables en caoutchouc.

2. Pour tarir la sueur des pieds ou des aisselles, on emploie l'alun, soit fondu dans de l'eau avec laquelle on se lave les pieds, soit en poudre, renfermé dans des sachets ou petits sacs qu'on place sous les aisselles. On emploie des sachets de son ou de poudre de riz contre la sueur des aisselles et des aines.

nuisible aux cheveux. Les parties du corps qui travaillent beaucoup sont souvent le siége d'une sueur habituelle, comme la paume des mains chez les blanchisseuses. Les sueurs générales, sans fatigue préalable ou à la suite d'une fatigue légère, annoncent un affaiblissement de toute l'économie; chez les poitrinaires, ces sueurs générales sont surtout abondantes toutes les nuits. Il y a des sueurs énormes dans certaines maladies, comme la suette miliaire.

L'*épiderme* est une espèce de vernis qui recouvre la peau proprement dite ou le derme. Quand à la suite d'un vésicatoire ou d'une brûlure il se produit une *bouille*, quand on se donne des ampoules par l'effet d'un travail manuel plus énergique que de coutume, c'est l'épiderme qui se soulève; et si on l'enlève, on voit, au-dessous de l'eau contenue dans l'ampoule, une surface rouge, épaisse, résistante, qui est le derme. C'est le derme des animaux qui constitue le cuir. L'épiderme se renouvelle continuellement. Parmi les produits sans cesse élaborés par l'organisme humain, c'est celui qui se forme le plus vite, le plus abondamment, qui jouit de la vitalité la plus énergique. Il se forme surtout à la surface de la peau extérieure, et aussi à la surface de ces peaux intérieures qu'on nomme des muqueuses. A la peau, il se produit sous forme de calus, de durillons, de cors aux pieds, de poils, de cheveux, d'ongles; sur les muqueuses, il se produit sous forme de liquide, et son accumulation produit les catarrhes, dont le plus commun est le catarrhe pulmonaire: les crachats des catarrheux sont des amas d'épiderme. L'épiderme pullule et foisonne dans tout notre corps : c'est comme une ivraie, une mauvaise graine, dont il faut soigneusement enlever l'excès. Chez certaines personnes, quand il ne trouve pas un débouché suffisant à la peau et sur les muqueuses, il s'accumule en différents points du corps sous forme de tumeurs nommées cancers ou

18.

squirres, qui ont une vie très-active, un accroissement considérable, grâce à cette énergique vitalité des éléments anatomiques nommés épidermes ou épithéliums. Il faut donc, pour éviter les catarrhes et les tumeurs cancéreuses, débarrasser énergiquement des débris épidermiques la surface de la peau, qui est leur principale voie d'élimination. On active cette élimination par les bains, les ablutions, les frictions énergiques, l'exercice musculaire, l'hydrothérapie. Mais ce sont surtout les frictions qui sont utiles; elles provoquent mieux que tout le reste la sortie de l'épiderme. Les pressions de toute sorte agissent dans le même sens. C'est ainsi que les travaux manuels épaississent l'épiderme et rendent les mains calleuses, et de la sorte émoussent la finesse du toucher; ainsi deviennent insensibles la plante des pieds de ceux qui marchent sans chaussure, et les mains de ceux qui manient toute la journée des corps rudes ou des instruments pesants, comme les charpentiers et les forgerons; ainsi devient insensible et dure comme de la corne, chez les joueurs de violon, l'extrémité des doigts qui frotte sans cesse sur les cordes. C'est d'une façon analogue que la pression continuelle des chaussures étroites produit l'épaississement de la peau nommé cor ou verrue. Dans certaines professions, la finesse du toucher doit être soigneusement cultivée par l'abstention des travaux manuels, car elle n'est pas seulement un luxe, elle est une nécessité, comme chez le médecin, pour tâter le pouls, pour palper les organes profonds à travers la peau, pour sentir les moindres saillies qui peuvent trahir une maladie; de même le numismate distingue avec les doigts, sur une médaille antique, des reliefs que l'œil ne saurait apercevoir; de même, et mieux encore, l'aveugle lit du bout des doigts des caractères très-peu saillants, et peut jouer avec des cartes d'un très-faible relief.

Voilà, comme on le voit, trois importantes sécrétions

cutanées qui laissent sur la peau des résidus qu'il est nécessaire d'enlever. Le principal agent de propreté, dans ce cas, c'est le bain. On a craint, mais à tort, que le bain n'empêche les fonctions de la peau ; l'eau n'agit pas comme enduit imperméable et n'empêche pas l'exhalation de la peau : ainsi, dans certaines formes de l'aliénation mentale, par exemple dans la manie aiguë, on a pu, sans inconvénient pour la santé, prolonger un bain pendant deux et même trois jours de suite.

Les bains tièdes sont par excellence les bains de propreté. Dans ce cas, on y ajoute souvent, soit du savon, soit de la potasse du commerce (125 à 250 grammes) : le savon ou la potasse favorisent le détachement des résidus qui salissent la peau. Les bains tièdes sont aussi très-utiles comme calmants, soit à la suite des grandes fatigues, soit dans les cas de surexcitabilité nerveuse. A défaut de baignoire, dans les villages, on peut employer tout autre vase de dimensions suffisantes, soit un tonneau défoncé, soit une cuve à lessive, recouvert d'un drap solidement fixé, qui trempe dans l'eau et sert de siége élastique au baigneur.

Les bains très-chauds sont surtout employés comme sudorifiques, et alors on préfère aux bains ordinaires les bains de vapeur, dont on distingue deux formes principales : l'étuve sèche et l'étuve humide. L'étuve sèche, ou bain sec gazeux, « est tout simplement une chambre particulière plus ou moins spacieuse et fortement chauffée, où l'on s'expose quelque temps, nu ou recouvert de vêtements légers, dans le but d'exciter les fonctions de la peau et de provoquer une abondante sueur générale [1]. » On peut supporter dans l'étuve sèche une très-haute température : 50, 100, et même 150 degrés centigrades. Quant à

1. Trousseau, *Traité de Thérapeutique.*

l'étuve humide, c'est une pièce où l'on dégage une épaisse vapeur en répandant de l'eau sur des fourneaux, des plaques de tôle chauffées, des cailloux rougis. Les Russes en font grand usage, et au sortir de l'étuve, « après s'être fait frotter avec des verges de bouleau assouplies dans l'eau, ils vont, suivant leur condition et leur fortune, ou recevoir des douches froides, ou bien se rouler dans la neige, se plonger dans un étang, et s'administrent ensuite, le seigneur russe sa rôtie au vin et à la bière, l'esclave ou le paysan un verre d'eau-de-vie de grains[1]. » C'est ce système alternatif de chaleur puis de froid à la peau, répété plusieurs fois de suite, qui constitue ce qu'on appelle les *bains russes*. Ces pratiques sont surtout utiles pour s'aguerrir contre le froid : aussi elles sont fort usitées dans tous les pays septentrionaux[2].

L'emploi du linge de corps, qui prit naissance vers le quinzième ou le seizième siècle, a rendu les bains moins nécessaires chez nous que chez les anciens. Cependant on ne saurait trop les recommander, comme aussi les autres soins de propreté. Qu'on se souvienne toujours bien d'une grande vérité, c'est que la propreté est la première condition de la santé. Les lotions et les ablutions, c'est-à-dire le lavage des mains et de la figure, sont nécessaires au moins une fois par jour; les grands bains, au moins une fois par mois. Les personnes grasses ne devront pas abuser des bains chauds, dont l'usage fréquent fait engraisser en relâchant la peau. « On doit toujours, si cela est possible, se recoucher après, ne fût-ce qu'une demi-heure, afin

---

1. Trousseau, *Traité de Thérapeutique.*
2. Dans nos climats tempérés, il n'est pas nécessaire d'avoir recours à ces moyens pour combattre le froid. Cependant l'usage des bains russes n'est pas inconnu chez nous; ils sont employés dans les grandes maisons de bains et dans tous les établissements d'hydrothérapie.

de dessécher plus complétement le corps et de le rendre moins impressionnable aux agents extérieurs [1]. »

Beaucoup de paysans n'ont jamais pris de bain dans toute leur vie; chez eux, les fonctions de la peau sont entretenues par le travail du corps et par les grandes sueurs de l'été. Pourtant quelques bains ne leur nuiraient pas, ne fût-ce que par propreté. Mais il y a certaines professions où les bains fréquents sont nécessaires, pour enlever les poussières minérales ou métalliques ou les matières organiques qui s'attachent à la peau. Les professions qui réclament le plus impérieusement les bains sont, d'après M. Tardieu, celles où l'on travaille le massicot, le blanc de plomb, le mercure, et aussi celles où l'on manie des matières organiques en décomposition : tel est le cas des hongroyeurs, des mégissiers, des teinturiers, des fabricants de noir animal, des équarrisseurs, des vidangeurs, des égoutiers, etc. Malheureusement, les bains coûtent encore cher. « Les bains, qui coûtaient autrefois 1 franc et plus, sont successivement descendus à 75, à 60, et même à 45 centimes. Il est à désirer, dans l'intérêt de la classe pauvre, que l'on favorise l'établissement des bains à bon marché. L'Angleterre nous a devancés dans cette voie ; il y a deux classes de bains pour les ouvriers. La première classe de bains chauds ne coûte que 40 centimes; la seconde, 20 centimes. A Paris, malgré le vote de l'Assemblée législative, qui accorda une somme de 600,000 francs pour favoriser l'établissement de bains à bon marché, ces institutions ont fait peu de progrès, et peu de demandes ont été adressées à l'autorité, qui cependant avait fait dresser des plans et établir des devis qui eussent été mis à la disposition des concessionnaires. On aurait peut-être pu songer aussi à employer en bains l'eau chaude qui

1. Becquerel, *Hygiène.*

provient des machines à vapeur, et l'eau du puits artésien de Grenelle, qui ne perd qu'une très-faible partie de sa température dans les conduits destinés à l'amener dans les réservoirs [1]. »

Cosmétiques.

On donne le nom de *cosmétiques* à diverses substances employées pour le soin et l'entretien de la peau, des cheveux, des ongles, des dents.

Les cosmétiques ont donné lieu à une branche d'industrie fort importante, la parfumerie. Les parfums doivent être employés avec discrétion, en vertu de ce précepte de l'antiquité : « Celui-là seul sent bon, qui ne sent rien. » En effet, les parfums sont le plus souvent employés pour masquer les mauvaises odeurs. D'ailleurs, ils incommodent fortement beaucoup de personnes. Pour toutes ces raisons, l'on comprendra qu'il ne faut pas abuser des parfums lorsqu'on veut vivre en société.

C'est dans l'Orient, pays des fleurs odorantes, que prit naissance la parfumerie. Les cosmétiques étaient déjà un art dans l'antiquité, et les Grecs et les Romains, surtout au temps de leur décadence, y excellaient. Les parfums se continuèrent en Italie pendant tout le moyen âge. Ils furent apportés d'Italie en Angleterre par le comte d'Oxford, la quinzième année du règne d'Élisabeth. C'est aussi d'Italie que leur usage se répandit en France sous le règne des Valois : Henri III en faisait un étrange abus. Ils furent proscrits par Louis XIV, qui, comme Henri IV, les détestait; mais ils furent repris avec fureur sous la régence et sous Louis XV. Le maréchal de Richelieu était toujours parfumé des pieds à la tête, et il vivait dans ses dernières années au milieu d'une atmosphère odorante

1. Becquerel, *Hygiène.*

que des soufflets lançaient dans ses appartements. Faut-il enfin rappeler ces roués du Directoire, à qui l'abus de la muscade valut l'épithète qui leur survécut?

Nous parlerons sommairement des principaux cosmétiques, en commençant par ceux de la peau, et en indiquant successivement les soins qu'exigent la barbe, la chevelure, les ongles, les dents.

Cosmétiques de la peau.

Les principaux cosmétiques employés soit pour nettoyer la peau, soit pour l'assouplir et la fortifier après qu'on l'a nettoyée, soit pour la préserver du froid, sont les savons, les vinaigres, les pommades et les fards.

Savons. — Les *savons* sont, comme on le sait, des combinaisons d'acides gras avec une base alcaline. Le savon mou, ou savon vert ou savon noir, est à base de potasse[1]; le savon dur ou savon de Marseille est à base de soude. La crème ou la pâte d'amande n'est autre chose qu'un savon parfumé. Le savon est le meilleur cosmétique pour nettoyer la peau et la débarrasser de toutes ses souillures : aussi c'est, à juste titre, la substance la plus em-

1. Les savons noirs, qui sont d'un usage général dans l'industrie et l'économie domestique, contiennent souvent 20 à 25 pour 100 de fécule basse, que rien ne décèle à la simple vue; or les fécules valent 20 à 45 francs les 100 kilogrammes, tandis que le prix des savons mous purs est de 60 à 70 francs. Pour mettre en évidence la présence de la fécule, il suffit d'écraser entre les lames du porte-objet du microscope un peu de savon noir, de la grosseur d'une tète d'épingle : l'œil y découvre sans peine des centaines de granules amylacés, gonflés pour la plupart. S'il s'agit de doser la proportion de fécule mélangée au savon, on en prend 10 grammes, que l'on dissout à froid dans de l'alcool à 85°. Le savon se dissout totalement, la fécule se dépose et forme, lorsqu'elle est desséchée, une masse pulvérulente de couleur grise, qu'on peut piler, et qui, bouillie avec de l'eau et amenée à l'état d'empois consistant, colore d'énormes quantités d'eau, lorsqu'on y ajoute une solution d'iode.

ployée avec l'eau pure pour les soins de la toilette. Mais il faut que le savon soit de bonne qualité. Quelques savons communs contiennent une grande quantité d'eau, 30 pour 100 de matières insolubles, telles que sables, chaux, etc., et des résidus de graisse non saponifiée, dont l'origine est très-dégoûtante. L'emploi de pareils savons pour faire la barbe présente un inconvénient assez sérieux pour qu'on le signale. Certaines personnes, après s'être rasées, se lavent avec divers vinaigres de toilette pour enlever le feu du rasoir; l'acide de ces vinaigres décompose le savon qui se trouve encore sur la peau; il en précipite les matières grasses insolubles, qui, en se desséchant, se décomposent bientôt, et souvent irritent fortement le tissu cutané : de là plus de maladies de peau qu'on ne pense.

Vinaigres. — On attribue aux *vinaigres de toilette*, étendus d'eau, la propriété de calmer les irritations et les démangeaisons de la peau. On les emploie aussi comme astringents, pour resserrer la peau et en chasser le sang dans certaines maladies, comme la couperose. Ordinairement on ajoute au vinaigre des résines et des aromates : tels sont le benjoin, le baume du Pérou, le baume de Tolu, le mastic, la myrrhe, la rose, l'œillet, la lavande, le camphre, la vanille, etc. Au lieu de vinaigre, on emploie quelquefois, comme dissolvant, l'alcool : telle est l'eau de Cologne, l'eau de Portugal, la teinture de benjoin, etc. Ces vinaigres et ces liquides alcooliques ne s'emploient jamais purs; on en verse quelques gouttes dans l'eau, qui devient immédiatement trouble et blanche comme du lait. Le liquide blanchâtre formé par l'addition de la teinture de benjoin dans l'eau a reçu le nom de *lait virginal*. Ces substances stimulent légèrement la peau quand elle est pâle et paresseuse, et, par la très-légère couche de résine qu'elles peuvent déposer à sa surface, elles l'abritent un peu contre l'action de l'air.

Pommades. — Les huiles et les graisses adoucissent la peau, l'assouplissent, la préservent de l'action de l'air, la garantissent surtout contre le froid et contre le desséchement qu'il produit, et de la sorte préviennent le fendillement de la peau, les rides, les gerçures, les crevasses. On emploie à cet effet soit des pommades molles, comme la pommade de concombre (faite avec de la graisse de veau), le cérat ou *cold-cream* (fait avec de l'huile d'olive et de la cire), soit des pommades dures, contenant de la cire en grande quantité, comme la pommade rosat, si utile contre les gerçures des lèvres. Un excellent remède contre les engelures non entamées consiste à les recouvrir le soir, au moment du coucher, avec une légère couche d'un liniment composé d'huile d'olive et d'eau de chaux à parties égales, et qu'on agite avant de s'en servir. Contre les crevasses des mains, on emploie de la même façon la glycérine anglaise.

Les peuples du Nord, pour se garantir du froid, se contentent de se graisser la peau avec des suifs altérés, des graisses anciennes, de l'huile de baleine; mais ces graisses ne tardent pas à rancir, et, par l'irritation qu'elles causent, elles amènent des maladies de peau souvent graves et rebelles. Les Romains et la plupart des peuples de l'antiquité se faisaient pratiquer, parfois matin et soir, et ordinairement après le bain, des onctions avec l'huile d'olive. C'est avec cette huile que, dans l'antiquité, on frottait les athlètes et les individus qui se livraient aux exercices gymnastiques, et c'est encore l'habitude dans beaucoup de pays chauds. On préserve ainsi la peau contre les excès de la chaleur du soleil[1].

Fards. — Les *fards* sont employés non-seulement pour donner des couleurs factices au visage, surtout chez

____

1. Becquerel, *Traité d'Hygiène.*

les acteurs, mais encore pour calmer certaines irritations de la peau.

L'usage du fard se perd dans la nuit des temps. On l'employait déjà dans l'antique Orient, comme le prouvent ces vers de Racine, où Athalie dit en parlant de sa mère :

>..... Elle avait encor cet éclat emprunté
>Dont elle eut soin de peindre et d'orner son visage
>Pour réparer des ans l'irréparable outrage.

La plupart des fards sont plus nuisibles qu'utiles à la santé. Tels sont surtout ceux qui contiennent des sels de mercure ou de plomb, comme le vermillon, le minium, le blanc de céruse. On devra, si l'on est obligé de se farder, préférer les fards végétaux, tels que le carthame ou rouge d'Espagne, l'orcanète, le carmin, extrait de la cochenille, la fécule ou l'amidon, et parmi les fards minéraux, le blanc de zinc, le sous-nitrate de bismuth ou la magnésie.

La fécule est employée utilement pour calmer les démangeaisons de la peau. Quant au bismuth, son usage prolongé chasse le sang de la peau et la tanne en quelque sorte ; on utilise cette propriété pour combattre certaines rougeurs maladives ou inflammatoires de la peau. Il réussit en particulier chez quelques personnes à faire avorter les boutons de fièvre si douloureux qui viennent souvent aux lèvres.

Hygiène et cosmétiques de la barbe et des cheveux.

Avant de parler des cheveux, nous dirons quelques mots de la barbe. Elle n'est pas un vain ornement : elle protége et tient chaudement la bouche, les dents, les glandes salivaires. Voici quelques remarques qui prouveront son utilité. Chez cinquante-trois individus vigoureux, bien portants, âgés de vingt-cinq à quarante-cinq ans, employés à un chemin de fer, et qui, portant toute leur barbe, se la firent raser à peu près en même temps, voici ce qui se passa : tous éprouvèrent d'abord un sentiment de froid très-pénible, vingt-sept eurent des maux de dents très-intenses et s'étendant à toute la mâchoire; ces douleurs furent accompagnées, dans onze cas, de névralgies faciales bien caractérisées, et dans seize de fluxions des gencives avec ou sans abcès. Dans six cas, on observa des gonflements assez considérables des glandes placées sous la mâchoire; chez treize individus, la carie de dents déjà malades fit de rapides progrès. Ces accidents disparurent dès qu'on eut laissé repousser la barbe. Voici encore un autre fait observé sur trente individus de l'âge moyen de trente ans, dont les uns portaient de la barbe, les autres étaient rasés : chez les premiers on n'eut à enlever que huit dents malades, on en enleva vingt-six chez les seconds. Tous les maux de dents chez ceux-ci furent très-opiniâtres ; et, dans deux cas, ils cédèrent quand on eut laissé la barbe pousser en liberté[1]. En outre, les moustaches s'opposent à l'entrée des poussières dans les voies respiratoires, et en même temps elles diminuent le froid de l'air qu'on respire, en lui communiquant une partie de la chaleur qu'elles ont empruntée à la peau qu'elles recouvrent.

La barbe serait donc très-utile pour beaucoup d'ouvriers, pour les matelots, pour les soldats, et même dans beaucoup de professions libérales, où l'on a souvent à souffrir du froid. On peut la porter à sa guise, de nos jours où disparaissent les questions d'étiquette, qui imposaient à telle corporation sociale telle coupe de barbe, habitudes dont l'origine d'ailleurs est souvent bien étrange. François Ier reçoit sur la tête une blessure qui l'oblige à

1. Becquerel, *Traité d'Hygiène.*

porter les cheveux ras : il laisse pousser sa barbe, et la barbe est à la mode pendant un siècle. Napoléon Ier ne peut parvenir à se faire pousser des moustaches, et les figures rasées sont à l'ordre du jour. Aujourd'hui les prêtres sont rasés ; pourtant le cardinal de Richelieu, Bossuet et tant d'autres portaient des moustaches. Les magistrats de l'ancien temps étaient barbus : ceux d'à présent sont rasés. Les coupes de barbe obligatoires tendent à disparaître. Aujourd'hui chacun porte la barbe à sa guise. Les avocats eux-mêmes peuvent maintenant porter des moustaches, non-seulement en province, mais encore à Paris. Il en est de même des professeurs, et le décret passager qui supprima leur barbe n'est plus en vigueur.

On doit maintenir la barbe dans un grand état de propreté, à l'aide de lavages fréquents avec de l'eau de savon, secondés de l'action du peigne. Il est bon d'ailleurs de ne pas porter la barbe trop longue, pour pouvoir facilement la tenir propre.

Après avoir mentionné les avantages de la barbe, nous devons dire ses inconvénients. Souvent sa présence entretient à la peau une moiteur nuisible, une accumulation de matières grasses, de pellicules, de résidus de la sueur, qui sont très-irritants et qui engendrent des dartres ou les perpétuent pendant des mois et des années. Si l'on coupe enfin la barbe, on peut nettoyer tous les jours à l'eau de savon les parties malades ; et souvent une dartre ancienne des poils de la barbe, rebelle depuis plusieurs mois, disparaît en quelques semaines, lorsqu'au lieu de porter la barbe on la rase.

Dans d'autres cas, chez certains individus, la barbe semble prendre la nourriture destinée à la chevelure ; leurs cheveux tombent quand ils portent leur barbe, et la chute des cheveux s'arrête quand ils se rasent la figure.

Il vaut mieux, à moins d'avoir la main très-maladroite,

apprendre de bonne heure à se raser soi-même, plutôt que de confier ce soin à un barbier. En effet, en outre de la servitude fort gênante qu'on s'impose en allant chez le barbier ou en attendant son bon plaisir, il peut arriver que le rasoir banal qui sert à tous les clients transporte de l'un à l'autre diverses maladies de peau graves et re-belles [1], et quelquefois même des maladies virulentes qui empoisonnent le sang tout entier. Il est vrai que ces accidents sont heureusement assez rares ; mais il en existe plusieurs exemples dans les annales de la science.

Quant aux cheveux, ils sont, comme la barbe, une protection en même temps qu'un ornement. Les cheveux tiennent chaud, et même ils protégent la tête contre les violences extérieures : ainsi, la longue tresse de cheveux que les soldats portaient autrefois sur la nuque préservait très-bien le cou contre les coups de sabre.

On doit porter les cheveux assez courts et les faire couper environ tous les mois. L'habitude des cheveux très-longs favorise les congestions cérébrales. Les cheveux longs tombent plus vite que les courts. « La surabondance de la chevelure est souvent, chez la femme, une cause de névralgies, de congestions. Quand le système pileux a pris un énorme développement, il n'est pas rare de voir un véritable état d'anémie ou différentes affections nerveuses en être la conséquence. Il faut nécessairement alors faire le sacrifice d'une partie de cette production exubérante [1]. » Mais dans ce cas, comme dans les maladies et la convalescence, il faudra procéder graduellement et ne pas couper tous les cheveux d'un seul coup.

Les cheveux ont besoin d'air pour se bien porter, et les

1. La maladie des poils si rebelle qui envahit le menton et les joues, et que les médecins nomment *sycosis* ou *mentagre*, provient le plus souvent d'un rasoir qui a servi à un individu malade.
2. Becquerel, *Traité d'Hygiène.*

meilleures coiffures pour les femmes sont celles qui laissent circuler l'air entre les différentes masses de cheveux. Les coiffures qui tordent et tiraillent les cheveux sont mauvaises. La frisure artificielle est nuisible : la chaleur du fer dessèche les cheveux, les rend cassants, racornit et brûle la peau ; ces inconvénients sont surtout sensibles quand les cheveux sont déjà naturellement secs, cassants et difficiles à manier. En tout cas, on fera toujours bien de les laisser matin et soir libres et flottants pendant quelques instants. Il est très-nuisible d'avoir la tête constamment couverte. Ce sont surtout les coiffures chaudes et lourdes, et fermées en manière d'étui, qui amènent le plus rapidement la chute des cheveux : tels sont le turban des Turcs, les coiffures militaires (percées aujourd'hui de plusieurs trous à leur partie supérieure, ce qui les rend moins nuisibles) ; tel est encore le béret de laine des paysans des Pyrénées et des Landes, qui deviennent chauves de bonne heure : aussi dit-on dans ces pays que « la laine mange les cheveux. »

Pour les cheveux, comme pour la barbe, une minutieuse propreté est indispensable. On doit passer le démêloir tous les jours, afin de détacher les produits de sécrétion déposés sur le cuir chevelu, et brosser souvent pour entraîner les pellicules et la poussière ; on provoque ainsi une espèce d'excitation faible du bulbe : c'est ce qu'on pourrait appeler, avec M. le docteur C. James, *se ventiler la tête.*

Il faut éviter, dans les soins de la tête, l'emploi de brosses trop dures ou de peignes trop fins, qui irritent également le cuir chevelu. L'usage répété du peigne fin augmente la production des pellicules ou petites écailles blanchâtres dans les cheveux. Ces pellicules sont une des causes les plus fréquentes de la chute des cheveux. Un des meilleurs remèdes contre cette maladie, c'est l'eau de savon, qu'on étend avec une brosse douce, en écartant les cheveux pour appliquer le remède sur la peau même. Quelques personnes emploient de la même façon, au moment du coucher, la pommade de concombre ; pendant quelques jours, on s'abstient du peigne, et l'on n'emploie que la brosse : les pellicules se détachent, tombent, et souvent ne se reproduisent plus.

Le cheveu est pourvu à sa racine d'une petite glande qui fournit une matière huileuse destinée à entretenir la souplesse et le brillant du poil. Chez certaines personnes, cette sécrétion de matière grasse se fait mal ou elle est presque nulle : les cheveux sont alors très-secs. Dans ce cas, les pommades et les huiles surtout conviennent très-bien, à condition qu'elles soient douces et non pas irritantes. Mais ces cosmétiques sont nuisibles chez les personnes qui ont habituellement les cheveux gras et humides. M. Cazenave va plus loin : il repousse formellement l'usage des cosmétiques gras pour tous les cheveux. Lorsqu'on veut en faire usage, il recommande de nettoyer de temps en temps la tête, soit avec des poudres amidonnées, soit avec des eaux plus ou moins alcoolisées ou légèrement savonneuses : mais ces lavages ne doivent être pratiqués que rarement [1].

Chez les élèves des lycées, il faut surveiller de très-près l'état de la chevelure. « J'ai dû noter avec soin, dit le docteur Vernois [2], une maladie parasitaire très-contagieuse : l'herpès tonsurant, la teigne faveuse, etc., dus à des végétaux microscopiques.... On comprend quel soin il faut apporter dans la toilette des jeunes enfants, dans la propreté de leurs peignes et dans la surveillance toute parti-

---

1. C'est une mauvaise chose que de mouiller tous les jours ses cheveux et de se baigner largement la tête : il en résulte toujours un dommage pour la chevelure.

2. *Rapport sur l'hygiène des lycées de l'empire.*

culière du moindre bouton observé sur le cuir chevelu. Le renvoi à l'examen immédiat du médecin peut arrêter le mal dès son apparition.... Surveiller l'état des peignes. Chaque élève doit avoir le sien. Recommander, au point de vue de l'herpès tonsurant, de la teigne, de signaler au médecin tout élève ayant des boutons sur le cuir chevelu. »

Les insectes parasites de la tête, les poux, puisqu'il faut les appeler par leur nom, sont toujours engendrés par la malpropreté. Un préjugé ridicule et dégoûtant veut qu'on les respecte, *parce qu'ils font sortir les mauvaises humeurs*, et qu'en les supprimant on risque de donner aux enfants la *maladie des poux rentrés*. Pour détruire rapidement cette vermine, il faudra couper les cheveux très-courts, huiler largement toute la tête et peigner les enfants deux fois par jour.

On vient de voir qu'il faut user discrètement des pommades, que M. Cazenave proscrit même d'une façon absolue. Quant aux teintures destinées à rajeunir les cheveux blancs, la meilleure ne vaut rien. Toutes nuisent à la chevelure, brûlent les poils, en altèrent la racine et hâtent leur chute. De plus, elles attaquent le cuir chevelu, l'irritent, l'enflamment, deviennent la source d'éruptions douloureuses, de maladies graves ; quelques-unes même peuvent être absorbées et déterminer de véritables empoisonnements [1]. Enfin, les cheveux teints se reconnaissent toujours à leur couleur fausse, à leurs reflets douteux, à leur aspect de mauvais aloi ; et cet artifice, qui coûte

---

1. Le docteur Witherwax, médecin de Jowa, vient de mourir d'intoxication saturnine lentement amenée par l'habitude que ce coquet Esculape avait prise de se teindre la barbe et les cheveux. Il se les teignait quotidiennement depuis quatre années, quoique des douleurs, par lui-même comparées à la colique de plomb, l'avertissent de s'en abstenir. L'autopsie et l'analyse chimique du docteur ont fait reconnaître la présence du plomb dans son foie et dans ses reins. (*La Science pour tous*, 5 février 1870.)

tant de peines et souvent produit tant de maux, est employé en pure perte et ne trompe personne.

Les principales substances employées pour teindre les cheveux en noir sont des sels de plomb, d'argent, de mercure, de bismuth, d'étain; mais les marchands ne l'avouent pas. Ainsi le *Moniteur scientifique* a donné la composition de plusieurs teintures pour les cheveux, qui sont prétendues végétales, et contiennent des doses variables de nitrate d'argent ou de perchlorure de fer. Il cite entre autres une composition assez célèbre, dont les proportions minérales sont considérables, et qui a été certifiée végétale par trois docteurs allemands. On en peut dire autant des teintures suivantes. L'*eau de la Floride* est une solution d'acétate de plomb dans une eau aromatisée à laquelle on a ajouté de la fleur de soufre. Il en est de même de l'*eau de Bahama*[1]. L'*eau de Chine* est un mélange de nitrate d'argent et de nitrate de mercure en solution aqueuse concentrée. L'*eau de Portugal* contient du sulfate d'argent. L'*eau d'Égypte* contient du nitrate d'argent en proportions assez faibles : aussi la coloration noire est moins belle, elle passe rapidement au brun et au violet[2].

Les autres compositions destinées à la teinture des cheveux sont le sulfate de plomb, la litharge broyée avec la chaux vive, le charbon en poudre, incorporé dans une pommade grasse nommée pommade mélaïnocome. « On commence à employer maintenant un moyen parfaitement innocent, d'une très-facile application, et qui n'a d'autres inconvénients que d'obliger à le renouveler tous les quatre ou cinq jours : c'est la coloration des cheveux avec une brosse chargée d'une solution concentrée d'encre de Chine dans l'eau[3]. »

1. Piesse et Réveil, *Parfums et Cosmétiques.*
2. Becquerel, *Traité d'Hygiène.*
3. Id., *ibid.*

19.

Pour teindre les cheveux en blond, on emploie les mêmes substances ; mais on les laisse moins longtemps agir sur les cheveux. En effet, avant d'arriver au noir avec ces teintures, la barbe ou les cheveux passent du jaune roux au roux foncé, puis au noir. Telle est l'action des fameuses préparations *kromatogènes* promettant la *teinture en toutes nuances*, « ce qui, disait un coiffeur, signifie littéralement *noir terne, noir bronze, roux foncé, carotte* et *queue-de-vache* ; car, ajoutait-il, depuis trente ans que j'exerce et que j'use de toutes les teintures, je n'ai jamais pu obtenir que ces malheureuses nuances. »

Après la décoloration des cheveux que l'âge fait blanchir, ce qu'il y a de plus pénible, c'est leur chute. La chute des cheveux provient de plusieurs causes : pellicules ou sueurs de la tête, cheveux trop longs, coiffures lourdes et empêchant l'accès de l'air, diverses teignes, maladies longues, affaiblissement général de l'économie, etc. Une belle chevelure est presque toujours l'indice d'une bonne santé : aussi le moyen le plus sûr de prévenir l'altération des cheveux et leur chute plus ou moins complète, c'est de prévenir l'affaiblissement de la constitution par le bon entretien de la santé générale[1]. « Existe-t-il des préparations capables de prévenir la calvitie ou de faire repousser les cheveux ? Malgré les annonces de tant de charlatans, M. Cazenave nie formellement qu'il en existe une seule. Jamais, dit-il, il n'a vu d'individu chauve recouvrer les cheveux. Il recommande, lorsque les cheveux tendent à tomber, mais qu'ils ne le sont pas encore ou ne le sont que partiellement, d'avoir recours à des pommades qui ont pour base soit le sulfate de quinine, soit le tannin, auxquelles on ajoute de plus des baumes ou quelques huiles essentielles[2]. » Quelle que soit

1. Cazenave. *Traité des maladies du cuir chevelu.*
2. Becquerel, *Traité d'Hygiène.*

la pommade employée, il faut faire les frictions le soir seulement, et nettoyer le lendemain matin le cuir chevelu avec une lotion douce, émolliente, tiède, soit d'eau de savon, soit d'eau alcoolisée (étendue de rhum ou d'eau-de-vie), suivant le degré de susceptibilité de la peau et l'ancienneté de la maladie.

« Souvent les cosmétiques sont dangereux, et l'on a vu une chevelure, déjà menacée de calvitie, se dégarnir par l'effet de certains cosmétiques excitants. M. Cazenave cite l'*eau d'Alcibiade* comme pouvant amener ce résultat[1]. »

Il n'existe pas de recette unique et universelle, applicable à tous les cas, pour arrêter la chute des cheveux. On doit opposer à cet accident un traitement qu'un médecin peut seul instituer. Ce traitement consistera dès le début en moyens généraux variables suivant la cause, puis en moyens locaux, appliqués sur le siége même du mal. Parmi ces derniers, on a vanté la *rasure*. Elle est en effet très-efficace après les couches, après les fièvres graves, et dans les cas en général où la constitution a été franchement affaiblie. Mais trop souvent, dit M. Cazenave, on abuse de ce moyen en rapprochant beaucoup trop les rasures. Il y a des cas, ajoute-t-il, où l'on ne doit raser que légèrement et à des intervalles assez éloignés, tous les huit ou dix jours d'abord, et dans lesquels on doit se contenter de deux ou trois opérations semblables. Il y en a même où l'on doit s'en abstenir complétement : tels sont ceux, par exemple, dans lesquels le cuir chevelu a conservé une grande sensibilité, comme après la rougeole et surtout la scarlatine, principalement quand il y a des traces de desquamation, c'est-à-dire que la peau se pèle, s'en va en écailles. Dans ces cas, les cheveux repoussent naturellement plus tard, aidés par quelques moyens locaux.

1. Piesse et Réveil, *Cosmétiques et Parfums*.

Quand les cheveux sont tombés, faut-il les remplacer par une perruque? — Oui, disent certains hygiénistes, parce que le froid à la tête peut causer des névralgies, des douleurs d'oreilles ou d'yeux, des rhumes de cerveau, etc. — Non, répondent d'autres médecins, parce que les postiches (perruques ou toupets) hâtent d'une façon très-rapide la chute des cheveux qui restent, soit qu'on applique les postiches avec des ressorts qui, en comprimant les vaisseaux, nuisent à la circulation du sang et par suite à la nutrition du poil, soit qu'on les attache avec des substances collantes, qui arrachent les cheveux naturels. En tout cas, les perruques gênent la transpiration de la tête et irritent souvent le cuir chevelu. Elles doivent donc être aussi légères que possible, faites en tulle, posées sans ressorts ni matières collantes. Il faut que l'air puisse circuler au-dessous d'elles. On devra les ôter le plus souvent possible pour aérer la tête, les nettoyer fréquemment et les renouveler de temps en temps, parce qu'elles s'imprègnent des produits sécrétés par la peau (sueur, graisse) et peuvent ainsi devenir une cause d'irritation pour le cuir chevelu.

Les postiches, et surtout les faux cheveux pour dames (nattes, chignons, etc.), sont quelquefois infestés d'une vermine microscopique, nommée *grégarine*, qui des faux cheveux passe dans les vrais, et devient pour la tête un foyer d'irritation et de malpropreté très-difficile à guérir. Cette seule idée devrait arrêter la mode, si elle était capable d'obéir à une idée raisonnable.

Les perruques ont eu longtemps leur vogue, depuis Louis XIV jusqu'à la Révolution française. On connaît les immenses perruques à marteau retombant sur les épaules; Louis XIV les avait mises à la mode pour cacher une légère inégalité qu'il avait dans les épaules. Sous Louis XV, cette perruque fut remplacée par la perruque poudrée.

L'usage commençait à s'en passer sous Louis XVI. Cependant la perruque blanche était encore imposée à certaines corporations, aux médecins entre autres, pour leur donner sans doute l'air plus vénérable. Le docteur Corvisart, qui débutait alors dans la pratique médicale, refusa de porter perruque. Mme Necker, qui venait de fonder l'hôpital qui porte encore son nom, offrit à Corvisart une place de médecin dans son hôpital, s'il consentait à porter perruque. Corvisart s'en tint à ses cheveux, et n'eut pas la place. Depuis lui, les médecins ont renoncé à la perruque. Bientôt arriva la Révolution française, et la perruque disparut peu à peu avec les mœurs républicaines.

Pour terminer l'hygiène des cheveux et des poils, nous dirons un mot des épilatoires, qu'on emploie pour faire disparaître des poils gênants ou mal placés. Les épilatoires sont des pâtes irritantes qui désorganisent les poils et les réduisent en une bouillie claire qu'on enlève facilement avec une éponge mouillée. Mais ces pâtes ne détruisent pas la racine du poil et ne l'empêchent pas de repousser. Les anciens s'épilaient la face, les aisselles, les bras, les mains, les jambes. On s'épile encore aujourd'hui quand les cheveux sont plantés trop bas sur le front. Mais les épilatoires ne sont pas sans danger. Composés le plus souvent d'arsenic et de chaux vive, ils sont difficiles à manier et peuvent causer des désordres graves. Un procès célèbre a fait connaître, il y a quelques années, l'aventure d'une artiste dramatique qui, désirant faire disparaître des poils follets qu'elle avait aux bras, s'adressa à une certaine dame fort recommandée par les journaux. Il résulta de l'application de la pâte une inflammation avec pustules, dont la cicatrisation laissa des marques indélébiles. Une action judiciaire fut intentée à l'épileuse, qui fut condamnée à une amende et à six jours de prison. Ajoutons que, pour délayer la poudre, cette femme vendait six francs un petit flacon de soixante grammes qui ne contenait que de l'eau pure. Quand on veut à tout prix s'épiler, il faut le faire en arrachant les poils un à un avec une petite pince. C'est long, mais c'est le moyen le plus efficace et le plus inoffensif.

Hygiène et cosmétiques des ongles.

Les soins à donner aux ongles des mains se bornent à en rogner de temps en temps l'extrémité avec des ciseaux ou avec une petite lime. Il faut éviter de les couper trop courts et surtout de les ronger avec les dents, parce qu'alors les chairs deviennent saillantes et gênantes. On entretient leur propreté à l'aide d'une brosse mouillée avec de l'eau. L'eau de savon et les alcalis les ramollissent d'abord, puis finissent par les altérer et les rendre cassants. Plusieurs personnes les conservent durs et brillants en les frottant tous les matins dans la chair d'un citron. Les femmes de l'Orient colorent leurs ongles avec le henné, plante de la famille des salicariées. Dans d'autres contrées, on les teint en noir, en bleu ou en rouge.

Pour les ongles des pieds, on les coupe plus facilement quand ils ont trempé quelque temps dans l'eau, comme au sortir du bain. Ils doivent, surtout celui du gros orteil, être coupés carrément et non en rond comme ceux des doigts de la main, afin d'empêcher les côtés de pénétrer dans les chairs pendant la marche. En effet, quand les ongles sont coupés en rond, les côtés, en repoussant, s'élargissent, débordent et s'enfoncent dans la chair des orteils, ce qui constitue une maladie très-douloureuse (*onglade, ongle incarné, ongle entré dans les chairs*) et qui nécessite souvent une opération chirurgicale. On peut arrêter les progrès du mal en plaçant entre l'ongle et la chair un fragment de carte à jouer.

Hygiène et cosmétiques des dents.

Tout le monde connaît le prix des dents, et leur importance pour parler, pour manger. La pousse des dents est nommée *dentition*. Elle est toujours accompagnée de douleurs, même chez les grandes personnes qui percent leurs dents de sagesse. Chez les enfants, c'est une époque critique à traverser et souvent entourée d'accidents sérieux : diarrhée, convulsions, malaises de toutes sortes. Chez les enfants noués ou rachitiques, les dents apparaissent très-tard. Chez les enfants scrofuleux ou atteints d'humeurs froides, les dents se gâtent très-facilement.

Les boissons trop chaudes ou trop froides, surtout quand elles se succèdent brusquement dans la bouche, font éclater l'émail des dents [1] et causent de vives douleurs. Les substances acides (vinaigre, pruneaux, citron, fruits acides) irritent et agacent les dents; on peut souvent faire passer cet agacement en mâchant quelques feuilles d'oseille fraîche. A la longue, les acides détruisent l'émail et mettent à nu l'ivoire, qui, exposé à l'air, s'altère et se carie. La salive agit de même quand elle est acide : elle produit la carie. Le sucre gâte les dents, parce qu'il se transforme dans la bouche en acide oxalique qui attaque et détruit l'émail et détermine la carie. Les dents et les gencives sont plus ou moins malades chez les ouvriers qui travaillent le mercure ou le plomb. Le tartre qui se dépose sur les dents est un résidu de la salive; il se glisse souvent entre la racine des dents et la gencive, déchausse l'une et irrite l'autre. Il se dépose surtout sur les dents qui ne fonctionnent pas. L'usage du tabac à fumer rend

---

1. Les dents sont composées de deux substances, l'une intérieure, *l'ivoire*, assez tendre, qui se gâte au contact de l'air; l'autre extérieure, *l'émail*, couche dure et résistante qui protége l'ivoire

les dents jaunes. Les animaux qui mangent de la garance
ont les dents roses.

Nous ne parlerons pas du plombage des dents, de leur
redressement, ni des fausses dents en ivoire, en porcelaine, en gutta-percha, etc. Dans certains cas, il est utile
de se faire mettre des fausses dents, soit dans le fond de
la bouche, pour manger, soit sur le devant, pour parler.
Souvent, en effet, les maux d'estomac et les digestions
difficiles proviennent d'une mastication incomplète par
suite de l'absence des dents de derrière. D'un autre côté,
l'absence des dents de devant laisse échapper la parole
sous forme de sifflement et de jets de salive, qui sont de
véritables infirmités. Il faut seulement prendre garde
d'avaler ces fausses dents. Le docteur Tillaux cite le cas
d'une dame chez qui, pendant le sommeil, quatre fausses
dents reliées entre elles s'engagèrent dans le gosier et
faillirent l'étouffer; leur extraction nécessita une opération longue et laborieuse [1].

Les soins qu'exigent les dents peuvent se résumer de
la sorte : éviter les boissons chaudes et les boissons froides;
ne pas casser avec les dents d'objets durs (noyaux de cerises, de prunes, d'abricots); éviter les acides dans la
nourriture; nettoyer la bouche et les dents avec de l'eau
pure tous les matins, et même après chaque repas, pour
empêcher le séjour de débris alimentaires qui, en se décomposant, rendent l'haleine fétide et attaquent les dents;
enfin, user de dentifrices qui préservent les dents de la
carie.

Tous les dentifrices acides sont nuisibles. Un des meilleurs, et qui préserve le mieux de la carie, consiste dans
un mélange à parties égales de braise de boulanger ou
de charbon de bois et de poudre végétale astringente,

---

1. *Bulletin de Thérapeutique*, n° du 30 octobre 1869.

telle que celle de quinquina ou de racine de fraisier. On y ajoute souvent quelques gouttes d'essence de menthe, qui la rendent encore meilleure. Tous les matins, on mouille dans de l'eau ordinaire une brosse à dents, qu'on trempe ensuite légèrement dans cette poudre noire, et l'on s'en frotte toutes les dents, au dedans comme au dehors; puis on se rince les dents à l'eau pure. Cela vaut mieux que tous les élixirs du monde.

Nous n'avons pas à parler des douleurs de dents, de l'inflammation, des abcès, du saignement des gencives, etc. Ce sont autant de maladies pour lesquelles il faut réclamer les conseils d'un médecin instruit et consciencieux. Pour les enfants, il sera fort utile, quand on pourra le faire, de confier à un bon dentiste la surveillance de leur dentition, depuis leurs plus jeunes années jusqu'à l'âge de quinze à vingt ans. On ne sait pas assez quels services on peut rendre aux enfants de cette façon, et combien, entre les mains d'un bon dentiste et sous son outil intelligent, la plus mauvaise denture peut se transformer en denture magnifique, définitive, inébranlable pour le reste de la vie.

SECTION II. LES FONCTIONS CÉRÉBRALES.

L'exercice des fonctions cérébrales comprend deux groupes principaux : les *facultés morales* désignées sous le nom général de *passions*, et les *facultés intellectuelles* proprement dites.

Facultés morales.

Les facultés morales, quel que soit le nom qu'on leur donne (émotions, plaisirs, chagrins, vertu, vice, etc.), ont une influence extrême sur la santé tout entière : les passions gaies, le bonheur, favorisent la santé ; les passions tristes, les chagrins, la détruisent. Les passions agissent même en particulier sur les principaux organes du corps. Les grands chagrins engendrent les maladies du cœur, de l'estomac, du foie, et aussi les maladies nerveuses comprises sous le nom de folie ou d'aliénation mentale. Une grande frayeur ou une grande joie peut être immédiatement mortelle, soit par l'effet d'un violent ébranlement nerveux, soit par suite d'une syncope. La colère, l'effroi, peuvent amener des congestions ou des hémorrhagies cérébrales, suivies de paralysie. La tristesse ôte l'appétit. Une émotion très-vive, une frayeur subite, une colère violente, sont souvent suivies d'une jaunisse intense. Faut-il encore citer la rougeur et la pâleur subites, produites par les émotions vives, la *chair de poule* qui se manifeste dans la frayeur, la coloration brune du tour des yeux et des ailes du nez, et quelquefois même de tout le visage, chez les personnes que frappe une grande tristesse, chez les fous mélancoliques ? Enfin, une émotion violente sèche le gosier et tarit la sécrétion de la salive. L'observation de ce fait a même servi de point de départ à une singulière épreuve judiciaire. En Chine, lorsqu'on veut connaître un coupable dans une réunion d'individus, on leur fait à tous mâcher une poignée de farine : celui qui ne peut arriver à la mettre en pâte, faute de salive, est réputé le coupable.

Le docteur Heulhard d'Arcy signale, comme causes puissantes d'anémie ou d'appauvrissement du sang, la course après la fortune, l'aspiration à des positions plus élevées, les déceptions de l'ambition déçue ou des spéculations hasardeuses, les moyens auxquels on recourt pour s'étourdir, tels que la fréquentation des cafés, l'abus du tabac, la recherche des plaisirs faciles, leurs conséquences funestes. Il accuse au même titre chez la jeune fille l'amour de la toilette et du luxe, qu'on encourage souvent dans les pensions, même chez les jeunes filles pauvres qui devront y renoncer à leur sortie, les ambitions irréalisables que font naître les succès scolaires et les déceptions qui s'en suivent, les privations qu'imposera plus tard une coquetterie extravagante, etc. [1].

« Il n'est pas un vice qui ne puisse engendrer cent maladies. La paresse produit celles qu'entraînent l'inaction prolongée du corps et les désordres qui l'accompagnent toujours. L'envie, la haine, la colère, troublent la raison, minent l'âme et le corps, et ne sont pas moins funestes à ceux qui les éprouvent qu'à ceux qui en sont l'objet. On peut mourir d'un accès de colère. Enfin, l'intempérance et la débauche ont fait plus de victimes que les maladies les plus meurtrières [2]. »

Il serait facile de multiplier les exemples de l'influence du moral sur le physique, et de montrer qu'il est hygiénique d'être vertueux. Ainsi, par la prévoyance, l'homme prépare le repos de sa vieillesse. La prodigalité, en dissi-

1. Lettres à l'*Abeille médicale*, janvier 1870.
2. Le docteur Saucerotte, *Petite Hygiène des écoles.*

pant follement les ressources du présent, amène la misère,
le désordre, et, par suite, les privations, les maladies,
une mort prématurée. Ajoutons, pour ceux qui ont perdu
leur patrimoine dans de folles dépenses ou dans des spéculations hasardées, que souvent les chagrins, les déceptions, la misère, après avoir engendré chez eux mille maladies, les poussent à un sinistre dénoûment, le suicide.

Il ne faut pourtant pas pousser la prévoyance à l'excès ;
elle devient alors de l'avarice et influe profondément sur
la santé. « Vous voyez le plus souvent un avare avec un
corps grêle, une figure décharnée et une expression sou-
cieuse et maladive [1]. »

« En bonne hygiène, l'art de modérer les passions est
un des points les plus importants de la pratique médicale...
On agira sur l'encéphale (le cerveau) par les sens, en
ayant soin de soustraire les personnes prédisposées à tel
ou tel penchant aux impressions capables d'exciter les
organes qui prédominent. L'éducation morale a des résultats non moins heureux, et les préceptes et les exemples
entraînent au bien ceux qui ne sont pas poussés en sens
contraire par des appétits organiques trop énergiques [2]. »
On modifiera d'ailleurs l'organisme par des soins de régime, par le séjour dans un lieu bien choisi, par l'alimentation appropriée, par l'exercice du corps, la fatigue, les
distractions, les spectacles qui charment les yeux ou les
oreilles, ou qui distraient l'intelligence, etc.

Facultés intellectuelles.

Il y a à considérer dans les facultés intellectuelles
deux conditions principales : 1° leur usage et les inconvénients de leurs abus ; 2° leur repos, et notamment le

1. Le docteur Descieux, *Entretiens sur l'hygiène.*
2. Becquerel, *Traité d'Hygiène.*

sommeil. Au sommeil se rattachent les substances employées pour procurer un sommeil ou des rêves artificiels, et désignées par les hygiénistes sous le nom de *substances narcotiques*. Enfin, les règles hygiéniques du travail intellectuel et l'utilité de l'instruction pour l'hygiène trouveront place dans un dernier paragraphe relatif à l'instruction publique.

Si l'exercice modéré des facultés intellectuelles est utile, l'excès en est nuisible. « Tissot ramène aux chefs suivants les conditions anti-hygiéniques du travail d'esprit : 1° inaction ; 2° contention de l'esprit ; 3° veilles ; 4° air confiné ; 5° défaut de culture corporelle ; 6° travail pendant les repas et peu après ; 7° résistance aux sollicitations des besoins organiques ; 8° isolement volontaire[1]. » Un des grands inconvénients du travail de cabinet devant un bureau, c'est la courbure prolongée du corps, surtout si l'on est myope. Suivant Réveillé-Parise, c'est là une cause très-active de maladies et qui influe même sur la stature. Joseph Scaliger remarque que Lipse et Casaubon étaient tout courbés par l'étude. Aussi certaines gens adoptent d'autres positions, soit les tables élevées dites à la Tronchin, soit la position horizontale. « On voit des penseurs qui travaillent dans leur lit, position commode pour méditer et non pour écrire. Le célèbre Cujas étudiait tout de son long sur un tapis, le ventre contre terre, et entouré de monceaux de livres[2]. »

Chez les gens de lettres et les artistes, et même chez les médecins, les savants, les avocats, les ecclésiastiques, les bureaucrates, la prédominance des travaux de tête les rend nerveux, sensibles, irritables, mélancoliques, les prédispose à la folie et à diverses maladies nerveuses (épi-

---

1. Fonssagrives, *Entretiens sur l'Hygiène.*
2. Id., *ibid.*

lepsie, hypocondrie, névralgies), leur ôte l'appétit et bientôt les forces générales. Il faut combattre cet excès de travail par l'exercice musculaire (escrime, gymnastique, promenades), par une alimentation fortifiante sans être excitante, et par le fractionnement du travail de l'intelligence. Si l'on ne veut pas payer plus tard des imprudences toujours nuisibles, on doit prendre un repos suffisant, travailler plutôt le matin que le soir, ne travailler dans la nuit qu'exceptionnellement, et accorder au sommeil tout le temps nécessaire.

Le sommeil.

Le sommeil est aussi nécessaire au repos du corps qu'à celui de l'esprit. On doit dormir la nuit, et non le jour. Pourtant, dans les grandes chaleurs, on peut quelquefois dormir une heure ou deux dans la journée. Cette sieste est très-usitée dans les pays chauds. Elle est assez habituelle aussi dans les campagnes, et elle n'a rien de nuisible, à condition qu'on ne s'y livre pas soit en plein soleil, soit sur le gazon ou la terre nue pénétrée d'humidité : c'est ainsi qu'arrivent les coups de soleil, les coups de sang, les congestions cérébrales, et que se contractent les fièvres intermittentes et les douleurs rhumatismales. Il faut dormir dans un lieu sain et abrité.

La durée du sommeil est variable suivant les individus, suivant les âges, suivant la fatigue, etc. Il faut en moyenne huit heures de sommeil. Les enfants et les femmes ont besoin de dormir davantage; les vieillards ont besoin de moins dormir, d'autant plus qu'ils dorment souvent après le repas ; mais cette habitude, généralement très-mauvaise, a toujours été considérée comme amenant graduellement la congestion cérébrale et l'apoplexie, et l'on doit surtout l'interdire aux gens âgés, prédisposés aux maladies du cerveau. Lorsqu'on s'endort après le repas, la digestion est arrêtée, et les aliments restent dans l'estomac qu'ils surchargent, ou bien ils passent dans l'intestin grêle avant d'avoir subi la digestion stomacale complète, et une partie est encore à l'état de crudité [1].

Diverses substances peuvent provoquer le sommeil : tels sont l'opium et ses préparations [2], le vin et l'alcool, le haschisch, le camphre, l'eau de laurier-cerise. Souvent il suffit d'avoir la tête basse pour dormir plus profondément que d'habitude. Chez certaines personnes, un verre d'eau fraîche le soir, au moment du coucher, assure un sommeil parfait. Enfin, le moyen le plus sûr et le meilleur pour procurer le sommeil, c'est le séjour prolongé au grand air et l'exercice musculaire, surtout poussé jusqu'à la fatigue.

Le sommeil est au contraire diminué par l'action du café, du thé, par un régime végétal et peu abondant, par l'inaction, le séjour au lit, le bruit, les inquiétudes, la surexcitation nerveuse qui suit les travaux intellectuels prolongés.

Le sommeil excessif et prolongé, celui du matin surtout, fait engraisser ; il rend le corps et l'esprit lourds et ôte l'appétit. On doit le défendre aux gens obèses, lymphatiques, apathiques, endormis.

La diminution du sommeil rend maigre et donne de l'appétit. Mais le sommeil insuffisant, surtout poussé jusqu'à l'insomnie, laisse une grande fatigue musculaire, amène l'hébétude de tous les sens et de l'intelligence, surexcite le système nerveux jusqu'à provoquer le tremble-

1. Becquerel, *Traité d'Hygiène.*

2. L'opium est très-nuisible chez les enfants. A Londres, beaucoup d'ouvrières anglaises, en laissant leurs enfants à la maison, les endorment avec une liqueur contenant de l'opium ; ces enfants meurent en très-grande quantité.

ment des mains et réveiller des douleurs névralgiques et rhumatismales, donne des palpitations et produit diverses incommodités variant suivant chaque individu (rougeur des yeux, rhume de cerveau, diarrhée, mal de tête, chute des cheveux, etc.). L'insomnie prolongée par violence amène la mort; c'était un supplice en usage dans les temps de barbarie.

La privation souvent répétée d'une partie du sommeil amène, dans les ordres monastiques, la maigreur, la débilité de la constitution, la résistance moindre aux influences morbides, et enfin la mort prématurée[1]. Elle a des inconvénients analogues chez les veilleurs de nuit, les agents de police, les infirmiers d'hôpitaux, les marins, les employés de chemins de fer, les boulangers, etc.

Le sommeil repose les muscles et le système nerveux. Il est utile dans les névralgies, les rhumatismes, les palpitations nerveuses, les maladies du cœur, dans les convalescences, chez les gens chétifs, après les grands travaux. Becquerel[2] recommande d'éviter le réveil en sursaut, qui produit souvent des spasmes nerveux assez intenses.

Les rêves, longtemps considérés comme des actes surnaturels, comme des avertissements célestes, des annonces de l'avenir, ne doivent nullement effrayer. Le rêve n'est qu'un état d'activité partielle du cerveau, qui tient en général à une certaine surexcitation de l'esprit, mais qui ne doit recevoir aucun sens heureux ou funeste. Il faut donc reléguer parmi les chimères l'art d'interpréter les songes.

Le somnambulisme naturel consiste à accomplir pendant le sommeil les mêmes actes que pendant la veille et

---

1. Becquerel, *Traité d'Hygiène.*
2. *Traité d'Hygiène.*

sans en avoir conscience. On ne doit pas réveiller brusquement les somnambules qui se promènent sur les toits,
parce que le saisissement peut leur faire faire une chute
mortelle. Il faut les surveiller, mais ne pas les effrayer par
des cris. Le traitement de cet état maladif consiste dans
des moyens divers propres à calmer l'excitation du système nerveux, et pour lesquels les conseils d'un médecin
sont nécessaires.

Quant au somnambulisme provoqué, le charlatanisme
l'a exploité à son profit : mais il n'y faut ajouter aucune
espèce de croyance.

Les substances narcotiques.

Après le sommeil naturel, il convient de parler des
substances employées par différents peuples pour se procurer soit un sommeil ou des rêves artificiels, soit des
rêveries agréables ou des visions chimériques. Ces substances ont été désignées sous le nom de *narcotiques*. Les
principales et les seules dont nous parlerons sont : le
tabac, l'*opium*, le *hachisch* ou *haschich* et les *herbes aux
sorciers*.

Tabac. — En tête des substances narcotiques il faut
placer le tabac [1], fumé, prisé ou mâché.

Le tabac à fumer produit un faible engourdissement du
cerveau, dû à une légère combustion cérébrale qui, souvent répétée, amène chez les fumeurs des étourdissements,
de la rougeur permanente des joues, de la rougeur du
blanc de l'œil, et ces troubles de la vue désignés sous le
nom de *mouches volantes*. De plus, chez les hommes
livrés aux travaux intellectuels et artistiques, il fait tomber cette utile excitation nommée *fièvre du travail*, et la

1. Cette substance a pris son nom de l'île de Tabago, l'une des
petites Antilles anglaises, où le tabac fut découvert en 1560.

20.

remplace par un état de vague rêverie très-nuisible au point de vue de la netteté et de la largeur des pensées ou de l'exécution technique. Il est vrai que le tabac à fumer peut aider à la digestion, parce qu'il provoque la sécrétion du suc gastrique ; mais il le fait à un degré moindre que le thé et le café. Suivant MM. Littré et Robin [1], « le tabac n'est véritablement utile que pour les hommes livrés aux travaux manuels pénibles, en diminuant, par les effets précédents, les sensations de fatigue et d'ennui ; il le devient surtout lorsque ces travaux s'exécutent dans des atmosphères froides ou humides, miasmatiques, etc. (marins, mineurs, débardeurs, égoutiers, charpentiers, couvreurs, etc.) ; encore est-il que, si le thé, le café et l'eau-de-vie descendaient au prix du tabac, ils lui seraient de beaucoup préférables dans ces conditions. » Ces mêmes auteurs font encore au tabac les reproches suivants : c'est un besoin tout factice, dont la privation peut devenir une souffrance ; l'habitude de cracher est répugnante et nuisible pour la santé ; la fumée du tabac jaunit les dents et donne à l'haleine une odeur repoussante et que rien ne saurait masquer ; enfin, le frottement du tuyau de la pipe amène chez certains individus le cancer des lèvres ou celui de la langue. En outre, le tabac, fumé en excès, agit surtout sur le système nerveux, qu'il paralyse. Il affaiblit et détruit même le sens de la vue ; il paralyse l'ouïe, le goût et l'odorat ; il peut causer une très-pénible névralgie nommée l'angine de poitrine. Il affaiblit la mémoire et la force musculaire.

Les effets nuisibles du tabac sont surtout dus à la nicotine [2] qu'il contient. La nicotine est une sorte d'huile jau

1. *Dictionnaire de médecine.*
2. Ce nom vient de Jean Nicot, ambassadeur de François II en Portugal, qui introduisit en France le tabac, d'abord appelé de son nom *nicotiane.*

nâtre, très-âcre, qui est un poison violent et qui existe en forte proportion dans le *jus de pipe* (on peut tuer un chien avec quelques gouttes de ce liquide). Le tabac du Lot contient 7 à 8 pour 100 de nicotine; celui de la Havane, 2 pour 100 seulement. Pour absorber la nicotine, on introduit dans le tuyau de la pipe de la ouate imprégnée d'acide citrique ou tannique, ou bien on place au fond du fourneau de la pipe une petite boulette de papier le plus absorbant possible.

On a proposé diverses substances pour combattre les effets nuisibles de la nicotine. M. Armand croit avoir trouvé cet antidote dans le cresson de fontaine, qui détruirait la nicotine, sans enlever l'arome du tabac. Il propose l'emploi d'une liqueur dont la base serait le cresson de fontaine, avec laquelle il suffirait d'humecter le tabac à fumer. Le suc de cresson, pris à l'intérieur, combattrait sûrement les accidents produits par la nicotine[1]. Le docteur Rigaud, de Villemagne (Aude), propose l'emploi de la mélisse. « Depuis longtemps déjà, dit-il, j'ai pris l'habitude d'ajouter de la mélisse à mon tabac : 4 à 8 grammes pour 30. Non-seulement je m'en trouve très-bien, mais encore c'est à l'usage de ce mélange que j'attribue la cessation de la céphalalgie dont j'étais tourmenté depuis plusieurs années[2].

Le tabac à priser a été conseillé par quelques médecins contre certaines névralgies de la tête ou de la face, et il réussit quelquefois dans ce cas. On le prend aussi pour tenir l'esprit en éveil. Mais il a ordinairement peu d'avantages, et ses inconvénients sont encore plus repoussants que ceux du tabac à fumer.

Quant au tabac mâché, vulgairement nommé la *chique*,

1. *Comptes rendus de l'Académie des sciences.*
2. *Science pour tous.* — Nous avons dit, à l'article du café, qu'il combattait efficacement les effets narcotiques du tabac et ceux de l'opium.

son usage doit être proscrit en général, et réservé seulement aux marins, que l'emploi de ce moyen préserve parfois du scorbut dans les mers du Nord.

Opium, hachisch. — Ces substances sont surtout employées en Asie et en Chine. Cependant, même dans nos pays, quelques jeunes étourdis veulent se procurer ces fameux rêves orientaux que quelques récits fabuleux ont beaucoup exagérés. Ainsi, au commencement du règne de Louis-Philippe, il s'était fondé à Paris une société d'*opiophiles* pour fumer l'opium. Afin de décourager de pareilles entreprises, nous allons tracer à grands traits ce qui se passe en Orient chez les fumeurs d'opium. Dès les premières bouffées, il y a un peu d'excitation, une gaieté bavarde, un sentiment de bien-être indéfinissable, puis un sommeil fatigant, accompagné de rêves. Au réveil, on éprouve une fatigue musculaire considérable, avec la tête lourde et douloureuse. Peu à peu toutes les fonctions s'affaiblissent et se dégradent, et après cinq ans, dix ans, quinze ans, les fumeurs d'opium sont hébétés, incapables du moindre travail intellectuel; ils ont un affaiblissement général des forces, du tremblement dans tous les membres; ils ont perdu l'appétit, ils maigrissent chaque jour, et ils arrivent ainsi à la mort dans un état de dépérissement aussi complet que possible.

Quant au hachisch, c'est une sorte de confiture préparée avec du beurre, du sucre et du chanvre indien. Le hachisch se mange : on en prend gros comme une noisette pour produire l'ivresse. Le hachisch exagère surtout les dispositions d'esprit dans lesquelles on se trouve; souvent les rêves qu'il procure sont très-tristes, au lieu d'être toujours agréables, comme on le croit généralement. L'abus du hachisch finit par produire l'abrutissement, comme toutes les autres ivresses[1].

1. Suivant M. Polli, de Milan, le thé, le café, le chocolat, aug-

Herbes aux sorciers. — On désigne sous ce nom ou sous celui d'*herbes du diable* diverses plantes dont les principales sont : la belladone, la jusquiame, la mandragore, la stramoine. Ces herbes, prises sous forme d'infusion dans du vin ou de la bière, donnent d'étranges hallucinations qui sont surtout en rapport avec les préoccupations de l'esprit. C'est au milieu de cette ivresse que les sorcières se figuraient assister au sabbat, montées sur un manche à balai. C'était cette ivresse que les sorciers procuraient aux esprits faibles qu'ils voulaient subjuguer : c'est celle qu'ils procurent encore, puisque (de récents procès en font foi) la croyance aux sorciers est encore fort répandue même dans notre pays. Mais, quoique ces superstitions existent toujours dans certains coins de la France, il faut bien reconnaître que ces fantômes, nés de l'ignorance, s'évanouissent de tous côtés devant la lumière de l'instruction universelle.

Progrès de l'instruction publique.

C'est par cette pensée consolante que nous terminerons la revue de l'hygiène que nous avons essayé de présenter dans ce livre. Rien n'est plus beau, rien n'est plus grand, rien n'est plus propre à élever l'âme de l'homme et à faire battre son cœur d'un généreux orgueil, que le spectacle des progrès de l'esprit humain. Or ces progrès, il faut en convenir, n'ont jamais été plus rapides qu'à présent. On peut dire que l'intelligence humaine marche à pas de géant ; si l'on reproche parfois à notre époque son activité fiévreuse, on oublie trop que cette activité n'est pas stérile. Tous les jours on arrache à la nature quelqu'un de ses secrets, et

---

mentent l'action du haschich ; les acides végétaux la diminuent. Une limonade très-forte doit donc être administrée à ceux qui en éprouvent des effets trop intenses.

chaque découverte est une nouvelle conquête de l'intelligence sur la matière. Chaque effort se marque par un pas en avant; et les hommes d'avant-garde qui marchent à la tête de l'humanité entraînent dans leur élan, bon gré, mal gré, l'humanité tout entière. Il faut donc, sous peine de ne pouvoir suivre son siècle, s'instruire aujourd'hui par tous les moyens, de tous les côtés. Partout se dressent des chaires d'où la science se répand à profusion; partout se pressent des auditeurs avides de recueillir la vérité. L'instruction descend ainsi des esprits d'élite à la masse, et, par un juste retour, remonte souvent de l'élève au maître. Ce double courant ne porte pas seulement l'instruction, il porte aussi la fraternité; en apprenant aux hommes à se connaître, il leur apprend à s'aimer, et tous, en même temps qu'ils deviennent plus savants, se sentent devenir meilleurs.

Les progrès de l'instruction n'ont pas seulement une très-grande portée morale; ils intéressent au plus haut point l'hygiène. Qui ne sait, en effet, que toutes les améliorations introduites dans l'hygiène publique et privée sont dues aux progrès des sciences? Les progrès de l'hygiène sont donc intimement liés à ceux de l'instruction. Aussi nous dirons quelques mots des règles et des progrès de l'instruction chez les enfants, chez les jeunes gens et chez les adultes.

C'est dès le jeune âge qu'on doit commencer l'éducation des enfants. Nous ne saurions développer tous les détails du système d'éducation qu'il convient d'adopter; nous nous contenterons de quelques préceptes.

Dès que les enfants commencent à parler, on doit leur apprendre sur-le-champ la langue usuelle, et non pas une langue enfantine artificielle qu'ils seront obligés d'oublier, telle que bobo, dodo, dada, nanan, etc. On peut cependant excepter de cette proscription deux mots, les premiers que l'enfant prononce, les seuls dont il aime à conserver l'usage toute sa vie : papa, maman.

Il existe les plus grands rapports entre l'ouïe et la parole : c'est par l'oreille que pénètre la notion des mots et des bruits, et le langage n'est que la répétition de ce que l'on a entendu. C'est ce qui explique les accents de divers pays ; c'est ce qui explique aussi pourquoi les enfants qui naissent sourds restent muets. Pourtant on a trouvé le moyen de rendre la parole aux sourds-muets, en leur faisant imiter tous les mouvements des lèvres, de la langue, des joues, etc. Ce merveilleux résultat fut d'abord obtenu au siècle dernier par un Espagnol, le docteur Péreire, qui présenta à l'académie des sciences plusieurs sourds-muets à qui il avait rendu la parole. Son œuvre continuée a pris de grands développements, et aujourd'hui l'éducation des sourds-muets ne consiste plus seulement à leur apprendre le langage par signes : à force de patience et d'adresse, on leur rend la parole.

D'autres vices de la parole, beaucoup moins graves, ont cependant besoin d'être corrigés : tels sont le zézaiement, le grasseyement, et surtout le bégayement. Le traitement du bégayement consiste surtout dans les précautions suivantes : parler rhythmiquement, très-doucement, en scandant les mots en mesure; retirer la langue dans le fond du gosier et relever sa pointe vers la luette; écarter les lèvres transversalement, de manière à éloigner leurs coins comme si l'on voulait rire ; avant chaque phrase, commencer par respirer profondément pour faire une grande provision d'air. Telles sont les règles fondamentales posées par Colombat (de l'Isère) et appliquées aujourd'hui avec tant de succès, dans des cours publics, par M. Colombat fils et par M. Chervin aîné.

Chez les enfants, il est bon de cultiver la mémoire, si facile à cet âge et si complaisante. On en profitera pour meubler utilement leur jeune esprit. Mais il faudra se souvenir du respect qu'on doit à l'enfance et ne leur donner que de bons préceptes : des principes honnêtes, un jugement droit, la notion sévère du bien et du mal, de bons exemples, voilà ce qu'on doit aux enfants.

Un célèbre savant allemand, le docteur Virchow, a publié récemment un travail sur l'hygiène des écoles. Il attribue à l'influence de l'école les maladies suivantes : la myopie, les congestions à la tête, les douleurs de tête, les saignements de nez, et, par suite de l'attitude penchée du corps, le goître, les déviations de la colonne vertébrale, la gêne de la respiration, les maladies des viscères de la poitrine et du bas-ventre, etc. Quoique ces observations s'appliquent aux écoles de la Prusse, il est bon d'en tenir compte dans les autres pays.

Quant à la durée du travail, on s'est inquiété de l'abréger. Pour l'instruction primaire, la moyenne du travail par jour est de trois à cinq heures dans le canton de Zurich ; elle est de six heures en France. C'est trop long, comme l'a reconnu une circulaire du ministre de l'instruction publique, en date du 25 septembre 1866. « L'immobilité de corps et la fatigue d'esprit imposées ainsi, pendant trois heures consécutives, à des enfants de sept à treize ans soulèvent, dit la circulaire, des plaintes légitimes. Les vœux de l'opinion publique ont été devancés à cet égard pour les jeunes gens de treize à dix-huit ans qui reçoivent l'enseignement secondaire spécial, puisque les nouveaux programmes pour cet enseignement prescrivent que, après deux heures d'étude, il doit y avoir des repos de dix minutes ou d'un quart-d'heure employés à des exercices gymnastiques, sans préjudice des récréations plus longues qni suivent les repas. Dans quelques écoles primaires, malgré ce silence du règlement, l'usage s'est aussi introduit d'interrompre par une récréation ces longues classes du matin et du soir. Un repos de dix minutes ou d'un quart d'heure est indispensable aux enfants, pour qui le mouvement est une nécessité, et dont il n'est pas possible, malgré la diversité des exercices scolaires, de maintenir l'attention éveillée pendant trois heures. »

Dans les lycées, les internes ont douze heures d'étude ou de classe par jour ordinaire, et cinq heures le jeudi et le dimanche, ce qui fait en moyenne dix heures par jour. L'autorité supérieure s'est émue des plaintes formulées de tous côtés à ce sujet; mais elle n'a pas osé rompre brutalement avec les habitudes anciennes. « Obtenir des élèves la même somme de travail et d'efforts en leur donnant plus d'heures pour leurs jeux et leurs récréations, telle est la difficile question à résoudre. En pareille matière, la prudence commande de ne procéder qu'avec lenteur et en s'appuyant sur les données de l'expérience[1]. »

A la campagne, dès que l'enfant peut rendre quelques services comme travailleur, il prend part, souvent au delà de ses forces, aux travaux de la culture. S'il va à l'école, il y arrive épuisé de fatigue, plus disposé au sommeil qu'à l'attention. Les parents doivent donc, pour laisser leurs enfants profiter de l'instruction primaire, ne pas leur demander trop de travail manuel de sept à douze ans, pendant qu'ils fréquentent l'école. A la ville, le même inconvénient n'existe pas : l'enfant n'entre en apprentissage que quand il cesse d'aller à l'école[2].

Le docteur Poggioli a employé un singulier moyen pour obtenir le développement physique et moral chez de jeunes enfants, et il en a fait part à l'académie de méde-

1. *Exposé de la Situation de l'Empire*, janvier 1869. Un essai fait au lycée de Versailles n'ayant pas donné les bons résultats qu'on en attendait, la question est encore à l'étude.

2. Ysabeau, *Hygiène et Médecine*.

cine de Paris. Il a soumis à la docte assemblée des faits qui, sous le rapport hygiénique, scientifique et même social, lui semblent dignes d'intérêt. Cinq enfants de quatre à seize ans, grâce à l'électricité, se sont développés physiquement et intellectuellement d'une manière remarquable. « Notre raison ne peut tout expliquer, dit-il, mais l'électricité agissant directement sur le système nerveux, et celui-ci portant son action sur toute l'économie, on peut jusqu'à un certain point se rendre compte physiologiquement des résultats que j'ai soumis au contrôle sérieux de l'académie de médecine. »

Après l'instruction des enfants, il nous reste à parler de celle des adultes. Les cours d'adultes ont été institués pour apprendre aux illettrés à lire et à écrire, et pour perfectionner l'éducation des autres. Il est important pour les travailleurs d'acquérir, surtout dans les sciences, des notions qui ne s'enseignent pas à l'école primaire, et qui sont fort utiles dans les principales carrières industrielles. Le succès croissant de ces cours a été exposé d'une façon éloquente dans un discours prononcé par M. Duruy, le 19 mai 1867, à la distribution des prix de l'Association polytechnique. Voici quelques extraits de ce discours :

« Le succès des cours d'adultes parut, l'an dernier, si extraordinaire, que, dans l'esprit de tout le monde, cet élan magnifique devait être suivi d'une lassitude générale qui ferait perdre bien vite la plus grande partie du terrain gagné. Maîtres et élèves, au contraire, ont redoublé de dévouement comme de courage, et leur nombre s'est accru d'un tiers.

« C'est 40,000 instituteurs, ou 10,000 de plus que l'an dernier, qui ont ouvert librement 32,383 écoles du soir ; c'est 830,000 adultes, au lieu de 595,000, qui y sont accourus. Parmi eux, plus du tiers étaient complétement illettrés, ou n'avaient que ces connaissances imparfaites qui ne permettent pas de tirer profit ou même de faire usage du peu que l'on sait. Or, 23,000 seulement sont sortis de ces cours, malgré leur bonne volonté, tels qu'ils y étaient entrés. Tous les autres, c'est-à-dire plus de 800,000, se sont élevés d'un ou de plusieurs degrés dans l'échelle du savoir. Calculez, d'après cela, de combien s'est accrue en quelques mois la puissance de production de la France, puisque désormais les progrès de l'industrie seront proportionnels aux progrès de l'instruction générale.

« Personne ne dira plus que ces cours sont une affaire de mode et que cette mode passera. Il faut bien reconnaître dans cette persévérance, qui, d'année en année se marque davantage, une de ces résolutions arrêtées et fortes qu'un peuple n'abandonne pas.

« Près de 13,000 instituteurs ont encore donné gratuitement leur cœur et leur esprit à cette œuvre; 9,000 ont même dépensé pour elle 235,000 francs prélevés sur leur pauvre traitement; mais 10,000 conseils municipaux ont tenu à honneur, cette année, d'aider les autres; et, au total, on a, en dehors de toute subvention de l'État, réuni une somme de près de 2 millions.

« Vous conterai-je, maintenant, quelques-uns de ces traits qui vous ont émus l'an dernier? Je prends au hasard de mes souvenirs : Ici, une fillette de dix ans amène sa mère à l'école du soir et lui apprend elle-même à lire. La fille, en ce moment, n'avait pas moins de respect pour sa mère; mais celle-ci, à coup sûr, avait plus d'amour pour son enfant. Là, un ouvrier malade et retenu au lit fait néanmoins les devoirs de la semaine et les envoie au maître. Un autre paye un remplaçant à l'atelier durant l'heure de la classe, afin de ne pas manquer la leçon.

« Dans une région du Midi où les passions sont ardentes comme le soleil qui en brûle les campagnes, où les haines sont invétérées, les violences habituelles, un inspecteur écrit : « Plusieurs curés m'ont fait connaître que bien des inimitiés avaient cessé à l'occasion des cours d'adultes. L'habitude de se trouver assis côte à côte, la nécessité de se rencontrer et de parcourir ensemble le même sentier par tous les temps et durant les nuits d'hiver, la moralité que l'instituteur sait faire sortir des morceaux choisis de lecture, de dictée ou d'histoire, tout cela contribue au rapprochement des âmes et à l'abdication des rancunes. Ces résultats sont si bien connus qu'un jeune prêtre attaché à une cure de canton, mais chargé de desservir le dimanche une paroisse éloignée, ayant appris que la maladie empêcherait l'instituteur de tenir l'école du soir dans ce village divisé par de vieilles querelles, voulut l'ouvrir lui-même. Il lui fallait traverser de nuit par de mauvais sentiers une montagne et des bois. Le retour avait lieu de onze heures à minuit. Pendant quatre mois, il fit ce double trajet. Je voulais, disait-il, instruire et réconcilier. J'ai atteint mon but.

« Vous voyez, messieurs, que je n'ai pas tort de rappeler souvent le lien étroit qui rattache l'instruction publique à la moralité du pays, comme je vous montrais tout à l'heure celui qui l'unit à sa prospérité matérielle. »

Nous n'ajouterons rien à ces paroles : l'élan populaire parle plus éloquemment que toutes les phrases en faveur de l'instruction. Mais nous tenions, en terminant ce chapitre, à rendre hommage au ministre à qui la France doit ces immenses progrès, et qui, en quittant le pouvoir, a emporté les sympathies de tous ceux qui s'intéressent à l'instruction populaire.

QUATRIÈME PARTIE.

MALADIES ET ACCIDENTS.

Il n'existe pas de santé parfaite, et personne ne peut prétendre à se porter absolument bien. Presque tous les individus éprouvent dans les fonctions de quelque organe un dérangement qui n'est pas cependant une maladie, qui n'est même pas une infirmité [1].

On nomme *imminence morbide* l'état dans lequel se trouve l'organisme affaibli, fatigué de longue date, quand on est, suivant l'expression vulgaire, sous le coup d'une maladie. Cet état passager devient en quelque sorte permanent chez les individus qui ont hérité de leurs parents la prédisposition à une maladie. Dans les maladies accidentelles, c'est à la médecine qu'il faut avoir recours ; mais dans les maladies héréditaires, déclarées ou non, l'hygiène reprend le premier pas. C'est surtout dans ces maladies, qui dominent et menacent la vie entière, qui impriment leur cachet à toutes les maladies accidentelles, que l'hygiène est utile et puissante, soit pour empêcher leur explosion, soit même pour hâter leur guérison, une fois qu'elles sont déclarées. Nous ne parlerons pas ici des maladies accidentelles, qui déjà même pour le médecin sont souvent difficiles à reconnaître exactement et à soigner d'une façon précise. Mais nous allons passer ra-

---

1. On désigne généralement sous le nom d'*infirmités* des altérations persistantes dans la santé, survenues le plus souvent par la perte ou la conformation vicieuse d'un organe : tel est le cas des aveugles, des manchots, des boiteux, etc.

pidement en revue les principales maladies qui ont le plus souvent un caractère héréditaire, en indiquant les moyens de prévenir et d'empêcher leurs manifestations. Nous parlerons aussi de la vaccine, ce merveilleux préservatif de la petite vérole. Puis, nous dirons quelques mots sur le choix d'un médecin et sur l'hygiène des malades et des convalescents. Enfin, nous indiquerons les premiers soins à prendre en cas d'accidents, en attendant l'arrivée du médecin.

SECTION I. MALADIES HÉRÉDITAIRES.

Les principales maladies héréditaires, souvent désignées dans le langage médical sous le nom de *diathèses*, sont la *phthisie pulmonaire*, la *scrofule*, le *rachitisme*, la *goutte* et la *gravelle*, le *rhumatisme*, le *cancer*, les *dartres*. De ce que l'on nomme ces maladies *héréditaires*, il ne faut pas croire qu'elles ne puissent avoir d'autre origine que l'hérédité, ni qu'on y soit fatalement voué parce qu'on est né de parents atteints de ces maladies. Cela veut dire seulement qu'on est plus exposé à ces maladies, lorsqu'elles ont existé chez les parents ou même chez les grands parents; car l'hérédité morbide saute très-souvent par-dessus une génération. Au surplus, l'enfant n'hérite ordinairement pas des maladies qui ne se sont déclarées chez ses parents qu'après sa naissance.

Phthisie pulmonaire.

La *phthisie pulmonaire*, ou *maladie de poitrine* par excellence, est la plus fréquente et la plus meurtrière de toutes ces maladies : sur cinq cents personnes qui meurent à Paris, cent au moins meurent poitrinaires.

Voici les principaux signes de la phthisie pulmonaire.

Les phthisiques ont la poitrine étroite, l'apparence chétive ; ils s'enrhument facilement, surtout l'hiver. Enfin, quand la maladie se déclare (et c'est le plus souvent à la suite d'un rhume négligé), la toux devient fréquente, insupportable ; les malades crachent le sang, d'abord en petite quantité, puis ils finissent par vomir à pleine cuvette un sang rouge, mousseux, écumant ; les yeux se creusent, les pommettes des joues deviennent rouges et saillantes ; la fièvre se déclare en permanence, et elle redouble surtout vers le soir ; l'appétit se perd, l'amaigrissement fait des progrès rapides ; la nuit, il y a des sueurs considérables ; il survient une diarrhée que rien ne peut arrêter et qui se prolonge pendant des semaines et des mois ; la toux continue, une toux creuse, caverneuse, suivie de crachats abondants, purulents ; les poumons se détruisent de plus en plus, et la mort survient après une très-longue agonie, quand le corps est réduit à l'état de squelette.

La phthisie est surtout fréquente de quinze à trente ans. Elle se déclare plus souvent chez les individus qui subissent l'action directe d'une poussière irritante sur les poumons : tels sont les mineurs de houille, les charbonniers, les mouleurs en cuivre, les aiguiseurs, les polisseurs, les émailleurs, les casseurs de pierres, les carriers, etc. L'irritation du poumon par l'afflux du sang, due le plus souvent à l'excès d'activité de cet organe, peut aussi produire la phthisie : c'est le cas des orateurs (avocats, professeurs), des chanteurs, des musiciens de l'armée. Pourtant, si la fatigue du poumon est nuisible, l'exercice modéré du poumon (par la lecture à haute voix, la parole, le chant) est utile pour fortifier la poitrine chez les individus prédisposés, à condition qu'on évite la fatigue.

Une autre cause du développement de la phthisie, et

celle-là est la plus puissante de toutes, c'est l'état de faiblesse que M. Bouchardat appelle l'appauvrissement général de l'économie, provenant soit d'une alimentation insuffisante, soit d'un froid excessif, soit de grandes pertes de forces que fait l'organisme. La phthisie est trois fois et demie plus commune chez les pauvres des grandes villes. Les méridionaux, les nègres qui vont dans les pays froids, meurent poitrinaires s'ils n'augmentent pas dans leur régime la ration de matières grasses et d'alcool. Les religieux du Saint-Gothard, à qui il est interdit de manger de la viande, deviennent phthisiques au bout de quelques années. Les singes, chez nous, deviennent poitrinaires si on ne les nourrit pas de noisettes et d'autres matières grasses[1]. Il en est de même du perroquet, si on ne lui donne pas des graines huileuses, comme le chènevis.

L'allaitement exagéré, par les pertes qu'il impose à l'organisme, peut amener la phthisie, soit chez les femmes, soit chez les vaches. Pour faire produire le plus de lait possible aux vaches laitières, on les immobilise dans l'écurie ; on leur donne une alimentation très-riche, du pain d'huile et du sel marin, qui les fait boire. Or, la grande quantité de boisson produit une grande quantité de lait, comme aussi elle produit une grande quantité de graisse. Ces vaches donnent alors par jour de 20 à 30 litres de lait, au lieu de 7 à 8. Mais, au bout de dix-huit mois environ, la vache maigrit et tousse ; son poil perd de son luisant ; alors on la livre au boucher.

La phthisie se déclare fréquemment à la suite d'un accroissement trop rapide, à l'époque de la puberté, surtout chez les jeunes filles. La phthisie est la terminaison naturelle du diabète (sucre dans les urines). Elle survient quelquefois soit à la suite des grandes opérations chirur-

1. M. Bouchardat.

gicales, soit dans la convalescence des maladies longues et graves, comme la rougeole, la fièvre typhoïde.

Le travail excessif, la privation du sommeil, la tristesse, les chagrins surtout quand ils font perdre l'appétit et ne permettent pas qu'on répare ses forces, l'inertie musculaire, sont encore des causes de phthisie. Une des plus fréquentes, c'est le froid, ou plutôt le refroidissement; la phthisie naît le plus souvent au printemps, et finit le plus souvent à l'automne, avec la chute des feuilles. Enfin, la cause principale de la phthisie, dans la moitié des cas, c'est l'hérédité. Les individus dont les parents sont morts phthisiques ont donc de grandes chances de devenir phthisiques.

Pour conjurer autant que possible ces mauvaises chances, ils doivent :

1° Habiter la campagne plutôt que les grandes villes, et choisir un climat doux, une vallée à l'abri du vent. Pour les gens riches, les pays les plus favorables sont Nice, Menton, Hyères, Cannes, Madère, l'Algérie, le Caire, etc. Prendre bien garde aux refroidissements ; rentrer au logis avant le coucher du soleil ; au moindre rhume, le soigner immédiatement.

2° Faire usage d'une alimentation abondante, et surtout riche en corps gras, tels que le beurre, le lard, la friture, les graisses de toute sorte, de veau, de porc, de bœuf, de volaille, etc., ou même la crème du lait, que les médecins anglais et M. Fonssagrives emploient pour remplacer l'huile de foie de morue [1].

3° Favoriser l'emploi de ces graisses pour la chaleur

---

1. L'huile de foie de morue, très-employée autrefois, a perdu de son crédit. Plusieurs médecins très-éminents, et notamment Trousseau, dans son *Traité de thérapeutique*, pensent qu'elle agit surtout comme corps gras, et la remplacent avec succès par les graisses animales ou même par les huiles végétales.

21.

animale et leur combustion dans l'intérieur du corps par un exercice musculaire soutenu.

Quand une fois la maladie est déclarée, c'est au médecin qu'il faut s'adresser pour la soigner.

Scrofule.

La *scrofule*, désignée aussi sous le nom d'écrouelles, d'humeurs froides, se manifeste le plus souvent par des glandes qui s'engorgent sous la mâchoire, à droite et à gauche du cou ; ces glandes grossissent lentement, et ce n'est qu'au bout de plusieurs semaines, et le plus ordinairement de plusieurs mois, qu'elles arrivent à percer. Il s'établit alors en ce point une suppuration aussi longue à se tarir qu'à se former. Au bout de plusieurs semaines ou de plusieurs mois, la plaie se ferme, mais en laissant une cicatrice difforme, en zigzag, avec des crêtes saillantes comme les crêtes de coq ou enfoncées profondément dans la peau sous forme d'entonnoirs.

Autrefois les rois de France, raconte la légende, avaient le privilége de guérir les écrouelles par la seule imposition des mains. C'est grand dommage que ce secret soit perdu ; car la scrofule est une des maladies les plus rebelles à tout traitement possible, et l'on voit des enfants riches qui, malgré leur fortune et tous les soins possibles, ne guérissent pas plus vite que les enfants pauvres.

La scrofule est généralement une maladie de l'enfance, plus commune de sept à quinze ans ; mais, de même que la phthisie pulmonaire, elle peut se déclarer à tout âge. Comme la phthisie, la scrofule est le plus souvent héréditaire.

C'est surtout dans les appartements obscurs que cette

maladie prend naissance [1]. « Les causes principales des scrofules, après l'hérédité, sont : l'air froid et humide, le défaut d'insolation, l'absence d'une bonne alimentation. Eh bien ! un air chaud, du soleil, une bonne nourriture, de l'exercice, voilà les meilleurs moyens pour seconder l'influence des médicaments antiscrofuleux [2]. »

Le docteur Négrier (d'Angers) a beaucoup vanté, pour prévenir et pour guérir la scrofule, la tisane de feuilles de noyer, faite en versant 1000 grammes d'eau bouillante sur 10 à 20 grammes de feuilles de noyer sèches. Il faut de la persévérance dans l'emploi de ce remède, qu'on doit continuer pendant six mois, un an, et même davantage.

Il est un autre médicament très-employé contre la scrofule, et à juste titre, c'est l'iode. L'iode est contenu en grande quantité dans l'eau de la mer, dans les végétaux et les animaux marins, tels que les fucus, les varechs, les éponges, les huîtres, etc. On le trouve aussi dans quelques végétaux et animaux terrestres, comme le cresson, l'escargot. Les scrofuleux doivent donc employer dans leur alimentation l'huître, l'escargot, les poissons de mer, le cresson, le raifort, le cochléaria, le radis, le chou, et même la moutarde, l'ail, l'oignon.

Pour le traitement de la scrofule déclarée et de ses divers accidents, il faut avoir recours au médecin.

Rachitisme.

Le *rachitisme* porte son action sur les os, qu'il rend plus mous et plus faciles à se déformer soit par l'action du tiraillement des muscles qui prennent sur eux leur attache, soit par le poids du corps qu'ils ont à soutenir et qui les fait plier, comme cela arrive pour la colonne ver-

1. Bouchut, *Hygiène de la première enfance.*
2. Bouchardat, *Formulaire magistral.*

tébrale (nommée aussi rachis, d'où le nom du rachitisme). C'est surtout la déformation de la colonne vertébrale ou de l'épine dorsale qui frappe les yeux, et les bossus sont le type ordinaire des rachitiques.

Le rachitisme est quelquefois héréditaire ; mais souvent ce n'est que la transformation d'une autre maladie : c'est la phthisie ou la scrofule qui se porte sur les os. Les parents poitrinaires ont souvent des enfants rachitiques. Une cause très-fréquente de rachitisme, c'est la mauvaise nourriture chez l'enfant nouveau né. L'enfant, dans la première année de sa vie, doit être allaité par sa mère ou par une bonne nourrice, dont la vie doit être très-calme et très-régulière. Il ne faut pas sevrer les enfants trop tôt, ni leur donner trop tôt d'autres aliments que le lait. C'est la mauvaise direction de l'allaitement qui presque toujours engendre le rachitisme. Le rachitisme surviendra surtout si les parents sont scrofuleux ou poitrinaires, et si l'enfant habite une chambre obscure, mal aérée, une pièce humide, une maison neuve. Chez ces enfants, la dentition est retardée. Au lieu d'avoir les premières dents de six mois à un an, souvent les enfants n'ont pas encore une seule dent à douze mois et même à quinze mois. Ces enfants grandissent mal, ils ont la croissance difficile, ils ont de la peine à se tenir sur leurs jambes, ils marchent tard, seulement à deux ans, deux ans et demi. Enfin leurs jambes se courbent en arc ou se tordent en tire-bouchons, leur dos se voûte, leur épine dorsale se déforme, se contourne ; leur poitrine subit les mêmes déformations, et fait saillie en forme de bourriche d'huitres ou d'estomac de dindon. Tous ces accidents apparaissent toujours de bonne heure, à dix-huit mois, deux ans, deux ans et demi, et souvent ils augmentent jusqu'à quinze ans. A ce moment, les os se consolident dans leur position et leurs formes vicieuses, et le rachitisme s'arrête.

Souvent les enfants rachitiques succombent aux progrès de la maladie avant d'avoir atteint quinze ans.

Il est fort difficile de guérir le rachitisme une fois déclaré ; il est plus facile de le prévenir. On a beaucoup recommandé, contre cette maladie qui attaque les os, la râpure ou limaille d'os frais, ou bien la poudre d'os calcinés, désignée en pharmacie sous le nom de phosphate de chaux. Piorry[1] conseille le phosphate de chaux chez les femmes enceintes, depuis le troisième mois de la grossesse jusqu'à la fin. Quand l'enfant est né, on doit lui donner une bonne nourrice, de caractère calme et de vie régulière. L'enfant doit habiter un logement bien aéré, clair, souvent visité par le soleil, bien sec, dans une maison bâtie depuis plusieurs années. Si l'enfant est débile de naissance, et surtout que sa croissance soit difficile et sa dentition retardée, il faut lui donner soit la limaille d'os frais, soit la poudre d'os calcinés, c'est-à-dire brûlés au feu jusqu'à ce qu'ils ne laissent plus qu'une trame blanche de même forme que l'os primitif. On donne cette poudre d'os frais ou calcinés à la dose de 5 à 10 grammes par jour (une à deux cuillerées à café), soit à la nourrice (dont le lait contiendra le médicament), soit aux enfants, sous forme de poudre ou de semoule, dans du bouillon, dans du lait, dans du riz au lait, de la crème, des marmelades, etc.

Quand la maladie commencera à se déclarer, c'est au médecin qu'il faudra recourir.

Goutte et Gravelle.

La *goutte* est une maladie qui attaque surtout les jointures, le gros orteil, le cou-de-pied, les doigts de la main. Ces jointures deviennent rouges, gonflées, extrêmement

1. *La Médecine du bon sens.*

douloureuses. Cette irritation provient de ce qu'il se dépose dans les articulations une espèce de substance pierreuse nommée acide urique.

La *gravelle* est ordinairement liée à la goutte. Dans la gravelle, l'acide urique s'en va par les urines en grande quantité, et comme l'urine en contient plus qu'elle n'en peut dissoudre, le surplus se dépose dans la vessie sous forme de sable ou de graviers, et forme un noyau qui devient le point de départ d'une agglomération d'autres graviers, comme une boule de neige roulée dans la neige. Ces sables ou graviers, lorsqu'ils descendent dans la vessie, ont à traverser des canaux très-étroits que leur passage irrite : de là ces douleurs souvent horribles qui se font sentir dans les reins, et qu'on désigne sous le nom de coliques néphrétiques. Quand les graviers s'agglomèrent dans la vessie, ils forment d'abord de petites masses nommées calculs ; si ces masses deviennent plus grosses, elles reçoivent le nom de pierres, et on ne peut en débarrasser le malade que par des opérations toujours fort graves [1]. Ces pierres ont souvent le volume d'un œuf, d'une orange, et même davantage.

En parlant de la combustion respiratoire ou organique [2], nous avons dit que, lorsqu'elle était incomplète, il restait dans le corps des résidus analogues dans leur genre aux charbons de nos foyers. L'acide urique est un résidu de combustion organique incomplète : il provient de ce que

1. Depuis la découverte de la lithotritie, qui permet de broyer dans l'intérieur de la vessie, sans opération sanglante, les pierres d'un petit volume, c'est une maladie moins grave qu'autrefois. Cependant, pour les pierres volumineuses, on est encore obligé de recourir à l'opération de la taille.

2. Il se passe dans tout le corps une véritable combustion sans flamme, ainsi que l'a démontré le chimiste français Lavoisier. C'est cette combustion qui entretient la chaleur du corps ou *chaleur animale.*

l'individu fait trop bonne chère et ne prend pas assez d'exercice. Les goutteux doivent donc manger avec modération, prendre peu de viande, préférer les légumes et les fruits, excepté l'oseille, les haricots verts, les tomates et même les asperges; boire peu de vin pur, prendre surtout du vin blanc et l'étendre de beaucoup d'eau, et de préférence de l'eau de Vichy; s'abstenir de liqueurs, et surtout faire beaucoup d'exercice[1]. Il est une boisson dont les effets ont été fort contestés dans la goutte : c'est le café. Voici l'opinion d'un hygiéniste éminent, le docteur Bouchardat :

« On a prétendu que le café avait la propriété de prévenir le retour des accès de goutte, par la raison que dans les contrées où son usage est très-répandu, comme la Turquie, la goutte est presque inconnue. Mais on ne doit pas oublier que dans ces contrées on ne boit que très-peu de vin ou de bière ; ce fait suffira pour expliquer une pareille immunité. On pourrait dire la même chose du thé, puisque les Chinois, dit-on, sont exempts de la goutte.

« Pour mon compte, voici la règle que je suis. Si le café et le thé ont, chez le goutteux qui me consulte, une influence diurétique bien constatée ; si leur usage n'est pas suivi de crises, je n'hésite pas à conseiller l'emploi de ces infusions, en recommandant de vider régulièrement la vessie après leur usage. Quand le café ou le thé augmente, comme cela arrive chez plusieurs individus goutteux ou prédisposés à la goutte, la quantité d'acide urique dans les urines, j'ordonne d'en surveiller attentivement les effets. »

Le café vert, comme agent préventif du retour des accès de goutte, paraît avoir réussi dans certains cas. Bouchardat dit à ce propos :

« J'ai vu employer par quelques goutteux et avec avan-

---

1. Bouchardat appelle l'exercice le « remède souverain de la goutte. »

tage la *macération de café non torréfié*. Voici comment on procède. Le soir, on met dans un grand verre d'eau une cuillerée à bouche pleine, mais non comble, d'un mélange à parties égales de café Zanzibar et Martinique non torréfié. Le lendemain on décante (on transvase) et l'on boit au réveil le liquide surnageant le café. On continue ainsi pendant plusieurs semaines [1]. »

Ajoutons que les médecins de Vichy permettent, dit-on, le café aux goutteux.

Enfin, Bouchardat recommande encore, comme une précaution très-importante, de vider régulièrement et complétement la vessie.

Les enfants de goutteux, quoique très-sobres, sont exposés à la goutte et à la gravelle, par le seul fait de l'hérédité. Ils doivent donc adopter également une vie sobre et active.

Il est un genre de gravelle (gravelle oxalique) qui se rencontre fréquemment chez les enfants de la campagne et chez les paysans, et qui provient de l'abus de l'oseille, surtout crue, des tomates, des fruits acides (pommes, poires), des vrilles de raisin, etc. Le régime exclusivement végétal, l'excès de sucre, de vin mousseux, de bière gazeuse, engendrent également cette gravelle [2]. Signaler les causes du mal, c'est indiquer le remède.

Rhumatisme.

Le *rhumatisme* est une maladie qui attaque les jointures, comme la goutte, mais par l'effet de causes toutes différentes. La cause ordinaire du rhumatisme, c'est le froid humide qui frappe la peau d'une façon continue, comme par exemple dans les logements humides, dans

1. *Annuaire de thérapeutique* pour 1870.
2. Bouchardat.

les maisons neuves où, suivant l'expression vulgaire, on *sèche les plâtres*, à la suite d'un refroidissement brusque quand le corps est en sueur, ou bien quand on garde sur la peau des vêtements mouillés, etc. Le rhumatisme frappe souvent plusieurs articulations à la fois, et il cause de très-violentes douleurs. Mais il a surtout un inconvénient fort grave : il se porte très-souvent sur le cœur en même temps que sur les jointures, et souvent il devient ainsi le point de départ de maladies du cœur toujours graves et souvent impossibles à guérir. A ce titre, le rhumatisme est une maladie redoutable et qu'on doit éviter soigneusement. Les rhumatisants et leurs enfants doivent donc mettre une grande attention à se préserver de l'humidité et des refroidissements; en pareil cas, il leur sera souvent utile de porter de la flanelle sur la peau. Ils doivent aussi éviter toutes les causes d'affaiblissement de l'organisme, comme la mauvaise nourriture, les grandes fatigues, les excès de toute sorte, qui rendent le corps beaucoup plus sensible aux causes de maladies en général, et spécialement à l'apparition du rhumatisme.

Nous répéterons encore que la maladie déclarée réclame les soins du médecin.

Cancer.

On nomme *cancer* ou *squirrhe* une maladie qui se présente le plus ordinairement sous la forme d'une tumeur. Cette tumeur peut siéger dans tous les points du corps, soit sous la peau, soit dans les organes intérieurs. La tumeur augmente peu à peu et s'accompagne de douleurs horribles. Lorsqu'on ne s'oppose pas à ses progrès par un traitement convenable ou qu'on ne peut arrêter sa marche envahissante, la tumeur, arrivée à son entier développement, s'ouvre ou s'ulcère et présente une surface saignante, imprégnée de pus et d'une humeur infecte : elle constitue alors l'ulcère cancéreux. Cet ulcère fait de rapides progrès, étend ses ravages en tous sens, et semble ronger la peau et dévorer les tissus environnants. Pendant ce temps, les douleurs sont toujours très-violentes et durent d'une façon continuelle ; la santé s'altère profondément ; l'appétit se perd, les forces diminuent ; le sang, empoisonné par ce foyer d'infection, le charrie dans tout le corps, et la peau présente, à la face surtout, une teinte jaune-paille produite par la cachexie[1] cancéreuse. Enfin la mort survient au milieu d'un délabrement complet, toujours accompagnée des plus vives douleurs, et le malade meurt en pleine possession de son intelligence. Cette horrible et implacable maladie n'épargne pas plus les médecins que les autres hommes ; parmi les plus célèbres, il faut citer l'illustre Broussais, mort d'un cancer de l'intestin, et notre cher et grand Trousseau, mort d'un cancer de l'estomac, après une agonie dont il avait prédit et la durée et toutes les tortures.

Le cancer, à l'opposé de la phthisie, de la scrofule, du rhumatisme, n'est pas une maladie de la jeunesse. Son époque la plus fréquente est ce qu'on a appelé l'âge de la virilité décroissante, ou l'âge du retour, du déclin. La principale cause du cancer, c'est l'hérédité. Les autres causes sont l'inaction, la paresse des fonctions organiques, les grands chagrins. Pour le cancer de l'estomac, on l'a souvent attribué soit à l'abus des boissons chaudes, soit surtout aux excès alcooliques. Ce sont ordinairement les accidents locaux qui déterminent le siége du cancer : ainsi il apparaît sur les points où l'on a fait une chute, où l'on a reçu un coup ; chez les fumeurs, il se montre à la lèvre, à la langue ; chez les ivrognes, il se développe à

____

1. La cachexie est un dépérissement considérable.

l'estomac. Chez l'homme, même sobre, c'est l'estomac qui est le siége le plus ordinaire du cancer.

Les individus dont les parents sont morts à la suite d'une tumeur cancéreuse ou d'un ulcère doivent prévenir chez eux-mêmes l'apparition de cette maladie. Il faut surtout qu'ils la redoutent, s'ils ont la peau pâle, froide, sèche, s'ils sont sensibles au refroidissement, s'ils se réchauffent difficilement, en un mot, s'ils ont peu d'activité organique. Nous avons parlé de la production des tumeurs cancéreuses par l'accumulation des débris épidermiques. Il faut débarrasser le corps de ces produits épidermiques par des purgatifs souvent répétés, qui procurent une ou deux selles régulières par jour, et par tous les moyens qui réveillent énergiquement les fonctions de la peau : tels sont l'exercice musculaire soutenu, la gymnastique, l'hydrothérapie, surtout avec de l'eau de mer, les frictions journalières, rudes, prolongées, faites avec des brosses de flanelle, puis des gants de crin. L'opération qui consiste à enlever la tumeur n'a de chances de réussite, et l'on ne peut espérer d'éviter les récidives, qu'à la condition d'avoir préalablement modifié de la sorte la vitalité de l'organisme. Bouchardat conseille aussi une alimentation fortifiante, composée surtout de graisses ; mais il conseille d'user modérément de la viande et de préférer le régime végétal. Le cancer est inconnu chez les trappistes, qui ne vivent que de végétaux. Enfin, un autre conseil plus facile à donner qu'à suivre, c'est d'éviter les affections morales tristes, les chagrins de toute sorte, et de rechercher les distractions.

Une fois la maladie déclarée, ce n'est pas trop de toutes les lumières de la médecine, sinon pour guérir, ce qui est rare, au moins pour adoucir cette terrible maladie.

Dartres.

On connaît assez les *dartres* pour qu'il soit inutile de les décrire. Elles offrent des formes très-nombreuses : les plus ordinaires sont, chez les enfants, les gourmes ou croûtes de lait.

De toutes les maladies héréditaires, les dartres sont les moins dangereuses pour la santé générale ; mais elles se transmettent presque inévitablement par héritage et sont très-rebelles à guérir. Elles étaient attribuées par les anciens médecins à l'âcreté du sang, et on employait pour les guérir des médicaments appelés dépuratifs. Les médecins modernes ont rejeté ces noms, qui cependant donnent une idée très-juste de la maladie et de son traitement, soit préventif, soit curatif.

Le choix de l'alimentation a une importance capitale. Pour éviter les dartres et pour les guérir, il faut proscrire tout ce qui, en s'éliminant par la peau, peut l'irriter. Telles sont les substances suivantes :

1° L'alcool et les substances alcooliques, le vin pur, le café ;

2° Les corps gras et les féculents ; on doit doncint erdire les graisses, le beurre, les huiles et les fruits qui contiennent des matières grasses, comme les amandes, les olives, les noix, les noisettes, le cacao, le chocolat, la faîne (fruit du hêtre), et tous les légumes farineux, pommes de terre [1], lentilles, etc. ;

3° Tous les aliments contenant des essences ou des principes volatils irritants : la moutarde, le poivre, l'ail, l'oignon, l'échalotte, le fromage fermenté, le poisson de mer, les écrevisses, les salaisons (jambon, saucisson, hareng

---

1. Dans les premiers temps de l'usage des pommes de terre, on leur attribua la production de maladies lépreuses.

saur, sardines), la charcuterie, les acides (vinaigre, citron), l'eau de Seltz, etc.

Voilà bien des proscriptions ; mais il reste la viande de boucherie, les légumes verts, les fruits pulpeux ou charnus et l'eau rougie.

Si l'on ne s'astreint pas à ce régime, les traitements les plus énergiques ne pourront pas guérir les dartres, parce qu'il persistera une cause incessante de leur reproduction. Pour prévenir leur retour et hâter leur guérison, il faut soigneusement entretenir les fonctions du ventre (à l'aide de purgatifs fréquents s'il le faut) et les fonctions de la peau, par les bains, les frictions, l'exercice au grand air, surtout la promenade faite de grand matin, recommandée par les anciens médecins dans toutes les maladies chroniques, c'est-à-dire qui se prolongent indéfiniment.

Le traitement des dartres réclame impérieusement l'intervention du médecin. Même avec les soins les plus éclairés, avec un traitement approprié, avec un régime sévère, il faut au moins plusieurs semaines, ordinairement plusieurs mois, et quelquefois plusieurs années, pour guérir des dartres anciennes. Comme toutes les maladies héréditaires, celle-là est très-rebelle, très-difficile à guérir et très-prompte à reparaître. Il faut donc une étude incessante et une volonté très-arrêtée pour arriver à s'en débarrasser.

Maladies diverses.

On a encore admis l'hérédité pour certaines maladies que nous allons rapidement énumérer, en mettant en regard les précautions à prendre en pareil cas :

1° La *pléthore* ou excès de sang. — Vivre sobrement; prendre beaucoup d'exercice.

2° L'*obésité* ou *embonpoint*. — Manger modérément, pas de graisses, ni de sucre, ni de substances féculentes ; boire très-peu ; dormir peu, faire beaucoup d'exercice ; de temps à autre, faire fondre la graisse par des sueurs abondantes, dans l'intervalle desquelles on prendra quelques purgations.

3° L'*hypertrophie du cœur*. — Éviter les grands efforts, les émotions vives, la grande chaleur.

4° Les *catarrhes*.—Peu de boissons ; faire fonctionner la peau énergiquement par l'exercice, la gymnastique, l'hydrothérapie, les frictions rudes.

5° L'*asthme* et l'*emphysème pulmonaire*, ou respiration courte. — Éviter les grands efforts, et surtout la marche en montant.

6° L'*apoplexie*. — Vie sobre, régime végétal, pas de boissons alcooliques ; prendre du café ; faire le soir un repas léger et attendre ensuite trois ou quatre heures pour se coucher ; purgations fréquentes ; éviter la grande chaleur, les travaux de l'esprit.

7° L'*aliénation mentale* (dérangement d'esprit), l'*idiotie*, les *attaques de nerfs* (épilepsie, hystérie), la *surdité* et autres maladies nerveuses. — Habiter la campagne ; travailler beaucoup du corps et très-peu de l'esprit ; éviter les passions, les chagrins.

8° L'*anémie* et la *chlorose*, ou pauvreté du sang, pâles couleurs. —Vivre à la campagne ; exercice au grand air ; bonne nourriture ; éviter les chagrins.

9° Le *tempérament bilieux*, caractérisé par la peau brune, les cheveux noirs, le blanc des yeux souvent teinté de jaune, un appétit énergique, l'habitude de la constipation. —Dans le régime alimentaire, éviter l'alcool, le café, les matières grasses, les farineux ; user en abondance des légumes verts, des salades et des fruits charnus : obtenir de la sorte, et par d'autres moyens s'il le faut, la régularité des selles; exercice musculaire.

10° Les *hernies*, souvent désignées sous le nom d'*efforts*, *descentes*, *blessures*. — Éviter les grands efforts, qu'ils soient produits par un travail manuel exagéré, ou par les accès de toux, ou par la difficulté d'aller à la selle. Sitôt que la hernie paraît, porter un bandage.

L'hérédité des maladies ou de la prédisposition aux maladies saute souvent par-dessus une génération et n'apparaît que chez les petits-enfants. La mère transmet plus sûrement que le père la prédisposition morbide à ses enfants. Cette transmission est d'autant plus sûre que les parents sont plus avancés en âge. Enfin l'état de santé des parents, au moment de la conception, influe beaucoup sur la transmission morbide, qui est au contraire grandement conjurée s'ils ont combattu chez eux-mêmes la maladie par un traitement, un régime et des soins convenables.

Le mariage entre gens faibles ou malades donne naissance à des enfants encore plus faibles ou plus malades, surtout si les époux sont proches parents, comme cousins germains. C'est dans ces conditions que les mariages entre consanguins sont souvent mauvais. Mais ils ne le sont pas d'une façon absolue, et la race est très-belle dans certains villages isolés où l'on se marie toujours entre parents.

Quant aux maladies accidentelles, nous avons déjà parlé, dans le courant de ce livre, de diverses causes qui peuvent leur donner naissance, par exemple de l'influence du froid sur la production du rhumatisme, du scorbut, de l'albuminurie, des catarrhes; de l'influence de l'inaction dans la production du diabète (urines sucrées); de l'influence de certaines eaux dans la production du goitre, etc.

Parmi les maladies contagieuses, les plus fréquentes, surtout chez les enfants, sont la *gale*, la *teigne*, les *poux*, la *rougeole*, la *scarlatine*, la *petite vérole*. Il faut, dans toutes ces circonstances, isoler les enfants autant que possible. Ajoutons, contre la petite vérole, l'indispensable précaution de la vaccine, ce merveilleux préservatif, exigé partout aujourd'hui, et à juste titre.

Vaccine.

L'histoire de la vaccine est trop importante pour que nous ne disions pas quelques mots de cette précieuse découverte, due au médecin anglais Jenner, et de la maladie qu'elle peut conjurer, c'est-à-dire la petite vérole.

La *petite vérole* ou *variole* est une maladie relativement récente. Elle était inconnue du temps d'Hippocrate. Les premières traces qu'on en trouve en France datent de la fin du sixième siècle de l'ère chrétienne, vers 570. On attribue son origine aux Sarrasins. Elle fut transportée par eux dans tous les pays qu'ils conquirent, l'Espagne, la Sicile, Naples, la Gaule narbonnaise, etc. Au retour des croisades, elle se répandit avec une nouvelle force en Europe, et envahit pour la première fois la Pologne, l'Allemagne, l'Angleterre. Elle pénétra en Amérique avec la conquête européenne ; les Espagnols la portèrent en 1517 à Saint-Domingue, et, quelques années plus tard, sur le continent américain, où la première victime fut le frère de Montézuma. Nous ne suivrons pas la marche de cette maladie dans les autres parties du monde. Nous dirons seulement que partout où elle exista, elle causa d'épouvantables épidémies dont les victimes se comptaient par milliers. Elle est encore aussi meurtrière dans les pays où n'existe pas la vaccine ; ainsi, il y a vingt-cinq à trente ans, une épidémie de petite vérole ravagea les tribus indiennes du Canada et fit près de 20,000 victimes.

La petite vérole est une maladie qu'on n'a généralement

qu'une fois : une première atteinte préserve d'une seconde. Il y a cependant quelques exceptions à cette règle : une des plus célèbres, c'est celle de Louis XV, qui mourut de la petite vérole à l'âge de soixante-quatre ans, après en avoir été atteint une première fois à l'âge de quatorze ans. Toujours est-il que l'immunité relative due à une première atteinte de la maladie avait donné l'idée de développer artificiellement sur les individus, au moyen de l'inoculation, une petite vérole qui était toujours assez bénigne. Cette pratique était employée de temps immémorial en Chine et en Perse. Elle fut rapportée de Constantinople en Angleterre par lady Montaigu, en 1673. L'inoculation rencontra beaucoup de partisans en Angleterre, mais elle ne pénétra guère en France qu'un siècle plus tard, en 1764 : encore fallut-il, pour la faire admettre, un arrêt de la faculté de médecine de Paris, qui se prononça en sa faveur à la majorité de 52 voix contre 26.

Les choses en étaient là, et l'inoculation commençait à être généralement adoptée, lorsqu'on vint annoncer la découverte d'un préservatif de la petite vérole bien plus inoffensif encore que l'inoculation. Déjà, dans plusieurs contrées, dans l'Inde, en Perse, en Angleterre, en France, on avait fait une remarque singulière. Les bergers employés à traire les vaches ou les brebis contractaient souvent une maladie siégeant sur les pis ou les trayons, et consistant en boutons remplis de liquide ; cette maladie a reçu en France le nom vulgaire de picote ; son nom anglais est *cow-pox*. On avait observé que les bergers atteints de cette éruption n'avaient jamais la petite vérole. Jenner, médecin anglais, connaissait cette propriété préservatrice de la picote ; il l'avait constatée bien souvent chez des pâtres, devenus ainsi réfractaires à l'inoculation de la petite vérole. Dès 1776, il avait porté ses études spécialement sur ce sujet, et c'est bien à lui que l'on doit

22.

le bienfait de la vaccination, quoiqu'on ait prétendu que l'idée d'inoculer à l'homme la picote des vaches lui ait été suggérée en 1784 par M. Rabaut-Pommier, ministre protestant à Montpellier, par l'intermédiaire du docteur Pew. En réalité, Jenner eut le mérite de réunir des observations isolées, d'en chercher le sens, de prendre l'initiative et de poser les règles de cette pratique nouvelle, un des plus grands bienfaits qu'ait reçus l'humanité. C'est en 1798 que Jenner publia son premier ouvrage sur ce sujet.

Nous n'entrerons pas dans de plus longs détails à ce propos; nous dirons seulement qu'on nomme *vaccine* la maladie elle-même, *vaccination* l'inoculation de cette maladie, et *vaccin* (ou *virus vaccin, fluide vaccin*), le liquide contenu dans le bouton qui vient à la suite de la piqûre produite par l'inoculation. C'est ce même liquide que l'on inocule pour reproduire la maladie; on le prend sur un enfant récemment vacciné ou sur une vache.

Nous ne suivrons pas les progrès de la vaccine; elle se répandit bientôt dans le monde entier, quand on vit que, dans les nouvelles épidémies de petite vérole, les individus vaccinés étaient toujours préservés. Cependant, au bout d'un certain nombre d'années, et surtout à partir de 1820 à 1822, on vit des épidémies de petite vérole frapper des populations qui avaient été vaccinées. Il est vrai que dans ce cas la maladie est beaucoup plus bénigne; elle est même un peu modifiée dans son essence, et elle a reçu en médecine le nom de *varioloïde*. Dès lors, des doutes s'élevèrent sur les vertus de la vaccine. Il fallut reconnaître que, au moins à cette époque, sa vertu préservatrice n'avait pas une durée illimitée. A la suite de nombreuses discussions soulevées à ce sujet, la nécessité des revaccinations est aujourd'hui généralement admise. L'époque de ces revaccinations est assez contestée : le vaccin peut préserver pendant dix, quinze, vingt, vingt-cinq ans, suivant les uns; pendant deux ou trois ans seulement, suivant les autres. Trousseau [1] conseille de revacciner autant que possible tous les cinq ans, surtout en temps d'épidémie. De nombreuses observations ont démontré que les revaccinations, pratiquées en pleine épidémie, en ont arrêté d'emblée les ravages et en ont éteint le développement, sans jamais amener chez les individus l'apparition de la petite vérole.

Il nous reste quelques mots à dire sur les inconvénients qu'on a reprochés à la vaccine. On a prétendu qu'on pouvait inoculer de la sorte les maladies de l'individu chez qui on prend le vaccin, et transmettre ainsi les humeurs froides, la phthisie pulmonaire, les dartres, etc. Les médecins sont encore fort divisés à ce sujet, et il serait imprudent d'être complétement affirmatif pour ou contre cette opinion. Pour éviter ces accidents, on vaccine assez fréquemment aujourd'hui avec du vaccin pris sur de jeunes génisses. Un autre reproche qui n'est pas fondé, c'est que la vaccine ait fait dégénérer l'espèce humaine. La vérité est que, avant la vaccine, les épidémies de petite vérole, qui frappaient surtout les enfants, emportaient tous les enfants chétifs, malingres, maladifs; il ne restait que les plus robustes, et la race était en quelque sorte épurée. Aujourd'hui, l'on voit beaucoup d'échantillons souffreteux de l'espèce humaine, parce qu'ils ont, grâce à la vaccine, échappé aux épidémies de variole si meurtrières qui les auraient enlevés jadis.

1. *Clinique de l'Hôtel-Dieu de Paris.*

Du choix d'un médecin.

Lorsque, malgré toutes les précautions que nous avons indiquées, la maladie s'est déclarée, il faut avoir recours à la médecine ; mais on ne devra pas s'adresser à tous ces guérisseurs qui usurpent impudemment le droit de soigner le public, à son grand détriment. On ne devra s'adresser ni aux somnambules, ni aux magnétiseurs, ni aux spirites, ni même aux pharmaciens, et pas davantage aux herboristes. On ne devra pas non plus se droguer soi-même, soit à l'aide des livres de médecine prétendue populaire, soit en s'inspirant des commérages du voisin, soit en puisant ses remèdes à la quatrième page des journaux. On devra s'adresser à un médecin. Le choix d'un médecin ne doit pas être fait à la légère ; il faut le connaître, soit pour l'avoir vu à l'œuvre, soit pour avoir reçu sur son mérite des garanties sérieuses. Entre plusieurs médecins, on devra choisir le plus prudent. L'exercice de la médecine est en effet réglé par deux grands préceptes qu'on doit à Hippocrate : 1° ne pas nuire ; 2° faire du bien. On oublie trop souvent le premier précepte, et on a quelquefois de la peine à exécuter le second. Le choix d'un médecin est fort important ; car, une fois ce choix arrêté, on doit se livrer corps et âme à son médecin, et lui obéir aveuglément.

Hygiène des malades et des convalescents.

Les malades doivent, autant que possible, coucher seuls dans leur chambre ; leur lit ne doit pas être enfoncé sous un escalier ou dans une alcôve étroite. On renouvellera l'air de leur chambre plusieurs fois par jour en ouvrant les portes et les fenêtres. Il faut faire arroser et balayer le plancher ou le pavé, et n'y laisser séjourner ni excréments, ni linge sale. La température de la pièce doit être douce et invariable. Tous les jours, autant que le malade en a la force, il doit se lever, ne fût-ce que pendant une demi-heure; le séjour hors du lit récrée et distrait le moral, dissipe les pesanteurs de tête, favorise l'écoulement des urines. Tous les trois jours au moins, on renouvellera le linge qui s'applique sur la peau du malade. Dans la convalescence, le vin et les bouillons sont souvent bien préférables aux drogues. Il faudra manger peu et souvent, et mâcher bien exactement la nourriture. Les promenades à pied au grand air achèveront la guérison[1].

Dans les maladies aiguës, c'est-à-dire avec fièvre, on tient ordinairement le malade à une diète plus ou moins sévère. Un malade doit boire tiède, souvent et peu à la fois : un demi-verre par demi-heure environ. Dans toutes les maladies aiguës, comme pour la dyssenterie ou flux de sang, les fruits crus, mais bien mûrs, en été, et cuits, en hiver, rafraîchissent, désaltèrent, entretiennent la liberté du ventre et trompent un appétit imaginaire[2].

En Allemagne, il existe une habitude fort bonne : la garde-malade tient un registre où sont inscrites des questions en face desquelles elle doit placer les réponses. De cette façon, le médecin sait à la visite suivante, sans fatiguer le malade par un interrogatoire, quelle a été la marche de la maladie pendant son absence, à quelle heure ont eu lieu les accès de fièvre, combien de temps ils ont duré, s'il y a eu du sommeil, s'il est survenu de l'agitation, de la soif, des accidents nerveux, de la transpiration, des évacuations, etc.

L'insomnie est très-fréquente à la suite des maladies

1. Munaret, *Le Médecin des villes et des campagnes.*
2. Id., *ibid.*

aiguës. Le meilleur moyen de la combattre sans danger est l'eau de laitue, qu'on prépare de la façon suivante. On coupe un cœur de laitue par tranches minces transversales, c'est-à-dire en travers, comme on couperait des feuilles d'oseille pour en préparer un potage. On verse par-dessus une tasse d'eau bouillante. L'infusion n'est passée que quand elle est tout à fait refroidie. Une tasse de cette infusion, prise le soir, froide, légèrement sucrée, provoque le sommeil sans avoir les inconvénients de l'opium ou du pavot[1].

Enfin, dans la convalescence, « il faut empêcher qu'aucune émotion vive ne vienne frapper le moral du malade. On lui interdira toute préoccupation fâcheuse, toute fatigue intellectuelle, tout travail au-dessus de ses forces[2]. »

SECTION II. ACCIDENTS.

Certains accidents réclament quelquefois, sous peine de mort, un traitement immédiat et pour lequel on ne peut attendre l'arrivée du médecin. Tels sont les asphyxies, les empoisonnements, la piqûre de certains animaux venimeux, les hémorrhagies ou pertes de sang, etc. Nous avons déjà parlé des asphyxies et de leur traitement[3]; nous allons parler des autres accidents les plus graves.

Empoisonnements.

Les poisons peuvent se diviser en deux grandes classes, suivant leur mode d'action. Les uns, comme l'acide sulfurique ou le sublimé corrosif, ont surtout une action locale très-irritante : ils désorganisent les tissus, brûlent et

1. Ysabeau, *Hygiène et médecine.*
2. Becquerel, *Hygiène.*
3. Voir page 17 et suivantes.

trouent le gosier, l'estomac, les entrailles, et tuent par l'étendue des ravages qu'ils font dans le ventre. D'autres poisons, comme l'alcool ou l'opium, ont surtout une action générale ou éloignée. Ils n'irritent pas les tissus qu'ils touchent ; ils traversent l'estomac et l'intestin sans causer aucun désordre, et ils passent dans le sang comme le ferait le produit de la digestion. Mais une fois dans le sang ils sont portés au cerveau, et là ils agissent soit sur le cerveau lui-même, soit plus spécialement sur les nerfs qui entretiennent les battements du cœur ou sur ceux qui entretiennent les mouvements du poumon. Si les battements du cœur s'arrêtent, la mort arrive par syncope ; si les mouvements du poumon s'arrêtent, la mort arrive par asphyxie.

Quant aux empoisonnements par des vapeurs ou des gaz, ils font partie des asphyxies toxiques et ont été traités avec les asphyxies.

Les poisons du premier groupe sont appelés *poisons caustiques, corrosifs* ou *irritants*. Ce sont surtout des poisons minéraux. Nous citerons parmi les principaux : 1° les acides concentrés, comme l'acide sulfurique (ou huile de vitriol, acide de Nordhausen, de Saxe), et les substances qui en contiennent, telles que le bleu de Saxe, bleu de liqueur, bleu de composition ; l'acide azotique (acide nitrique, eau-forte) ; l'acide chlorhydrique (esprit-de-sel), l'acide oxalique (eau-de-cuivre), l'acide acétique, etc. ; 2° les alcalis caustiques, tels que la potasse caustique ou pierre à cautère, la soude, la chaux, la baryte, l'ammoniaque ; 3° plusieurs sels acides ou composés métalliques, comme le bichlorure ou deutochlorure de mercure (sublimé corrosif), l'iode, le chlore, l'eau de Javelle, le nitrate d'argent ou pierre infernale, le sulfate de cuivre (vitriol bleu, pierre divine), le chlorure d'or, etc. La plupart de ces substances laissent sur les lèvres des brûlures de diverses couleurs, ayant la forme du vase dans lequel on a bu le poison. Les brûlures de l'acide sulfurique et de l'acide acétique sont noires ; celles du bleu de Saxe sont bleues ; celles du nitrate d'argent sont noires sur la peau et blanches sur les muqueuses ; celles de l'acide azotique et de l'iode sont jaunes ; celles de l'acide oxalique et de l'acide chlorhydrique sont grisâtres ; celles du chlorure d'or sont de couleur pourpre. On doit, en général, se garder de manier toutes ces substances, lorsqu'on n'en a pas l'habitude ; car on s'expose tout au moins à se faire des brûlures plus ou moins graves[1].

Les poisons du second groupe sont appelés *poisons narcotiques, altérants, poisons généraux, indirects*, ou *par absorption*. Ce sont surtout des poisons végétaux. Les principaux sont : le pavot, qui fournit l'opium, le laudanum et la morphine ; la belladone et son principe actif, l'atropine ; la mandragore, la jusquiame, la stramoine ou pomme épineuse ; la digitale et la digitaline ; l'aconit et l'aconitine ; la ciguë et la cicutine ou conicine ; la noix vomique et la strychnine ; l'acide prussique ou cyanhydrique, le plus terrible des poisons ; le cyanure de potassium, l'alcool[2], le kirsch surtout (qui contient de l'acide prussique), etc. Certains poisons, qui tuent par l'empoisonnement général du sang ou du système nerveux, peuvent, en outre, avoir une action locale plus ou moins irri-

---

1. Ces brûlures sont fréquentes même chez les chimistes de profession. Les jeunes chimistes trouveront de très-utiles renseignements sur les accidents dans les laboratoires de chimie et sur les précautions à prendre, dans une thèse soutenue pour le doctorat en médecine à la faculté de Paris, le 26 juillet 1866, par M. Thelmier, ancien préparateur de chimie, et victime lui-même d'une explosion de fulminate d'argent qui lui enleva presque tous les doigts de la main droite.

2. L'alcool, pris à haute dose, est un poison, et l'ivresse est un véritable empoisonnement. Souvent un individu meurt à la suite d'un pari stupide, pour avoir bu d'un seul coup un litre et même seulement un demi-litre de liqueurs fortes.

tante sur le tube digestif ; on leur a donné le nom de *narcotico-âcres* : tels sont le tabac et la nicotine, le colchique d'automne ou vachette, la scille ou oignon marin, l'euphorbe, la clématite ou herbe aux gueux, le cytise ou faux ébénier [1], les champignons vénéneux, l'arsenic, le phosphore, etc.

On nomme *contre-poisons directs* ceux qui neutralisent l'action caustique du poison : telle est l'action du blanc d'œuf contre le sublimé corrosif introduit dans l'estomac. On nomme *contre-poisons indirects* ceux qui combattent les effets du poison absorbé et passé dans le sang : tel est l'effet du café pour combattre le narcotisme, c'est-à-dire la somnolence produite par le pavot ou l'opium.

On soupçonnera qu'un individu est empoisonné quand il sera pris brusquement d'accidents graves, après un repas ou après avoir pris une boisson, un médicament, et que ces accidents auront une marche rapidement fâcheuse. Souvent on peut connaître tout de suite l'empoisonnement, lorsqu'au lieu d'être criminel il est accidentel, comme lorsqu'un individu, pressé par la soif, avale par mégarde un verre d'eau de Javelle, d'eau-forte ou d'eau de cuivre.

Le salut d'un empoisonné dépend de la promptitude des secours qu'on lui porte. Il est donc nécessaire que

1. Le *Bulletin de la Société médicale de Reims*, 1868, n° 4, contient sur ce sujet un mémoire du docteur Valentin, de Vitry-le-François. Il n'y a pas de doute : les graines du faux ébénier sont très-dangereuses. Sept vaches qui en mangèrent à Loisy-sur-Marne moururent toutes à la suite d'accidents semblables à ceux produits par les poisons narcotico-âcres ; en 1844, les jeunes filles commensales de l'hospice de Sainte-Menehould, en promenade dans un bois près de la ville, grignotèrent des graines de cytise et furent toutes plus ou moins malades ; le 14 novembre 1837, à Annecy, un jeune homme de vingt-cinq ans mourait pour avoir pris, à une demi-heure de distance l'une de l'autre, deux cuillerées d'une décoction d'écorces de cytise des Alpes. Avis donc à ceux qui ont des enfants et un faux ébénier dans leur jardin.

tout le monde sache donner les premiers soins dans un empoisonnement, surtout quand le poison avalé est un poison caustique comme l'huile de vitriol ou le sublimé corrosif, qui exercent leurs ravages avec une très-grande rapidité et dont les brûlures sont irremédiables.

Dans tout empoisonnement, il n'y a que deux choses à faire :

1° Si le poison est un caustique, il faut neutraliser immédiatement sa propriété corrosive, afin de le rendre inoffensif pour l'estomac et les intestins ;

2° Quel que soit le poison, il faut le faire sortir le plus promptement possible de l'organisme, par les quatre voies suivantes : les vomissements, les purgations, les urines, les sueurs.

On a conseillé bien des substances pour neutraliser les diverses espèces de poisons et pour provoquer leur évacuation hors de l'économie animale. Mais le grand défaut de ces traitements compliqués, c'est qu'ils sont difficiles à retenir quand on n'est pas médecin, que, pour appliquer l'un plutôt que l'autre, il faut d'abord reconnaître exactement la nature de l'empoisonnement, et qu'ils exigent des médicaments toujours longs à trouver, même à la ville, et complétement absents dans les campagnes.

On doit remplacer tous ces moyens par la substance la plus répandue, qu'on trouve partout, et qui peut s'appliquer à tous les empoisonnements indistinctement, sans qu'on ait besoin de rechercher au préalable quel est au juste le poison à combattre. Cette substance, c'est l'eau ordinaire. Nous allons démontrer qu'elle peut remplacer tous les médicaments employés comme contre-poisons.

1° Si l'on a affaire à un poison caustique, un de ceux du premier groupe (poisons irritants), tels que les acides, les alcalis caustiques, les sels minéraux corrosifs, on les rendra tout à fait inoffensifs en les délayant dans une quantité d'eau suffisante. Toutes ces substances, en effet, étendues d'eau, sont employées en médecine. L'acide sulfurique, l'acide azotique, l'acide chlorhydrique, allongés avec de l'eau, servent à faire des limonades. La potasse, la chaux, l'ammoniaque, l'iode, le chlore, le sublimé corrosif, etc., sont employés de même comme médicaments à l'intérieur. Toute la question est de faire avaler une quantité d'eau suffisante pour que le poison perde son action caustique.

2° L'eau prise en grande quantité, surtout si elle est tiède, provoque les vomissements, et peut remplacer les autres vomitifs.

3° L'eau, en grande quantité, provoque également les purgations, et peut tenir lieu des autres purgatifs.

4° L'eau est également l'agent le plus efficace pour provoquer les urines; et c'est surtout par les urines que les poisons sortent du corps. Orfila disait qu'il n'avait jamais vu mourir un individu empoisonné par l'arsenic, quand il avait pu le faire uriner.

5° Enfin l'eau chaude est le plus puissant de tous les sudorifiques, et c'est aussi par les sueurs que les poisons sortent du corps.

Voici un remarquable exemple de cet emploi de l'eau pure, emprunté à l'illustre médecin anglais du dix-septième siècle Sydenham, l'inventeur du *laudanum* auquel il a laissé son nom :

« Il y a deux mois, dit-il, qu'un homme de mon voisinage me fit appeler pour voir un de ses domestiques qui, dans un dépit amoureux, comme je l'appris ensuite, avait avalé une forte dose de sublimé corrosif. Il y avait environ une heure qu'il avait pris ce poison, lorsque j'arrivai auprès de lui. Déjà sa bouche et ses lèvres étaient fort enflées; il ressentait dans l'estomac une violente douleur avec une ardeur brûlante, et il était extrêmement mal. Je lui ordonnai sur-le-champ de boire à différentes reprises, mais le plus promptement qu'il pourrait, douze pintes (*litres*) d'eau tiède, et que chaque fois qu'il vomirait il recommençât à boire. J'ordonnai aussi que, dès qu'on s'apercevrait par les tranchées du ventre que le poison prenait son cours par en bas, on donnât quantité de lavements avec de l'eau tiède, *sans y rien ajouter*. Le malade fit tout ce que je voulus, et il but encore un plus grand nombre de pintes d'eau que je n'avais ordonné. Les premières eaux qu'il revomit étaient extrêmement âcres, à cause de la quantité de sublimé corrosif dont elles étaient imprégnées; celles qu'il rendit ensuite avaient toujours moins d'âcreté chaque fois, jusqu'à ce qu'enfin elles n'en eurent plus du tout. Les tranchées qui survinrent furent adoucies par les lavements d'eau tiède. Une méthode si simple me réussit tellement, qu'au bout de quelques heures le malade fut hors d'affaire. Il lui restait seulement une enflure des lèvres avec des excoriations (*écorchures*) dans la bouche, causées par l'âcreté du poison dont l'eau qu'il avait revomie était imprégnée; mais, par l'usage du lait que je lui fis prendre pour toute nourriture pendant quatre jours, ces symptômes disparurent bientôt. Les ignorants donnent inutilement de l'huile en pareil cas [1]. »

Ce traitement est un modèle parfait à suivre d'un bout à l'autre. Nous n'indiquerons pas d'autre moyen à employer dans les empoisonnements, parce que tous les autres moyens peuvent être nuisibles. Ainsi, l'eau de blancs d'œufs, quoique souvent très-bonne, peut, en grande quantité, être plus nuisible qu'utile dans l'empoisonnement par le sublimé corrosif; l'huile, utile dans

---

1. *OEuvres de Sydenham*, traduction de Jault.

l'empoisonnement par l'arsenic, est nuisible dans l'empoisonnement par le phosphore; le sel de cuisine, excellent vomitif souvent utile, est nuisible dans l'empoisonnement par le sublimé corrosif ou par le vert-de-gris, etc. Au contraire, l'eau en très-grande quantité est toujours inoffensive, et suffisante pour sauver la vie des empoisonnés. Elle sera surtout merveilleusement et rapidément efficace dans tous ces cas si fréquents d'empoisonnement accidentel où l'on boit par mégarde un verre d'eau-forte, ou d'eau de cuivre, ou d'eau de Javelle. Pendant qu'on va à la recherche d'un médecin, le poison détruit les tissus et cause des ravages mortels. Il suffirait à la victime, pour se sauver, d'avaler plusieurs litres d'eau.

En résumé, quel que soit le genre d'empoisonnement, il faut faire prendre sur-le-champ de l'eau en grande quantité, tiède de préférence, froide si l'on n'en a pas d'autre. Il en faut faire avaler un, deux, trois litres pour commencer. Si cette dose ne provoquait pas les vomissements au bout de quelques minutes, on introduira deux doigts au fond du gosier pour provoquer des haut-le-cœur et faire vomir. Puis on continuera à faire prendre de l'eau en grande quantité pour délayer le poison et pour provoquer les vomissements, les purgations, les urines et les sueurs. La règle principale, c'est de boire de l'eau en quantité énorme : Sydenham en ordonnait douze litres pour commencer, c'est-à-dire environ la valeur d'un seau. Si l'empoisonnement a été causé par des aliments ou des boissons contenant du cuivre ou du plomb, par des champignons vénéneux, des viandes gâtées, employez toujours l'eau à très-haute dose pour faire évacuer le poison.

Ce sont là les premiers secours à donner, les moyens d'urgence. Mais il faut, pendant ce temps, faire appeler un médecin qui complétera l'efficacité de ces premiers moyens par un contre-poison spécial, et qui soignera les suites de l'empoisonnement, en combattant l'irritation du tube digestif par l'usage du lait, la somnolence de l'empoisonnement par l'opium au moyen du café, l'asphyxie consécutive à l'ivresse par l'insufflation pulmonaire, etc.

En dehors des poisons proprement dits, il existe certaines substances dont l'introduction dans le corps peut produire des accidents qu'il faut conjurer sans retard. Si quelqu'un a avalé du verre pilé, de l'émail en poudre, des cheveux coupés par petits morceaux, une arête de poisson, une épingle, un os pointu, des morceaux d'écailles d'huîtres, etc., donnez-lui de la panade, ou des purées de légumes très-épaisses, ou de la mie de pain en assez grande quantité, de façon à envelopper de toutes parts les substances irritantes, qu'on chassera ensuite en faisant avaler, comme purgation, quelques verres d'eau contenant chacun une cuillerée à bouche de sel de cuisine.

Plaies venimeuses.

On comprend sous ce titre les morsures de chiens enragés[1], de vipères, de serpents[2], les piqûres d'abeilles, de guêpes, de bourdons, de mouches charbonneuses, de scorpions, de cousins, etc.

Lorsqu'on a été mordu par un chien enragé, il faut immédiatement pincer entre les doigts et maintenir fortement serrée la partie mordue, avec tout ce qu'on peut saisir des tissus voisins, de façon à empêcher la péné-

---

1. On recommande, quand on rencontre un chien enragé dont on est menacé, si on a un bâton, de lui casser les deux pattes de devant, ou, si on peut ramasser une poignée de sable, de la lui jeter dans les yeux.

2. La *livèche* ou *ache des montagnes*, qui est très-commune en France, passe pour éloigner tout reptile malfaisant. Il en serait de même sans doute de beaucoup d'autres plantes odorantes.

tration de la matière nuisible dans le sang, et à faire dégorger la blessure le plus vite possible. Puis il faut faire saigner la plaie sous un filet d'eau, ou la laver avec le liquide qu'on aura sous la main, fût-ce même de l'urine. Il faut aussi sucer la plaie, non pas avec les lèvres (ce qui pourrait être dangereux), mais par l'intermédiaire d'un tuyau quelconque, comme une pipe. La succion agit dans ce cas comme les ventouses, qui sont beaucoup plus difficiles à se procurer et à appliquer. Tous ces moyens doivent être employés très-rapidement, pour prévenir l'absorption du poison, qui est très-rapide. On conseille ordinairement de compléter ces premiers soins en cautérisant la plaie avec un fer rougi au feu, ou bien à l'aide du nitrate d'argent, de l'alcali volatil, de la poudre à canon qu'on enflamme, soit même avec le charbon rouge d'une ou de plusieurs allumettes chimiques.

Quant aux morsures de vipères ou de serpents venimeux, les mêmes moyens sont applicables, et de plus on peut sucer la plaie avec les lèvres mêmes, si on n'a pas d'écorchure dans la bouche[1]. Dans l'antiquité, les Psylles et les Marses guérissaient par la succion seule les morsures de serpents. On emploie encore beaucoup ce moyen en Orient, où l'on se sert souvent d'une corne percée aux deux bouts pour pratiquer la succion.

A la suite des morsures de vipères ou de serpents, un moyen très-efficace d'en combattre les effets consiste à faire suer le blessé très-abondamment, par des boissons chaudes et des courses forcées jusqu'à épuisement[2].

---

1. On le vérifie de la façon suivante : une gorgée d'eau-de-vie promenée dans la bouche cause une cuisson vive sur les points écorchés.

2. Un des plus grands ennemis de la vipère, c'est le hérisson ; il sait trouver les reptiles enfouis, et, avec l'aide de son museau et de ses petites pattes, il va les découvrir à trente, même à quarante centimètres, s'en empare et en fait sa proie. Rien n'est plus curieux

Pour les piqûres d'insectes, il est souvent utile de commencer par agrandir la plaie avec un canif ou tout autre instrument tranchant, ou même une petite pierre, pour mieux faire sortir le venin ou l'aiguillon; puis on devra faire saigner la plaie le plus possible, la laver abondamment, la sucer et même la cautériser[1].

Piqûres simples.

On doit toujours faire saigner les piqûres, surtout quand elles ont été produites par un instrument malpropre[2]. Les piqûres qu'on n'a pas fait saigner engendrent les abcès et les panaris.

Les blessures faites à la poitrine par un instrument piquant (épée, fleuret, sabre, baïonnette, tire-pointe, etc.) sont comme les piqûres. Il faut sucer la plaie, pour empê-

qu'un combat entre ces deux animaux : le hérisson rabat son casque épineux, se jette sur le reptile, et avec ses dents acérées lui casse la colonne vertébrale et lui coupe la tête. On prétend même que le hérisson résiste à l'action du poison de la vipère, et qu'il n'est pas incommodé de ses morsures. On devrait donc empêcher par tous les moyens la destruction du hérisson, quand il n'aurait pas de plus le mérite de détruire une foule d'autres animaux nuisibles à l'agriculture, tels que les scarabées, les limaces, les vers blancs, etc. Le seul reproche qu'on puisse lui faire, c'est de manger quelques grappes de raisin et quelques pommes tombées. Qu'est-ce que cela en échange de la destruction des vipères?

1. Les substances amères éloignent ordinairement les mouches, notamment celles qui tourmentent tellement le bétail dans les champs. On emploie à cet effet, soit une dissolution d'*assa fœtida*, soit une infusion de feuilles de noyer hachées ou de grande absinthe, etc. On étend ce liquide sur la peau de l'animal à l'aide d'une éponge. Ces mêmes substances détruisent les punaises et les pucerons.

2. De ce nombre sont les piqûres que se font les anatomistes en disséquant les cadavres. Dans ce cas, comme pour les plaies venimeuses, le premier soin doit être de faire saigner abondamment la blessure sous un filet d'eau. J'ai vu souvent employer et j'ai employé plusieurs fois sur moi-même ce moyen si simple, et jamais je n'ai vu survenir les accidents, souvent mortels, qui se déclarent sans cette précaution.

cher la victime d'être étouffée par le sang. Les vieux troupiers savent le moyen de vérifier, en pareil cas, si le poumon a été attaqué : on ferme le nez et la bouche, et on souffle fortement ; si le poumon est entamé, on voit s'échapper, par la blessure, du sang qui bouillonne et qui écume par la présence de l'air qui y est mêlé.

Plaies et déchirures.

Toutes les blessures, quelles qu'elles soient, et quelle que soit leur origine (instrument tranchant, arme à feu, explosion de machine à vapeur, éclat de meule de rémouleur, etc.), doivent être soignées par un remède supérieur à tous les baumes des pharmacies, c'est l'eau froide. On doit appliquer immédiatement sur toutes les blessures un mouchoir (ou tout autre morceau de toile) trempé dans l'eau fraîche, et le remouiller sans cesse, pour y entretenir la fraîcheur et l'humidité. L'effet de ce remède si simple est merveilleux pour calmer la douleur, l'inflammation, et pour empêcher que les bords de la plaie se boursouflent et s'enveniment. Dans toutes les campagnes du premier empire, le chirurgien en chef des armées, Percy, n'employait jamais d'autre moyen pour panser les effroyables blessures de la guerre. « J'aurais abandonné la chirurgie des armées, dit-il, si l'on m'eût interdit l'usage de l'eau[1]. »

Fractures et luxations.

On nomme *fracture* la cassure d'un os, et *luxation* ou *entorse* la foulure d'une jointure ou articulation. On doit transporter le blessé avec beaucoup de précautions et prendre garde de déplacer les parties brisées. Dans ce cas

1. Percy, *Dictionnaire des sciences médicales.*

23.

encore, les linges imbibés d'eau froide sont très-utiles pour calmer la douleur et l'inflammation. Mais il faut au plus vite appeler un médecin pour constater la nature exacte de la lésion et y apporter remède. Il faut surtout bien se garder d'aller trouver les rebouteurs, dont on vante trop les succès et dont on tait beaucoup trop les bévues. Tout leur secret consiste dans l'emploi du massage, qui guérit les entorses, mais qui aggrave les fractures, que les rebouteurs prennent souvent pour des entorses. Aujourd'hui, les médecins leur ont enlevé leur seule supériorité en pratiquant dans les entorses le massage méthodique employé par tous les chirurgiens de Paris, Nélaton à leur tête. Nous avons indiqué ailleurs[1] les règles de cette opération.

Dans les cas de contusion ou bosse à la suite de coups, il faut appliquer sur la partie blessée des linges imbibés d'eau ordinaire, serrés fortement avec un mouchoir plié en fichu, et souvent remouillés.

Brûlures.

Le premier remède contre les brûlures, c'est l'eau froide. Toutes les substances employées en pareil cas n'agissent que par leur humidité, c'est-à-dire par l'eau qu'elles contiennent.

Dans les cas de brûlure, il faut conserver et replacer avec le plus grand soin les lambeaux d'épiderme soulevés ou en partie arrachés. Il faut percer les cloques ou ampoules avec une épingle ou une aiguille pour en faire sortir le liquide ; mais il faut bien se garder d'enlever l'épiderme.

Un très-bon remède à appliquer sur les brûlures, c'est

---

1. *La médecine des campagnes.*

un mélange à parties égales d'eau de chaux[1] et d'huile d'olives, qu'on recouvre ensuite d'une très-mince feuille de ouate ou de coton cardé. Quand l'épiderme est enlevé, on le remplace par un épiderme artificiel composé d'un morceau de baudruche appliqué sur la brûlure à l'aide d'une dissolution de gomme arabique[2].

Hémorrhagies.

Les hémorrhagies ou pertes de sang peuvent tenir à plusieurs causes et provenir des organes intérieurs, comme le poumon ou l'estomac. Il faudra toujours, en ce cas, recourir au médecin. Nous ne parlerons ici que des premiers soins à donner dans les cas d'hémorrhagie produite par une blessure. Si la blessure fournit du sang en abondance *et par jets saccadés*, tenez la partie saignante aussi élevée que possible par rapport aux autres parties du corps; si la blessure est à un bras ou à une jambe, serrez fortement le membre, entre la plaie et le tronc, avec un mouchoir roulé en corde; puis appliquez sur la blessure une des substances suivantes : de l'eau froide, de l'eau-de-vie, du vinaigre, de l'encre, de l'alun en poudre, de la colophane, de la poudre de craie ou de blanc d'Espagne, ou encore un morceau de ouate de coton maintenu par un bandage ou un mouchoir fortement serré.

Dans les cas de saignement de nez, dont la persistance

1. Pour faire de l'eau de chaux, on délaie avec de l'eau ordinaire de la chaux préalablement éteinte, et on fait ainsi un lait de chaux. En laissant reposer, la chaux se dépose au fond du vase, et il surnage une eau claire qui est *l'eau de chaux*. On jette d'habitude cette première eau, et on emploie seulement celle qu'on obtient par une deuxième opération semblable.

2. Nous avons indiqué les moyens d'éteindre l'incendie des vêtements, pages 92-93.

peut devenir dangereuse, il faut renifler fortement de l'eau vinaigrée froide, et, si le sang ne s'arrête pas, enfoncer dans la narine, pour la boucher, un petit morceau de linge roulé en forme de tampon et assez gros [1]. Les saignements de nez très-fréquents chez les jeunes gens indiquent souvent, soit le commencement d'une fièvre typhoïde, soit une maladie du foie. A ce titre, on doit les surveiller et recourir en pareil cas aux conseils du médecin.

Apoplexie cérébrale.

L'apoplexie cérébrale ou coup de sang réclame les soins d'un médecin. Mais, en attendant son arrivée, voici quelques précautions bonnes à prendre. Placez le malade dans un air frais, à l'abri de la lumière et du bruit; tenez-lui la tête élevée et les jambes pendantes, par exemple dans la position assise. Mettez sur son front et autour de son cou des linges trempés dans l'eau froide, et maintenez-lui les bras et les jambes dans l'eau bien chaude, de façon à lui dégager le cerveau. Quand il reprendra connaissance, donnez-lui à boire froid, et même glacé, soit de l'eau sucrée avec du vinaigre ou du citron, soit du café noir bien fort. Quant à la saignée, on doit toujours en laisser la décision au médecin, qui souvent, et à juste titre, la jugera inutile, malgré le préjugé populaire [2].

1. On conseille aussi quelquefois de lever un des deux bras en l'air, pendant qu'on maintient un des doigts de l'autre main introduit dans la narine pour faire l'office de tampon.

2. Les docteurs Monneret et Trousseau proscrivaient la saignée comme augmentant les accidents de paralysie sans remédier à ceux qui étaient déjà produits, et comme souvent funeste.

Syncope.

La syncope est tout le contraire de l'apoplexie ; le sang, au lieu de se porter à la tête, s'en retire, et la face, au lieu d'être rouge, est pâle. C'est ce qu'on appelle vulgairement *perdre connaissance*, *tomber en faiblesse*, *se trouver mal*, *s'évanouir*, *etc.* Dans ce cas, il faut, surtout si la syncope est produite par des vêtements trop serrés ou par l'excès de la chaleur dans une salle fortement chauffée (spectacle, bal), desserrer les vêtements, mettre la personne au grand air, lui jeter quelques gouttes d'eau froide à la figure, passer sur le visage un mouchoir mouillé, faire respirer des sels anglais, ou simplement du vinaigre. Dans la syncope causée par une perte de sang ou par un bain de pieds trop chaud, au lieu de tenir la tête haute, il faut la tenir plus basse que le reste du corps, en étendant le malade de tout son long.

Beaucoup d'autres accidents encore réclament des soins aussi prompts que possible ; mais c'est au médecin qu'il faudra recourir dans toutes ces circonstances : tel est le cas des coliques, des hernies, des menaces de suffocation, etc.[1].

1. On pourrait quelquefois imiter l'exemple suivant rapporté par un journal : « Dans une petite ville d'Ille-et-Vilaine, un gendarme, en mangeant une tranche de gigot, essaya d'en avaler un morceau coriace, qui, une fois engagé dans le gosier, ne voulut plus ni entrer ni sortir. C'était un jour de marché, et le fait se passait devant le poste du quartier de la gendarmerie. Le malheureux militaire, cependant, renversé sur un fauteuil, se raidissait les bras et les jambes, ne pouvant plus absolument respirer, et il allait infailliblement mourir de suffocation lorsqu'un vieux paysan breton, passant par là d'aventure, posa à terre son bâton et son bissac ; saisissant alors vigoureusement le gendarme par les cheveux, lui ramenant par un mouvement brusque la tête en avant, il lui asséna derrière la nuque un coup de poing pareil à un coup de marteau. Au même instant, le morceau de viande fut lancé en avant comme un projectile, et le gendarme fut sauvé. Le paysan breton reprit alors son bâton et son bissac, puis continua tranquillement son chemin, comme si de rien n'était. »

RÉSUMÉ.

Les progrès de l'hygiène ont pour résultat, en diminuant les maladies, de diminuer aussi les chances de mort et de prolonger la durée de la vie. Or, c'est à la durée de la vie que l'on mesure d'habitude l'état de la santé d'un pays.

Différences de la durée de la vie humaine.

Les chances de longue vie sont variables suivant : 1° l'âge et le sexe ; 2° les divers pays ; 3° les professions ; 4° le mariage ou le célibat; 5° les passions : ajoutons aussi, suivant l'aisance et la misère.

L'âge et le sexe. — La mortalité est considérable dans les premières années de la vie. Il meurt un cinquième, et même plus, des enfants du sexe masculin dans la première année qui suit la naissance[1] , et un sixième seulement du sexe féminin. En général, les femmes vivent plus longtemps que les hommes, et l'on trouve plus de centenaires parmi elles.

Les différences de pays. — Dans les pays froids, Danemark , Suède , Norwége, on trouve plus d'individus qui arrivent à un âge avancé, c'est-à-dire de soixante-dix à cent ans. Le docteur Bertillon, dans des recherches statistiques présentées à l'académie de médecine le 4 janvier 1870, est arrivé aux conclusions suivantes. Les départements où la mortalité est la plus forte sont : pour les

---

1. Des recherches faites par le corps médical ont démontré qu'il mourait annuellement en France 120,636 enfants, victimes soit du manque de soins, soit des systèmes barbares mis en pratique pour élever les enfants du premier âge.

enfants depuis la naissance jusqu'à un an, les quinze départements qui entourent Paris; pour les enfants de un à cinq ans, tous les départements qui forment le rivage de la Méditerranée; pour les enfants de cinq à quinze ans, c'est la Bretagne, puis le centre de la France, et encore le bassin méditerranéen, qui sont le plus éprouvés. Il y a en France des départements qui sont plus favorables à la vitalité des garçons; ce sont la Vienne, l'Indre, les Landes. D'autres leur sont défavorables, et il y meurt plus de garçons que de filles; tels sont le Cantal, la Haute-Loire, l'Aube, la Moselle.

Les différences de professions. — Les professions agricoles sont les plus favorables à la santé; c'est dans les campagnes qu'on trouve les plus nombreux exemples de longévité. Dans les départements essentiellement agricoles de la France, comme l'Aisne, le Calvados, l'Indre-et-Loire, la Sarthe, la Seine-et-Marne, l'Yonne, la mortalité est proportionnellement plus faible que la mortalité générale ou que celle des départements manufacturiers, comme la Seine, le Nord, le Rhône, le Haut et le Bas-Rhin. En Angleterre, la mortalité est de un sur cinquante-trois dans les districts manufacturiers et de un sur soixante-sept dans les districts agricoles [1].

« On constate [2] que les agriculteurs ont, dans la série des professions manuelles, la longévité la plus grande; elle est représentée par 61 ans et 5 mois. Viennent ensuite les autres métiers :

1. Jardiniers, bouchers........ 56 ans 10 mois.
2. Boulangers. . . . . 51 — 6 —
3. Charpentiers. . . . . 49 — 2 —
4. Maçons. . . . . 48 — 8 —

1. Becquerel, *Traité d'hygiène.*
1. Fonssagrives, *Entretiens sur l'hygiène.*

5. Cordonniers. . . . . 47 — 3 —
6. Tailleurs.. . . . . 45 — 4 —
7. Tailleurs de pierre, lithographes,
    typographes. . . . . 40 — »

La longévité des hommes adonnés aux travaux de l'esprit est plus considérable que celle des artisans, ce qu'il faut attribuer surtout à leur instruction, qui fait connaître les meilleures conditions de la santé et permet d'éviter les chances de maladies.

« La longévité, dit **M. Babinet**[1], sera le partage de ceux qui auront évité les excès et vécu ce qu'on appelle sagement. Ainsi la théorie mathématique s'accorde ici très-bien avec la morale pour conseiller la vertu... Un juge anglais, qui avait vu passer devant lui d'innombrables individus, avait soigneusement demandé à tous les vieillards quel avait été leur genre de vie. La seule circonstance qui avait été la même pour tous, c'était qu'ils s'étaient levés de bonne heure. Rien n'est donc si hygiénique que d'être matinal. »

D'après les statistiques des médecins allemands, la durée de la vie est représentée de la façon suivante pour les diverses professions libérales :

1. Théologiens et ecclésiastiques. . . 65 ans 11 mois.
2. Juristes et financiers. . . . . 54 — »
3. Médecins. . . . . 52 — 3 —

M. Fonssagrives a commencé une étude sur la durée de la vie des hommes célèbres dans diverses branches des connaissances humaines. Suivant lui, la longévité moyenne des peintres serait jusqu'ici de soixante et onze ans; « elle l'emporterait sur celle des philosophes et des historiens, principalement sur celle des poëtes, et ne se-

----

[1]. *La Science pour tous.*

rait primée que par celle des érudits et des archéologues[1]. » En revanche, ce sont les professions intellectuelles qui fournissent le plus de victimes à la folie, quatre à cinq fois plus que les professions ouvrières. En 1853, sur mille individus de chaque profession, on a trouvé les chiffres suivants d'aliénés[2] :

Artistes.	9,60
Juristes.	8,41
Ecclésiastiques.	4,13
Médecins et pharmaciens.	3,85
Professeurs et hommes de lettres.	3,56
Fonctionnaires publics et employés.	1,37

Le mariage ou le célibat. — Il résulte de plusieurs statistiques faites récemment en Angleterre, en Écosse, en France, que la mortalité est beaucoup plus grande à tous les âges parmi les célibataires que parmi les gens mariés. Le mariage semble donc garantir une certaine longévité.

Les passions. — Le plus grand obstacle à la longue durée de la vie, ce sont les passions. On l'avait reconnu dès longtemps, comme le témoigne le dicton qui donne le secret d'une longue vie dans ces deux mots : « bon estomac et mauvais cœur. » Déjà, du temps du roi David, la vie humaine était de soixante ans, et, pour les plus robustes, de soixante-dix ans. L'organisme humain bien constitué est fait pour vivre cent ans, mais à condition de supprimer les passions, les chagrins, les excès. D'ailleurs, une vie bien remplie ne se mesure pas au nombre des années ; elle se mesure au bien qu'on a fait sur la terre, à l'affection qu'on a ressentie et inspirée, au soulagement que l'on a apporté aux misères de ses semblables, aux progrès que l'on a fait faire à l'humanité.

1. Fonssagrives, *Entretiens sur l'hygiène.*
2. Id., *ibid.*

Augmentation de la durée moyenne de la vie.

On nomme *durée moyenne de la vie* le chiffre moyen de l'âge des décédés. Par exemple, si le total de l'âge de mille individus au moment de leur mort donne un chiffre de 36,000 années, on dira que la durée moyenne de leur vie a été de 36 années. La durée moyenne de la vie en France était, avant 1789, de 28 ans ; en 1817, elle était de 31 ans ; en 1841, de 34 ans ; en 1853, de 36 ans ; depuis, elle a atteint 37 ans et demi et même 39 ans, suivant quelques statisticiens. La grande mortalité des enfants en bas âge rend assez difficile le calcul de la durée moyenne de la vie. Ainsi, quand on veut tirer des chiffres une conclusion raisónnable, il faut dépasser l'enfance et n'évaluer la vie moyenne qu'à partir de 20 ans, par exemple. On voit alors qu'à mesure qu'on avance en âge, on a plus de chances de longévité. Ainsi, à 20 ans, l'époque probable de la mort est 64 ans ; à 30 ans, 67 ans ; à 40 ans, 69 ans ; à 50 ans, 71 ans, à 60 ans, 74 ans ; à 70 ans, 78 ans ; à 80 ans, 84 ans ; à 90 ans, 91 ans et demi ; à 95 ans, on est tout à fait hors du cadre : la vie probable est zéro[1]. La durée moyenne de la vie est plus élevée, ou, en d'autres termes, on vit plus vieux dans les campagnes que dans les villes, et plus dans les villes qu'à Paris[2]. La descendance des natifs parisiens, à chaque génération successive, diminue d'environ deux cinquièmes, ce qui rend compte de l'extinction des familles parisiennes, signalée par Boudin, Gratiolet et M. de Quatrefages.

Le mouvement de la population terrestre va toujours croissant. Il meurt en moyenne une personne par seconde

1. *Annuaire du Bureau des longitudes* pour 1863.
2. *Ibid.*

ou 60 par minute; mais s'il meurt 60 personnes par minute, il en naît 70. La population de la terre s'accroît
donc de 10 personnes par minute, ou 5 millions 184,000
par an. Suivant les pays, cet accroissement de population
est variable. Aux États-Unis d'Amérique, la population a
doublé en vingt-cinq ans et quadruplé en cinquante ans.
D'après M. Boudin, il résulte des tableaux de recensement
et de mouvement de la population des dernières années,
que le doublement de la population s'opérerait ainsi qu'il
suit dans les États de l'Europe : Belgique en 44 ans, Hollande 42 ans, États sardes 42 ans, Norwége 50 ans, Irlande 50 ans, Autriche 52 ans, Pologne 52 ans, Espagne 57 ans, Écosse 57 ans, Suède 57 ans, Royaume-
Uni 62 ans, Italie 66 ans, Prusse 70 ans, royaume de
Naples 75 ans, Angleterre 78 ans, Allemagne 79 ans,
Danemark 83 ans, Russie 95 ans, Suisse 97 ans, Portugal 97 ans, France 132 ans [1].

Dans certains pays même, et notamment en France, la
population diminue [2]. Mais, en revanche, les conditions de
bien-être et de santé sont beaucoup meilleures, ce qu'on
doit à plusieurs progrès importants, tels que l'établissement des conseils de salubrité et d'hygiène publique,
les travaux d'assainissement faits dans les villes, la création des jardins nommés *squares*, les grandes percées, les
eaux des égouts et les voiries transportées hors des villes,
le desséchement et la culture des marais, la réglementa-
tion du travail des enfants dans les fabriques, les prescriptions sur les logements insalubres, la création de cités
ouvrières, les lois sur les falsifications des aliments et des
boissons, etc. Grâce à ces améliorations, grâce aux progrès des sciences et de l'instruction, aujourd'hui répandue

1. Becquerel, *Traité d'hygiène.*
2. *Annuaire du Bureau des longitudes* pour 1869.

partout, le nombre, la fréquence et la gravité des maladies ont beaucoup diminué, les épidémies sont plus rares et moins meurtrières, il y a plus d'aisance et de bien-être, et tous ces avantages se résument et se traduisent par l'augmentation de la moyenne de la vie humaine, qui au seizième siècle était de 18 ans, et qui est aujourd'hui de 39 à 40 ans.

Cependant, l'on est encore loin d'avoir obtenu tous les résultats qu'on est en droit d'attendre. Les riches pèchent plutôt par excès d'abondance, et leurs maladies proviennent en général ou de l'abus qu'ils font des meilleures choses, ou des passions qui les dévorent, des soucis qui les rongent, de l'ennui qui les mine. Mais il en est tout autrement des gens pauvres; chez eux, les deux grands ennemis de la santé sont l'ignorance et la misère; c'est donc en répandant l'instruction et en favorisant le bien-être qu'on arrivera à améliorer leur condition.

Pour les populations des campagnes, voici les vœux que forme Becquerel [1] :

« Les améliorations qu'il serait à désirer de voir introduire dans les conditions hygiéniques des populations agricoles sont les suivantes : 1° l'aisance des ménages, l'abondance de toutes les productions; 2° l'usage du froment chez les paysans de toutes les provinces qui en sont encore privées, ou au moins le mélange de froment et de seigle; 3° des habitations plus commodes, plus grandes et mieux closes; l'éloignement des fumiers de leur voisinage immédiat; 4° des vêtements suffisants pour prémunir contre les vicissitudes atmosphériques; 5° une nourriture plus substantielle; 6° un sommeil suffisant; 7° l'éloignement des influences paludéennes (ou marécageuses). »

---

1. *Traité d'hygiène.*

Quant aux ouvriers des villes, M. Fonssagrives[1] résume de la façon suivante les progrès que réclame leur hygiène :

1° Amélioration des conditions du travail ; diminution de l'insalubrité des professions. « L'isolement des ateliers, leurs proportions plus spacieuses, leur ventilation, la désinfection complète des matières organiques qu'ils mettent en œuvre, sont des progrès certainement promis à l'avenir. » 2° Augmentation du bien-être des ouvriers. Il faut d'abord faire circuler partout l'air, la lumière et l'eau, ces trois éléments fondamentaux de toute hygiène, qui font la supériorité des campagnes sur les villes. Les démolitions des grandes villes, qui ont détruit des quartiers infects, des rues étroites et tortueuses, des logements malsains et inhabitables, la création des cités ouvrières, des grands jardins nommés squares, des bains et des lavoirs publics, ont déjà commencé l'œuvre du progrès, dont rien ne saurait plus arrêter la marche. 3° Moralisation et instruction. Il faut faire prendre à l'ouvrier des habitudes d'ordre et d'économie dont se trouveront également bien sa santé et sa bourse. Qu'il renonce au cabaret, qu'il ne dépense plus en orgies l'argent qui doit nourrir sa famille. Le goût de la musique a déjà fait une heureuse concurrence aux distractions grossières et brutales, et les sociétés orphéoniques ont rendu de réels services à la cause de la morale. Le goût de l'instruction achève l'œuvre commencée. 4° Développement de l'esprit de prévoyance et d'association. Il faut initier les ouvriers « à ces associations de prévoyance qui les garantissent contre le chômage et assurent à eux l'assistance, à leurs familles des ressources en cas de catastrophe. »

1. *Entretiens sur l'hygiène.*

CONCLUSION.

D'après tout ce qui précède, on peut juger combien l'étude et la connaissance des règles de l'hygiène peuvent aider à conserver, à perfectionner la santé et à prolonger la vie humaine. Combien d'individus meurent avant l'âge, combien traînent une vie misérable empoisonnée par la souffrance et la maladie, faute de connaître et de pratiquer ces règles de l'hygiène! Personne ne doit les négliger; chaque individu doit veiller sur sa santé, soigner ses indispositions, étudier son tempérament et ses maladies héréditaires, et empêcher leurs manifestations par les moyens que nous avons indiqués. Les gens riches ont toute facilité pour le faire; quant aux travailleurs, ils ont aujourd'hui beaucoup plus de ressources qu'autrefois pour soigner leur santé, grâce aux institutions de prévoyance et de secours. L'épargne et l'assistance mutuelle leur donnent le bien-être qui procure la santé, et leur permettent de soigner complétement et à peu de frais leurs maladies et leurs accidents. C'est ainsi que la caisse d'épargne fait réserver des fonds pour le cas de chômage ou de maladies prolongées; que la société de secours mutuels aide le malade, lui fournit les soins du médecin et les médicaments nécessaires, et facilite plus sûrement sa guérison; que les caisses d'assurances en cas de décès et d'accidents résultant de travaux agricoles et industriels conservent la vie à bien des travailleurs, et, en cas de décès, aident leur veuve et leurs enfants; enfin, que la caisse de retraite pour la vieillesse permet à chacun de se préparer une réserve pour l'avenir, pour le jour où ses forces ne lui permettront plus le travail, ce qui contribue encore à la prolongation de la vie, par le soulagement apporté à la misère, aux privations, aux infirmités inséparables de la vieillesse. On voit combien les idées d'association et de prévoyance aident l'homme à marcher dans la vie, et combien le bonheur et la santé trouvent un puissant auxiliaire dans les progrès chaque jour croissants de la fraternité humaine. Ajoutons, pour être juste, que la sollicitude actuelle des gouvernements pour les intérêts matériels et moraux du plus grand nombre a singulièrement amélioré la condition de ces classes laborieuses qui composent la grande majorité de la nation, et qui sont une des forces vives du pays.

FIN.